Saúde em Debate 243
direção de
Gastão Wagner de Sousa Campos
José Ruben de Alcântara Bonfim
Maria Cecília de Souza Minayo
Marco Akerman
Marcos Drumond Júnior
Yara Maria de Carvalho

ex-diretores
David Capistrano Filho
Emerson Elias Merhy

É por certo a saúde coisa mui preciosa, a única merecedora de todas as nossas atenções e cuidados e de que a ela se sacrifiquem não somente todos os bens mas a própria vida, porquanto na sua ausência a existência se nos torna pesada e porque sem ela o prazer, a sabedoria, a ciência, e até a virtude se turvam e se esvaem.

— Michel Eyquem de Montaigne (1533-1592).
Ensaios. "Da semelhança dos pais com os filhos".
Trad. Sérgio Milliet

Saúde em Debate

TÍTULOS PUBLICADOS APÓS JANEIRO DE 2010

Atenção em Saúde Mental para Crianças e Adolescentes no SUS, Edith Lauridsen-Ribeiro & Oswaldo Yoshimi Tanaka (orgs.)
Dilemas e Desafios da Gestão Municipal do SUS: Avaliação da Implantação do Sistema Municipal de Saúde em Vitória da Conquista (Bahia) 1997-2008, Jorge José Santos Pereira Solla
Semiótica, Afecção e o Trabalho em Saúde, Túlio Batista Franco & Valéria do Carmo Ramos
Adoecimento Crônico Infantil: um estudo das narrativas familiares, Marcelo Castellanos
Poder, Autonomia e Responsabilização: Promoção da Saúde em Espaços Sociais da Vida Cotidiana, Kênia Lara Silva & Roseli Rosângela de Sena
Política e Gestão Pública em Saúde, Nelson Ibañez, Paulo Eduardo Mangeon Elias & Paulo Henrique D'Angelo Seixas (orgs.)
Educação Popular na Formação Universitária: Reflexões com Base em uma Experiência, Eymard Mourão Vasconcelos & Pedro José Santos Carneiro Cruz (orgs.)
O Ensino das Práticas Integrativas e Complementares: Experiências e Percepções, Nelson Filice de Barros, Pamela Siegel & Márcia Aparecida Padovan Otani (orgs.)
Saúde Suplementar, Biopolítica e Promoção da Saúde, Carlos Dimas Martins Ribeiro, Túlio Batista Franco, Aluisio Gomes da Silva Júnior, Rita de Cássia Duarte Lima, Cristina Setenta Andrade (orgs.)
Promoção da Saúde: Práticas Grupais na Estratégia Saúde da Família, João Leite Ferreira Neto & Luciana Kind
Capitalismo e Saúde no Brasil nos anos 90: as Propostas do Banco Mundial e o Desmonte do SUS, Maria Lucia Frizon Rizzotto
Masculino e Feminino: a Primeira Vez. A Análise de Gênero sobre a Sexualidade na Adolescência, Silmara Conchão
Educação Médica: Gestão, Cuidado, Avaliação, João José Neves Marins & Sergio Rego (orgs.)
Retratos da Formação Médica nos Novos Cenários de Prática, Maria Inês Nogueira
Saúde da Mulher na Diversidade do Cuidado na Atenção Básica, Raimunda Magalhães da Silva, Luiza Jane Eyre de Souza Vieira, Patrícia Moreira Costa Collares (orgs.)
Cuidados da Doença Crônica na Atenção Primária de Saúde, Nelson Filice de Barros (org.)
Tempos Turbulentos na Saúde Pública Brasileira: Impasses do Financiamento no Capitalismo Financeirizado, Áquilas Mendes
A Melhoria Rápida da Qualidade nas Organizações de Saúde, Georges Maguerez
Saúde, Desenvolvimento, Ciência, Tecnologia e Inovação, Ana Luiza d'Ávila Viana, Aylene Bousquat & Nelson Ibañez
Tecendo Redes: os Planos de Educação, Cuidado e Gestão na Construção do SUS. A Experiência de Volta Redonda (RJ). Suely Pinto, Túlio Batista Franco, Marta Gama de Magalhães, Paulo Eduardo Xavier Mendonça, Angela Guidoreni, Kathleen Tereza da Cruz & Emerson Elias Merhy (orgs.)
Coquetel. A Incrível História dos Antirretrovirais e do Tratamento da Aids no Brasil, Mário Scheffer
Psicanálise e Saúde Coletiva: Interfaces, Rosana Onocko Campos
A Medicina da Alma: Artes do Viver e Discursos Terapêuticos, Paulo Henrique Fernandes Silveira
Clínica Comum: Itinerários de uma Formação em Saúde, Angela Aparecida Capozzolo, Sidnei José Casetto & Alexandre de Oliveira Henz (orgs.)
Práxis e e Formação Paideia: apoio e cogestão em saúde, Gastão Wagner de Sousa Campos, Gustavo Tenório Cunha & Mariana Dorsa Figueiredo (orgs.)
Intercâmbio Solidário de Saberes e Práticas de Saúde: Racionalidades Médicas e Práticas Integrativas e Complementares, Marilene Cabral do Nascimento & Maria Inês Nogueira (orgs.)
Depois da Reforma: Contribuição para a Crítica da Saúde Coletiva, Giovanni Gurgel Aciole
Diálogos sobre a Boca, Carlos Botazzo
Violência e Saúde na diversidade dos escritos acadêmicos, Luiza Jane Eyre de Souza Vieira, Raimunda Magalhães da Silva & Samira Valentim Gama Lira
Trabalho, Produção do Cuidado e Subjetividade em Saúde: Textos Reunidos, Túlio Batista Franco & Emerson Elias Merhy
Adoecimentos e Sofrimentos de Longa Duração, Ana Maria Canesqui (org.)
Os Hospitais no Brasil, Ivan Coelho
As Bases do Raciocínio Médico, Fernando Queiroz Monte
A Saúde entre os Negócios e a Questão Social: Privatização, Modernização e Segregação na Ditadura Civil-Militar (1964-1985), Felipe Monte Cardoso
Descentralização e Política de Saúde: Origens, Contexto e Alcance da Descentralização, Ana Luiza d´Ávila Viana
Análise Institucional e Saúde Coletiva no Brasil, Solange L'Ábbate, Lucia Cardoso Mourão & Luciane Maria Pezzato (orgs.)
Por uma Crítica da Promoção da Saúde: Contradições e Potencialidades no Contexto do SUS, Kathleen Elane Leal Vasconcelos & Maria Dalva Horácio da Costa (orgs.)
Fisioterapia e Saúde Coletiva: Reflexões, Fundamentos e Desafios, José Patrício Bispo Júnior (org.)
Educação Popular na Universidade: reflexões e vivências da Articulação Nacional de Extensão Popular (Anepop), Pedro José Santos Carneiro Cruz, Marcos Oliveira Dias Vasconcelos, Fernanda Isabela Gondim Sarmento, Murilo Leandro Marcos & Eymard Mourão Vasconcelos (orgs.)
Regiões de Saúde: Diversidade e Processo de Regionalização em Mato Grosso, João Henrique Scatena, Ruth Terezinha Kehrig & Maria Angélica dos Santos Spinelli (orgs.)

AS DEMAIS OBRAS DA COLEÇÃO "SAÚDE EM DEBATE" ACHAM-SE NO FINAL DO LIVRO.

Por uma crítica da Promoção da Saúde:
contradições e potencialidades no contexto do SUS

Kathleen Elane Leal Vasconcelos
Maria Dalva Horácio da Costa
(Organizadoras)

Por uma crítica da Promoção da Saúde:
contradições e potencialidades no contexto do SUS

Autoras

Ana Fábia da Mota Rocha
Berenice Ferreira Ramos
Cláudia Santos Martiniano
Gicélia Maria Simplicio De Santana
Jordeana Davi
Joselita Alves Brasileiro
Juliana Sampaio
Kathleen Elane Leal Vasconcelos
Lucieuda Rodrigues de Araújo
Maria Aparecida Nunes dos Santos
Maria Dalva Horácio da Costa
Maria das Graças e Silva
Maria Valéria Costa Correia
Moema Amélia Serpa L. Souza
Ronice Franco de Sá
Rosa Maria Limeira de Queiroz
Sandra Amélia Sampaio Silveira
Sheyla Suely de Souza Silva
Silvana Márcia de A. Medeiros
Valdilene Pereira Viana Schmaler
Vânia Maria Oliveira de Farias

HUCITEC EDITORA
São Paulo, 2014

Hucitec Editora Ltda.,
Rua Águas Virtuosas, 323
02532-000 São Paulo, SP.
Telefone (55 11 2373-6411)
www.huciteceditora.com.br
lerereler@huciteceditora.com.br

Depósito Legal efetuado.

Coordenação editorial: Mariana Nada
Assessoria editorial: Mariangela Giannella
Revisão: Jônatas Souza de Abreu
Diagramação e capa: Priscilla Xavier de Macedo

Circulação
comercial@huciteceditora.com.br / jmrlivros@gmail.com
Tel.: (11)3892-7772 – Fax: (11)3892-7776

Dados Internacionais de Catalogação na Publicação

Responsável pela catalogação e classificação:
Jônatas Souza de Abreu, Ms. CRB 4-1823

C837p

Costa, Maria Dalva Horácio da.

Por uma crítica da promoção de saúde: contradições e potencialidades no contexto do SUS / Maria Dalva Horácio da Costa, Kathleen Elane Leal Vasconcelos – São Paulo: Hucitec, 2014.

477p.

ISBN: 978-85-64806-91-7

Apresentação por Cipriano Maia de Vasconcelos.

1.Promoção da saúde. 2.Reforma Sanitária Brasileira. 3. Sistema único de saúde – Brasil. I. Título

CDU – 614.2

Sumário

Apresentação

Cipriano Maia de Vasconcelos

Esse livro reúne reflexões acerca das concepções e práticas comumente denominadas de "Promoção da Saúde" no cotidiano do Sistema Único de Saúde (SUS). Toma como base inquietações e necessidades sentidas por profissionais de saúde e docentes a partir de experiências em equipes multiprofissionais em unidades básicas de saúde, tanto em Centros de Saúde, nos anos 1980 e 1990, quanto mais recentemente nas Equipes de Saúde da Família.

Trata-se de análises que consideram experiências na Atenção Primária à Saúde (APS), as quais foram marcadas pelo desenvolvimento de inúmeras iniciativas em prol de significativas mudanças no modelo de atenção à saúde e em práticas sanitárias nas quais o exercício profissional tem sido inspirado pelos ideais do Movimento de Reforma Sanitária Brasileira (RSB).

Assim, enfatiza questões, vivências e concepções que vislumbram subsidiar incessantes buscas pelo desenvolvimento de ações e práticas voltadas para o enfrentamento da determinação social da saúde em contextos organizacionais do processo de luta em prol da RSB e da construção e desenvolvimento do SUS, nos quais, embora a ideia de promoção da saúde estivesse presente no discurso profissional, não era discutida em termos conceituais e políticos.

Parte-se da premissa de que tal lacuna expressa a incipiência do debate acerca do conceito, compreensões e da própria perspectiva da Promoção da Saúde e sua relação com o ideário da Reforma Sanitária, posto que ambos os movimentos – o MRS dos anos 1980 e o da "Nova Promoção da Saúde" (NPS) -, embora tenham em comum a busca pela superação do modelo hegemônico de atenção à saúde (curativista e procedimento-centrado), possuem profundas dissonâncias, nem sempre explicitadas no debate sanitário.

Analisa que o desejo de inúmeros profissionais de saúde, ao concentrarem esforços no sentido de desenvolver ações voltadas para a "promoção da saúde", traduz-se, muitas vezes, como um anseio de aproximação com a perspectiva da RSB, como se a promoção da saúde configurasse uma mediação prática para avançar a Reforma Sanitária.

A rigor, trata-se de uma análise crítica sobre o fato de que, apesar da ampla utilização do vocábulo "promoção da saúde", bem como da crescente bibliografia sobre o tema, no cotidiano do SUS, ainda delineia-se um cenário quase maniqueísta em relação à Promoção da Saúde: de um lado, aquelas vertentes apologéticas à NPS; do outro, aquelas que criticam o movimento, mas que, negando-o, não se debruçam sobre seus fundamentos, relações com o MRS e possibilidades práticas.

Ao buscar avançar em relação a tais posições, procura desvendar as bases da NPS, suas polissemias e contradições, sua relação com SUS, considerando possíveis potencialidades presentes em seu discurso e o desafio de sua reapropriação a partir da perspectiva do MRS.

Para tanto, o livro está organizado em duas partes. Na primeira, de forma madura e fundamentada na perspectiva da RSB, aborda questões teóricas, históricas e conceituais que considero fundamentais para a análise da PS, enfatizando os principais eixos que envolvem a perspectiva da promoção da saúde (a seguridade social, a intersetorialidade, a gestão do trabalho em saúde, a formação em saúde), enfatizando que refletir sobre os limites e possibilidades de construção do SUS, na perspectiva da Reforma Sanitária, coloca questões mais amplas, para além da política de saúde, cuja explicação se vincula ao debate sobre a relação entre a crise capitalista e as tendências da Seguridade Social brasileira, razão pela qual inicia as reflexões destacando as principais inflexões da atual crise do capital na seguridade social brasileira.

Na segunda parte, apresenta algumas experiências concretas, em que membros das equipes de saúde com vivências no SUS descrevem e analisam suas experiências na Atenção Primária à Saúde, nas quais a promoção da saúde se colocou como inspiração da equipe e eixo norteador das ações.

Em seu conjunto, a proposta desse livro, escrito por trabalhadoras e docentes de diversos municípios e universidades da região Nordeste, vislumbra contribuir para a superação de algumas lacunas conceituais e técnico-operativas acerca da "Promoção da Saúde", buscando oferecer subsídios a trabalhadores, docentes, estudantes e gestores da área da saúde, para um adensamento da discussão e práticas sobre o tema, a partir de uma vertente analítica crítica. Nesse sentido, objetiva instigar o adensamento do debate teórico-prático sobre o tema da Promoção da Saúde, especialmente no que diz respeito às divergências, contradições e fronteiras entre tal perspectiva e o ideário da RSB, bem como sobre o significado de sua adoção no interior do SUS.

Parte 1

Promoção da Saúde e SUS: questões históricas e conceituais

Notas sobre a crise capitalista e as tendências da Seguridade Social brasileira

Jordeana Davi[1]
Maria Aparecida Nunes dos Santos[2]
Claudia Santos Martiniano[3]
Sheyla Suely de Souza Silva[4]

1 INTRODUÇÃO

O processo de restauração do sistema do capital, em curso desde a década de 1970, evidencia, antes de tudo, que o impulso irrefreável do capital pela constante extração de trabalho excedente tende, sobretudo em momentos de crise, a reformular todos os mecanismos necessários à manutenção do imperativo da acumulação e expansão do capital. Não é demais lembrar que este impulso irrefreável do sistema, segundo Mészáros (2002, p.96):

> [...] sujeita cegamente aos mesmos imperativos (da rentabilidade) a questão da saúde e a do comércio, a educação e a agricultura, a arte e a indústria manufatureira, que implacavelmente sobrepõe a tudo seus próprios critérios de viabilidade, desde as menores unidades de seu microcosmo até as mais gigantescas empresas transnacionais, desde as mais íntimas relações pessoais até os mais complexos processos de tomada de decisão dos monopólios industriais, sempre a favor dos fortes.

Como nos ensina Marx (1996), essa sujeição cega ao redemoinho do mercado ou ao movimento de autovalorização do capital está para além da existência de "capitalistas solícitos" que destinam pequena parte de seus lucros para os serviços caritativos de proteção aos animais; do esforço incondicional de figuras humanitárias que se empenham de alguma forma na busca de uma possível cura para os "males sociais"; ou, ainda, da intencionalidade profissional de determinados segmentos assalariados que mantém uma estreita relação com as expressões concretas da "questão social". Entretanto, vale advertir, segundo Mészáros (2002), que apreender essa natureza incontrolável do capital, que a todos se sobrepõe, não é sinônimo de inatividade ou sepultamento da intervenção dos sujeitos no curso da história; antes, significa compreender a base ontológica deste sistema, para que estes sujeitos tenham possibilidades concretas de empreender uma estratégia de política radical.

Essas reflexões preliminares permitem assinalar duas observações que norteiam e estruturam o presente trabalho. Primeiro, as políticas sociais que compõem o tripé da Seguridade Social brasileira, de modo específico a política de saúde, não encontram-se imunes às determinações do impulso expansionista do capital e suas estratégias empreendidas para a restauração das taxas de lucros. Neste sentido, as macrodeterminações do capital incidem dialeticamente sobre os rumos das referidas políticas. Daí porque julgamos a compreensão da crise capitalista em curso como ponto de partida para apreensão dos "fios invisíveis" que tecem a particularidade de qualquer fenômeno no âmbito das políticas sociais, dentre elas a saúde. A segunda observação refere-se ao fato de que, cientes que "a crítica das armas não substitua as armas da crítica", como ressaltou Marx (2010) nos seus escritos de 1840, julgamos que esta quando empreendida através do movimento das categorias ontológicas – como universalidade, particularidade e singularidade – possibilita a apreensão do real e sua recomposição processual e contraditória no ideal, a ponto de evidenciar as tendências sobre um referido objeto imerso na totalidade social.

Nessa perspectiva, as notas que propomos referem-se à discussão da atual crise do sistema do capital, suas conexões e determinações para as políticas sociais, particularmente, o sistema da seguridade social brasileiro, inaugurado a partir da Constituição Federal de 1988.

Assim, nosso objetivo é contribuir com o debate, sobretudo, através de dados orçamentários sobre as principais tendências da seguridade social - mecanismo jurídico, político e social, que vem sendo determinado pela política econômica brasileira de ajuste fiscal e cujo orçamento constitui uma de suas principais âncoras, uma vez que, desde que foi criado, vem tendo um crescimento significativo e que, no entanto, submete as políticas que o compõem (saúde, previdência e assistência social) à lógica da seletividade, focalização e privatização.

2 CONSIDERAÇÕES GERAIS SOBRE A CRISE ESTRUTURAL DO SISTEMA DO CAPITAL

À primeira vista, diria um arguto estudioso marxista, as crises desencadeadas no sistema do capital conformam um dos traços mais incompreensíveis desse modelo sociometabólico de produção, pois, como pode uma cifra crescente de seres humanos perecerem devido a privações alimentícias justamente por haver excesso de alimentos, excesso de mercadorias? (MANDEL, 1978). Ou ainda, como toneladas de grãos são queimadas enquanto barrigas famintas esperam apenas alguns desses grãos para saciar sua fome? Isso, certamente, pareceria o ápice da loucura humana ao olhar de algum "marciano". Entretanto, esse aparente paradoxo não se fundamenta em argüições psicológicas, movimentação dos planetas, tampouco em fenômenos de radiação solar[5]. As crises fazem parte da lógica imanente do funcionamento do sistema e expressam, antes de tudo, como analisa Mészáros (2002), a **incontrolabilidade** do capital na sua sede vampiresca por trabalho excedente, por uma produção ilimitada de mercadorias que sejam realizadas a gosto das personificações do capital.

Nada confirma melhor o caráter irracional e desumano do sistema capitalista que o fato de milhões de homens, mulheres e crianças estarem gravemente subalimentados, correndo o risco de morrer de fome, enquanto enormes recursos em máquinas, matérias-primas e mão-de-obra ficam inutilizados. Com a ajuda dessas reservas, seria possível produzir os tratores, os adubos, as bombas elétricas, os canais de irrigação, para aumentar rapidamente a produção de víveres e alimentar os famintos, "se a produção fosse regida pela satisfação das necessidades físicas e não pelo lucro" (MANDEL, 1990, p. 30, grifo nosso).

Eis aqui o ponto nodal da produção capitalista, desvelado pela análise marxiana e segmentos da tradição marxista, qual seja, a busca incessante por altas taxas de lucro. Uma produção voltada para o movimento de autovalorização do capital e não para a satisfação das necessidades humanas. Neste sentido, cabe recapitular a fórmula geral do movimento do capital: D – M – D'. Seja para satisfazer as necessidades do estômago ou da fantasia, o capitalista investe uma determinada quantia de dinheiro (D), para produzir mercadorias (M) com o objetivo precípuo de obter mais dinheiro (D') que investiu. No entanto, tais mercadorias só se convertem em mais dinheiro se forem realizadas, se forem trocadas, se forem vendidas. Qualquer morosidade ou obstrução nesse movimento incessante entre produção e circulação de mercadorias abre espaços para as penosas crises econômicas do capital.

Nesse sentido, cabe ressaltar que a diferença da análise da tradição marxista - de outros prognósticos dos ideólogos do capital - quanto à dinâmica societária burguesa, é que esses últimos tentam remendar a todo custo a ausência genuína de unidade entre as fissuras do sistema, a exemplo da separação entre produção e controle, produção e consumo, produção e circulação (MÉSZÁROS, 2002), enquanto Marx não diagnostica nenhum remédio para o sistema, a não ser a sua superação para outra sociabilidade. Esse esforço enérgico dos apologetas do sistema para tentar salvá-lo é evidenciado, sobretudo, nos momentos de crise, à medida que tentam potenciar medidas de ajustes nos efeitos, nas feridas do sistema, sem jamais sanar suas causas estruturais.

Esse foi o esforço empreendido durante o pós-segunda guerra mundial, período em que as contradições do sistema suscitaram um novo arranjo político. Essa fase, referenciada por alguns como "anos dourados" do capital, foi sustentada por uma "longa onda expansiva" do capital (MANDEL, 1990), a qual possibilitou aos trabalhadores de determinados recantos do globo melhores condições de vida. Mas, como nos lembra Marx (1996, p.250-251),

> [...] assim como uma melhor roupa, vestuário, alimentação, tratamento e um pecúlio maior não superam a relação de dependência e a exploração do escravo, tampouco superam as do assalariado. Preço crescente do trabalho em decorrência da acumulação do capital significa, de fato, apenas que o tamanho e o peso da cadeia de ouro, que o próprio trabalhador forjou para si, permitem reduzir seu aperto.

A sobrevida do capital no decurso da referida onda longa expansiva nos países imperialistas esteve ancorada no regime de acumulação fordista e no modelo de Estado keynesiano, isto é, na combinação de uma produção em larga escala acoplada ao uso intensivo do orçamento público via políticas sociais, fiscais e creditícias para estimulação do consumo. Esta "circularidade perfeita" propiciou aos governos do capital uma demasiada confiança quanto ao controle dos ciclos econômicos. No entanto, as duas grandes recessões generalizadas desencadeadas na quadra histórica das décadas de 1970 e 1980, "arranca os véus que lhes tinha em parte escondido a verdadeira face do capitalismo no período de prosperidade relativa" (MANDEL, 1990, p. 08).

Conforme análise do referido autor, as crises não deixaram de existir na fase expansionista do pós-guerra. O que ocorreu nesse período foi um deslocamento, uma dessincronização das crises entre as potências imperialistas.

Explica Mandel (1990) que a queda da produção e da demanda das potências capitalistas - a exemplo da tríade: Estados Unidos, Alemanha ocidental e Japão - era sempre compensada por uma expansão das exportações para os países que escapavam da crise. No entanto, em meados da década de 1970, mais precisamente, entre 74 e 75, há uma sincronização internacional da amplificação da retração da atividade econômica entre os países imperialistas.

O referido autor ressalta, ainda, que o esgotamento da onda longa expansiva é evidenciado pela aceleração da inflação e, por conseguinte, pelo aumento do custo de vida, pela queda da produção industrial em dois ramos estratégicos da economia - a indústria automobilística e a construção civil, seguidas de outros ramos –, pelo aumento do número de bancarrotas e, sobretudo, pelo aumento desenfreado do desemprego e elevação da demanda por seguros-desemprego. Caso emblemático desse enunciado refere-se à elevação do número de desempregados entre os países imperialistas, que saltou de 10 milhões na década de 1970 para 35 milhões em 1982.

O ponto substancial referenciado por Mandel (1990) quanto às tentativas de reanimação ou retomada da economia, nessas duas décadas, vinculou-se ao auxílio desenfreado de pesados *déficits* orçamentários. No intervalo de uma década, por exemplo, a dívida pública dos EUA e das empresas americanas elevou-se, respectivamente, de US$ 543 e US$ 900 bilhões, em 1974, para US$ 1, 573 e US$ 2, 600 bilhões em 1984[6] e "cada retomada econômica que se sucedeu após 1971 foi apoiada em uma massa de créditos cada vez maior" (idem, p. 212). Na primeira retomada econômica do pós--anos dourados, já que as famílias abastadas dos países imperialistas estavam seriamente endividadas, o alvo da extensão de créditos foi a América Latina, com o suporte dos "petrodólares", e o mundo chinês, com sua reinserção no mercado mundial. Já na década de 1980, esta extensão de crédito direcionou-se aos poderes públicos americanos e aos grandes trustes da América do Norte[7].

Contudo, como explica Mandel (1990, p.63), sem uma atuação conjunta de uma violenta expansão do mercado e a elevação da taxa média de lucro, a injeção de recursos públicos para reanimar a economia não é uma garantia automática de retomada de investimentos produtivos. Em síntese, a retomada da movimentação das turbinas capitalistas foi relativamente frágil e isso se expressou na dificuldade da produção industrial em reascender os níveis elevados dos "anos dourados" a ponto de absorver as altas cifras de desemprego.

Na análise de Mandel (1990), tal retomada não permitiu eliminar nenhuma das causas estruturais que desencadearam a depressão da economia capitalista internacional, uma vez que permaneceram a diminuição constante dos investimentos produtivos, a inexpressividade da elevação das taxas de lucro, a evolução do endividamento do terceiro mundo, além do crescimento alarmante do desemprego. Em pleno processo de reanimação da produção material, em pós-meados da década de 1970, a taxa de desemprego nos EUA, por exemplo, concentrou-se em torno de 7,5% (MANDEL, 1990).

Como os capitalistas, segundo Marx e Engels (1998, p.14), não podem existir sem "revolucionar constantemente tanto os instrumentos de produção quanto as relações de produção", a função histórica da burguesia internacional, no decurso das referidas décadas e nos dias em curso, destinou-se, dentre outras atividades, a eliminar o pleno emprego, sepultar algumas concessões dos anos dourados, além de continuar direcionando o arco estatal para o atendimento de seus interesses, dos interesses do capital.

E isso não seria, necessariamente, a invasão de algum corpo estranho ao sociometabolismo do sistema, pois, a cada crise, o sistema do capital precisa se reordenar para tentar superar os desequilíbrios, as "intempéries" emergidas no âmbito da produção e circulação de mercadorias, posto que, em última análise, é a sucção da mais-valia que precisa ser resguardada e não um suposto bem-estar do trabalhador. Dentre as medidas envidadas no âmbito da reestruturação da produção para elevar as taxas de lucro, Mandel (1990, p.198, grifos do autor) destaca:

> [...] eliminação, absorção ou redução da atividade das empresas menos rentáveis; substituição das técnicas menos produtivas por técnicas de produção mais avançadas; redução da fabricação de produtos cuja demanda parece estruturalmente em estagnação ou em declínio, favorecendo a fabricação de produtos cuja procura se revela estruturalmente em elevação; investimentos de racionalização, com economia de matérias-primas, de energia, de mão-de-obra e de emprego do capital fixo; crescimento da velocidade da circulação do capital; intensificação do processo de trabalho e, em geral,

esforços concentrados para aumentar duravelmente a taxa de mais-valia (a taxa de exploração da força de trabalho.

É em prol da garantia frenética dessa sucção de trabalho excedente e, portanto, da superexploração da força de trabalho, que o complexo estatal e as unidades reprodutivas do sistema empenham-se num processo de restauração e precisam se reestruturar para garantir o imperativo expansionista do capital, "castrado" desde o início da década de 1970.

De um lado, a produção material da riqueza processada no interior das oficinas capitalistas passa a ser regida pelo modelo técnico-organizacional toyotista, que tem como pedra angular a flexibilização do processo de trabalho e a intensificação da exploração da força de trabalho - manipulação de cinco máquinas por duas mãos, polivalência, qualificação sem correção de salários, criação do "sindicato-casa", instalação do "*kanban*", dentre outros adereços - (GOUNET, 1999). Por outro lado, tem-se a construção da ofensiva neoliberal para justificar a remodelagem do sistema. Tal ofensiva, que se sustenta no aporte ideopolítico de expoentes como Milton Friedman e Frederick Hayek (NETTO, 1995), tem suas primeiras materializações durante as gestões britânica e estadunidense de Thatcher e Reagan, ao longo das décadas de 1970 e 80, respectivamente. Porém, o combustível ideológico para sua difusão e implementação mundial dá-se a partir do último decênio do século XX, sobretudo, quando se tem a consumação do colapso de uma das formas de controle do capital: o dito "socialismo real".

Tal quadro alimenta tanto a cantilena de que todos – trabalhadores e donos dos meios de produção - estão no mesmo barco, quanto à confecção da cartilha neoliberal pelas personificações do capital, durante o famoso "Consenso de Washington", cujas principais recomendações foram a desregulamentação dos mercados financeiros e de trabalho; a privatização das empresas e dos serviços públicos; a liberalização comercial; a austeridade fiscal e disciplina monetária, leia-se (des)financiamento das políticas sociais. Enfim, "todos os 'ajustes' necessários que possibilitem a liberdade crescente para o capital e a restrição para as demandas do trabalho" (PANIAGO, 2008, p. 06).

No entanto, apesar desse rol de medidas proliferadas pelos quatro cantos do globo e do apoio visceral e enérgico da máquina estatal para o enfrentamento da queda tendencial da taxa de lucro, o sistema parece encontrar cada vez mais dificuldades para assegurar sua sobrevida. Neste sentido, ressalta Mészáros (2009), os próprios apologetas do capital reconhecem a gravidade da crise que assola o sistema desde a década de 1970, bem como as dificuldades para tentar salvá-lo. Tais dificuldades advêm do fato de que a crise vivenciada pelo sistema do capital, desde a referida década, conforma uma crise estrutural, ou seja, uma crise que afeta o "sistema do capital global não apenas em um de seus aspectos – financeiro/monetário, por exemplo – mas em todas as suas dimensões fundamentais" (MÉSZÁROS, 2002, p.100).

Um dos principais traços a evidenciar a natureza estrutural da crise em curso, conforme análise de referido autor, deve-se ao estreitamento das margens do sistema para o deslocamento das contradições que emanam dos seus antagonismos estruturais. Deslocamento que tem se combinado, ao longo do desenvolvimento histórico, com a (re)invenção de "válvulas de escape" para a manutenção do imperativo estrutural expansionista, isto é, a busca desmedida por mais-valor. Portanto, deslocamento e "válvulas de escape" conformam as estratégias do capital para remediação das crises, posto que sua razão de existência não pode ser questionada. Aliás, para esse autor, em face da lógica infernal do capital para auto-

-expansão a qualquer custo, é preferível exterminar a humanidade antes mesmo de questionar a determinação causal desse modo de produção, qual seja: trabalho objetivado e alienado.

Nessa perspectiva, a crise estrutural, segundo Mészáros (2002), não está vinculada aos limites imediatos do sistema, os quais permitem algum tipo de remediação para desobstrução do movimento ininterrupto do capital, ou seja, a confecção de válvulas seguras, que possam garantir, por determinado tempo, escoadouros para as mercadorias sem ativar seus constituintes destrutivos.

A atual crise do capital, esclarece Mészáros (2002), está diretamente enlaçada à ativação dos limites absolutos do sistema. No entanto, pondera: isto não significa que tais limites sejam impossíveis de serem transcendidos, como diagnosticam seus apologetas, tampouco que o capital não envidará todos os recursos para transcendê-los.

A referência aos limites absolutos do sistema para contextualizar a crise atual significa que esta só poderá ser eliminada com a superação definitiva desse modelo de reprodução social, o que implica a eliminação da prioridade da produção do valor de troca em detrimento das necessidades humanas (PANIAGO, 2007, p.73). Noutras palavras, a supressão da separação entre produção e controle, produção e consumo e produção e circulação.

É sob o conjunto dessas fissuras estruturais do sistema que se dá a ativação dos referidos limites absolutos, a exemplo do desemprego crônico[8], da degradação das condições ambientais e do antagonismo estrutural entre o capital global e os Estados nacionais. O desemprego crônico, por exemplo, que constitui uma das forças mais explosivas do sistema, adquire uma dimensão incontornável, posto que não se encontra localizado apenas em um país ou atinge apenas algumas categorias de trabalho. É um problema que se espraia por todo o sistema, desencadeando, segundo nosso autor, um verdadeiro "exército mundial de reserva de trabalhadores" (idem).

A China, por exemplo - que alguns defensores se ufanam em proclamar seu "desenvolvimento econômico", cujo verso centra-se na extração bárbara de trabalho excedente e degradação ambiental - acrescentou ao seu exército de reserva, no ano de 2009, mais de 26 milhões de trabalhadores rurais.

O próprio estilo de vida norte-americano, o *american way of life*, dá provas de sua ruína, à medida que tem que conviver com elevadas taxas de desemprego e condenar mais de 50 milhões de estadunidenses a sobreviverem abaixo da linha de pobreza (ANTUNES *apud* MÉSZÁROS, 2009)Tal quadro evidencia, conforme Mészáros (2009), a tendência à "equalização da taxa diferencial da exploração". O que implica afirmar que, se trabalhadores de países avançados eram privilegiados - a exemplo dos trabalhadores estadunidenses da *Ford Corporation,* que recebiam 25 vezes mais pelo mesmo ofício desempenhado nas Filipinas - com a crise em curso, tal superioridade torna-se cada vez mais insustentável.

Adicionado à diminuição do poder aquisitivo dos trabalhadores, a "válvula destrutiva" do sistema vem sendo constantemente acionada através da confecção desenfreada de artigos de luxo, concomitante à "morte precoce" das mercadorias ou à decrescência da sua taxa de utilização, como caracteriza Meszáros. Noutras palavras, há uma redução da vida útil das mercadorias com vistas ao seu lançamento contínuo e acelerado nos *standers* do mercado mundial. Portanto, o consumo destrutivo e o desperdício avassalador de recursos naturais, exigidos para manutenção desse consumo, tornam-se uma variável dominante e ineliminável do sistema.

O auxílio intensivo de um Estado mínimo para os trabalhadores e máximo para o capital, a exemplo dos esforços envidados para o salvamento do capital financeiro nas últimas décadas, evidencia muito mais o cariz estrutural da crise que a força enérgica do capital em propagar sobrevidas sem acionar seus constituintes destrutivos.

As medidas que vêm sendo tomadas desde a década de 1970, conforme Mészáros (2002), não chegam sequer a arranhar a superfície dos problemas. Assim, reitera o autor, a conseqüência necessária da crise é o "crescimento do desemprego por toda parte numa escala assustadora, e a miséria humana a ele associada" (MÉSZÁROS, 2009, p.25).

As crises, portanto, conformam um "mecanismo que determina a restauração das condições de acumulação, sempre em níveis mais complexos e instáveis, assegurando, assim sua continuidade" (NETTO; BRAZ, 2006, p.162). Esta restauração vai desde a reestruturação técnico-organizacional do processo de trabalho (empresa flexível), redimensionamento da estrutura de comando jurídico-político (Estado neoliberal) até a (re) construção de uma lógica ideocultural (perda da centralidade do trabalho, novos sujeitos sociais; fim da luta de classes etc.) correspondente ao atual estágio do capital, para continuar explicando e reiterando a pseudopositividade da ordem burguesa, no mesmo contexto em que tais estratégias potencializam as conseqüências dessa ordem assentada na exploração.

Assim, a nosso ver, as expressões agudas do desemprego, do pauperismo e da miséria que se agravam diante da propositura do Estado mínimo e o desmonte das políticas sociais -particularmente a seguridade social brasileira, somente podem ser compreendidas no âmbito dessas macrodeterminações, cuja extensão e impacto dependem da condição de inserção de cada país no contexto da reordenação econômica e cuja solução não encontra horizonte visível na permanência desse sistema.

3 TENDÊNCIAS DA SEGURIDADE SOCIAL BRASILEIRA FACE À CRISE ESTRUTURAL: FORTALECIMENTO DO PRIVADO X DESMONTE DO SISTEMA PÚBLICO

Em suas reflexões críticas e pioneiras acerca da seguridade social, Mota (1995) chama a atenção para o fato de que este sistema de proteção social deve ser apreendido, no âmbito da contradição entre capital e trabalho, ou seja, as políticas que constituem este sistema não devem ser compreendidas como "um mecanismo exclusivo de controle, nem tampouco como um resultado apenas da conquista dos trabalhadores contra a exploração capitalista" (MOTA, 1995, p. 122/123).

(MOTA, 2007, p. 136). Nesta perspectiva, a referida autora destaca que a institucionalização da seguridade social:

> [...] depende tanto do nível de socialização da política conquistado pelas classes trabalhadoras como das estratégias do capital na incorporação das demandas do trabalho, configurando-se historicamente como um campo de disputas e negociações na ordem burguesa (MOTA, 2007, p. 136).

No caso brasileiro, devido à sua particularidade histórica[9], as políticas sociais e, consequentemente, a seguridade social não acompanham o mesmo tempo histórico dos países capitalistas desenvolvidos, embora estejam dialeticamente articulados com o movimento do capitalismo internacional.

Nesse sentido, a introdução do conceito de seguridade social, como política garantidora de direitos universais, só foi inaugurada na Constituição Federal de 1988, representando um de seus principais avanços, ao englobar as áreas de saúde, previdência e assistência social[10] e ser compreendido como "um conjunto integrado de ações de iniciativa dos poderes públicos e da sociedade, destinadas a assegurar os direitos relativos à saúde, à previdência e à assistência social" (Art. 194), ultrapassando, assim, ainda que de forma parcial, o formato contratual/contributivo que caracteriza a previdência social (seguro social).

No campo do financiamento, destaca-se como uma inovação a definição de um orçamento próprio com fontes determinadas e diversificadas, oriundas do lucro líquido das empresas, do faturamento ou da receita e da folha de salários. Para isto, a Constituição Federal de 1988, no seu artigo 194, determinou a formulação de um orçamento próprio com pluralidade nas fontes de financiamento, através do orçamento da Seguridade Social, que foi criado constitucionalmente para financiar suas três políticas, revelando a sua importância na garantia da universalização dos direitos sociais no Brasil. Desta feita, o orçamento da seguridade social é formado por contribuições sociais e responsável pelo financiamento exclusivo das políticas componentes que a compõe.

Apesar dos referidos avanços legais, o que se assiste, a partir dos anos de 1990, face à crise estrutural do capital e à implantação da política neoliberal no país, é a utilização do orçamento da seguridade social para outros fins, como a formação do superávit primário, minando este orçamento e promovendo uma "expulsão gradual dos trabalhadores assalariados, de melhor poder aquisitivo, para o mercado de serviços, como é o caso da mercantilização da saúde e da previdência privada" (MOTA, 1995, p. 146).

Essas são as primeiras tendências apontadas pela referida autora no período pós-Constituição que passam, necessariamente, pelas estratégias mais amplas de privatização das empresas estatais, bem como pela apropriação de espaços até então ocupados pela política social (previdência, educação, saúde, cultura, esportes, habitação etc.), convertidos eles mesmos em mercadoria e transmutados em negócios operados pela iniciativa privada e a assistencialização das políticas sociais. Neste sentido, Mota (2007, p. 132) destaca que:

> [...] a partir de então a tendência é ampliar as ações compensatórias ou de inserção, antes restritas àqueles impossibilitados de prover o seu sustento, ao mesmo tempo, impor novas condicionalidades de acesso aos benefícios sociais e materiais nos casos de afastamento do trabalho por doenças, acidentes, invalidez e desemprego temporário, para não falar da perda do poder aquisitivo das aposentadorias e pensões por velhice, morte, invalidez e tempo de contribuição/idade. No caso da saúde, a despeito de seu estatuto universal, a realidade aponta para dois mecanismos: o de acesso a serviços privados como parte dos benefícios ocupacionais oferecidos pelos empregadores e o da expansão de planos de saúde populares, com oferta precária e restrita a serviços ambulatoriais de baixo custo operacional.

Noutras palavras, eis as tendências da política social brasileira: **privatização e assistencialização.** Segue-se, então, um intenso processo de "liberalização" da seguridade social, em que a reconstituição do mercado, a competição e o individualismo aparecem como eixos principais para o desenvolvimento das suas políticas sociais. Por outro lado, a proposta de um novo papel a ser desempenhado pelo Estado, segundo o desenho constitucional, que mais se coadunam com a proposta do denominado "Estado de Bem-Estar Social", são sistematicamente desregulamentadas.

Assim, o período pós-Constituição de 1988, sintonizado pela dinâmica do capital internacional, é marcado, de um lado, pelo agravamento das expressões da questão social no Brasil, e, de outro, pela remodelagem dos mecanismos de enfrentamento a esta problemática pela via das políticas sociais que compõem a seguridade social.

O papel do Estado é amplamente ativado, seja para promover a desregulamentação trabalhista, que desencadeia um inchaço do "exército industrial de reserva" e aprofunda ainda mais as expressões da questão social, seja para contrarreformar os preceitos legais do modelo brasileiro de proteção social, proposto pelo capítulo da seguridade social, fragilizando o enfrentamento dessas mesmas expressões.

Nesse contexto de redução do papel do Estado na garantia dos direitos sociais, intensifica-se o repasse de responsabilidade das ações estatais para a sociedade civil, em nome da denominada **publicização**[11], e as políticas sociais - em especial aquelas que compõem a seguridade social - ao lado da privatização, são orientadas pelas linhas mestras da **focalização e da seletividade**, metamorfoseando os direitos sociais em *favores* e/ou *mercadorias*, enquanto os recursos de seus orçamentos encontram maior prioridade no repasse do fundo público para o capital rentista, como veremos a seguir.

3.1 Relações entre fundo público e desmonte da Seguridade Social

A despeito de seu orçamento próprio, garantido legalmente, o que temos acompanhado é um subfinanciamento das políticas da seguridade social, sob a alegação de que a mesma enfrenta uma crise financeira, a partir do argumento fiscal.

Embora o governo alegue que a Seguridade Social está em crise, estudos da Associação Nacional de Auditores Fiscais da Receita Federal do Brasil (ANFIP), através de seus relatórios de acompanhamento do orçamento da seguridade social (ANFIP, 2009; 2010 e 2011) e pesquisadores da área, como Gentil (2007), Boschetti e

Salvador (2006), Davi, *et al* (2010), baseados nos dados do próprio Governo, demonstram que não existe crise neste Sistema.

No período de 2008 a 2010, o orçamento da seguridade social obteve um *superávit* de R$ 157,3 bilhões. Este superávit é utilizado pelo governo para compor as estratégias de formação do *superávit* primário[12]. Para isto, o Governo Federal criou, nos anos de 1990, estratégias legais que desvinculam receitas do orçamento da seguridade social e do orçamento fiscal.

Estas desvinculações vêm sendo materializadas pelos Fundos de Solidariedade e Fundos de Estabilidade Fiscal, criados nos anos 90, transformados, a partir de 2000, na Desvinculação de Receitas da União (DRU)[13], a qual desvincula 20% das receitas de impostos e contribuições sociais da União para outras finalidades[14], contrariando flagrantemente as disposições constitucionais acerca da utilização dos recursos advindos das fontes de custeio da seguridade, que só poderiam ser mobilizados para seus fins.

Se por um lado a DRU é fundamental para a política econômica, por outro, representa um duro golpe nas principais políticas sociais do Estado brasileiro, principalmente para a seguridade social. O sistema é financiado por tributos pré-definidos e, desde a criação da DRU, perde um quinto dos recursos para o mercado, beneficiado pelo pagamento de juros.

De 2002 a 2010, o dispositivo da DRU permitiu ao Governo Federal subtrair, aproximadamente, R$ 358 bilhões do orçamento da seguridade social, para entregar a quantia ao mercado financeiro (ANFIP, 2011). Só em 2009, a desvinculação somou R$ 38,8 bilhões e, em 2010, R$ 45,8 bilhões. A DRU - que foi mantida com metas ainda mais ousadas pelo Governo Lula que as do Governo FHC - tem a finalidade de minimizar os impactos dos gastos com a dívida pública, os quais são crescentes em função da política das altas taxas de juros, implantada desde o Plano Real (ANFIP, 2007). É justamente no orçamento da seguridade social, que a DRU encontra a sua principal fonte, o que implica em restrição dos recursos para a garantia dos direitos sociais. A partir destas medidas, a Seguridade Social pública vem encontrando dificuldades para se efetivar no contexto atual, com a economia dominada pela lógica financeira e privada.

Além da DRU e do fim da CPMF[15], outra medida estrutural que impacta drasticamente na seguridade social diz respeito à PEC 233/08, que vem tramitando no Congresso Nacional como Projeto de Lei de Reforma Tributária. Esta PEC exclui as contribuições sociais sobre o lucro e sobre o faturamento das empresas para o orçamento da Seguridade Social, ficando previstas somente as contribuições previdenciárias (ANFIP, 2009). Isto implica num maior aprofundamento do desmonte do financiamento da seguridade social assegurada na CF/88, uma vez que a submeterá a interesses políticos e a controles orçamentários por parte do Governo Federal, ou seja, passará a depender da disputa de recursos dentro do Orçamento Geral da União[16].

Dessa forma, a Seguridade Social, sobretudo pelo seu eixo orçamentário, vem sofrendo um desmonte quanto aos seus objetivos, devido a mecanismos utilizados pelos governos de forma a manter o *superávit* primário, redirecionando recursos da Seguridade Social para o mercado financeiro, através de pagamento e amortizações da dívida pública.

Assim, entendemos por que a seguridade social é o alvo do cofre do mercado financeiro no Brasil, pois, por um lado, os governos neoliberais defendem e implementam a mercantilização de suas políticas, em especial a saúde, através dos planos privados de saúde, e a Previdência, através dos fundos e planos de pensão; e, por outro lado, seu orçamento "[...] é parte da âncora de sustentação da política econômica, que suga recursos sociais para o pagamento e amortizações dos juros e da dívida pública" (BOSCHETTI, 2006, p. 54). Esses desvios de recursos que seriam destinados à Seguridade Social servem para honrar os compromissos com os rentistas e o Governo cria mecanismos de retirada de recursos deste orçamento, e, o que é mais grave, toda a manobra é autorizada pelo Congresso Nacional, através de lei.

Tomando como referência apenas os governos FHC e LULA, a dívida pública aumentou 17 vezes. No começo do governo de Fernando Henrique Cardoso (janeiro de 1995), a dívida interna era de R$ 61,8 bilhões. Em dezembro de 2002, estava em R$ 687,3 bilhões. Em janeiro de 2010, no ultimo ano do mandato do governo Lula, ela atingiu a cifra de R$ 1, 8 trilhão. No tocante à dívida externa, em janeiro de 2009, seu total era de US$ 262,93 bilhões. Apesar deste aumento do valor da dívida, neste mesmo período (1995-2009), o Governo Federal gastou R$ 906 bilhões com juros e R$ 879 bilhões com amortizações.

Somente em 2010, o Brasil pagou de juros e amortizações da dívida interna o valor de R$ 380 bilhões e gastou com o Programa Bolsa Família, por exemplo, a cifra de apenas R$ 13,4 bilhões, evidenciando o que Alencar e Granemann (2009) caracterizam de "assistencialização e financeirização das políticas sociais, "cujo significado parece ser o de administrar os efeitos do processo de desvalorização e superexploração do trabalho no capitalismo contemporâneo" (ALENCAR; GRANEMANN, p. 162). Nesta perspectiva, cabe assinalar a hipertrofia do referido Programa, como um dos principais elementos que vem respondendo pela tendência à assistencialização da proteção social brasileira.

Cabe reiterar que o solo histórico-concreto em que as políticas da seguridade social, tentam efetivar seu *status* de política pública é um solo contraditório e complexo. Pois, se por um lado essa tentativa de efetivação suscita um "Estado máximo" para estruturação, organização e regulação dos serviços sociais, por outro lado, dá-se num momento em que o sistema do capital encontra-se assolado por uma crise estrutural, como evidenciamos linhas acima, o que implica num aumento do "exército de reserva" da força de trabalho e, por conseguinte, num agravamento das condições de vida dos trabalhadores.

Nesse sentido, é delegado um peso insustentável a uma das políticas que compõem o tripé da seguridade social – a política de assistência social - qual seja, responder pelo *déficit* de direitos de cidadania, sobretudo o direito ao trabalho, ainda que seja um trabalho nos moldes da exploração capitalista.

É nessa perspectiva que os holofotes se voltam para essa política, pela via dos programas de transferência de renda, enquanto, por outro lado, estreita sua intervenção via programas e serviços, através da focalização das ações na chamada pobreza absoluta.

Assim, os referidos programas conformam o mote de "alívio à pobreza", representando uma espécie de prêmio aos pobre pelo sacrifício da mutilação ou desmonte da seguridade social, sempre em consonância com as recomendações das instituições supranacionais que representam os interesses do capital financeiro internacional, a saber, o Fundo Monetário Internacional e, mais especificamente no tocante ao alívio à pobreza pela via da focalização, as recentes recomendações do Banco Mundial.

Desde a década de 1990, os governos de plantão envidaram esforços nesse sentido. O Programa Comunidade Solidária, no governo de FHC e o Programa Bolsa Família, no governo Lula e no governo Dilma, atualmente com o Plano Brasil sem miséria, são arquétipos das iniciativas de políticas de alívio à pobreza. As cifras orçamentárias destinadas a esses Programas, como assinala Francisco de Oliveira (2008)[17], a exemplo do Programa Bolsa Família, não chega a representar nenhuma espécie de conflito no interior do fundo público, pois, como já evidenciamos, enquanto os "deserdados da sorte" contaram com uma cifra de R$ 13,4 bilhões para seu orçamento familiar, em 2010, os segmentos do capital financeiro, se beneficiaram, neste mesmo ano, com uma "bolsa de juros", em torno de R$ 380 bilhões. Ou seja, desde que a rubrica destinada a esses Programas não embarguem a securitização da dívida pública e, portanto, a "saúde" financeira dos rentistas, o Bolsa Família pode ser ofertado ao bel prazer dos "curadores sociais".

3.2 As implicações da contrarreforma do estado no financiamento da saúde

E quanto à particularidade da política de saúde no atual contexto? Longe de abarcar a complexidade desta temática que se coloca como objetivo deste livro e que, portanto, trata-se apenas de problemátizá-la, destacaremos algumas questões referentes ao seu eixo orçamentário, que julgamos um debate necessário à garantia da saúde como um direito universal (SOUSA *et al*, 2011), como propõe a legislação em vigor, desde a Constituição Federal de 1988.

Primeiro, das políticas do sistema de seguridade social, a participação da saúde no orçamento da seguridade social - ao contrário da assistência social, não vem acompanhando o crescimento do orçamento deste sistema. No ano de 2010, por exemplo, a proporção do orçamento da saúde no total do orçamento da seguridade social foi inferior ao ano de 2007 e, no comparativo com o ano de 2009, apresenta um aumento insignificante de 4,9%, incapaz de repor sequer as perdas inflacionárias do período (ANFIP, 2010). A participação dos recursos liquidados do Fundo Nacional de Saúde no orçamento da seguridade social vem sofrendo uma estagnação, como revela a Tabela 1, tendo uma participação menor em 2010 que em 2000.

Tabela 1 – Recursos liquidados no Fundo Nacional de Saúde (FNS) (2000 -2010) (Em bilhões de reais).

Ano	Receita do orçamento da seguridade social (A)	Recursos liquidados no FNS (B)	% B/A
2000	120,6	18,8	15,6
2001	136,8	20,4	14,9
2002	157,4	21,1	13,4
2003	180,4	24,5	13,6
2004	220,3	32,1	14,6
2005	278,1	34,5	12,4
2006	303,1	40,7	13,4
2007	347,2	45,7	13,2
2008	364,9	50,2	13,8
2009	392,8	58,2	14,8
2010	458,6	61,0	13,3

Fonte: Sousa, *et al* (2011, p. 17), com atualização das autoras dos anos de 2009 e 2010.

Além do crescimento insignificante dos recursos, em 2010, por exemplo, apenas 16,77% destes recursos foram destinados à Atenção Básica (ANFIP, 2010), indicando um esvaziamento da promoção à saúde. Mesmo com a expansão da Atenção Básica, onde estão as Equipes de Saúde da Família, os Postos de Saúde, Laboratórios para exames e outros pontos de entrada dos usuários no SUS, os valores executados são muito baixos.

Enquanto observa-se uma baixa participação da atenção básica no orçamento do Fundo Nacional de Saúde, é importante mencionar que 50,33% dos recursos executados neste Fundo foram destinados à Assistência Hospitalar e Ambulatorial (ANFIP, 2010), cabendo destacar que a maior parte destas ações é de alto custo, são procedimentos complexos prestados por hospitais privados. Isso indicando que a privatização e mercadorização da saúde se dão tanto por meio dos Planos Privados de Saúde, como no interior do próprio setor público, através da compra destes serviços ao setor privado, uma vez que, historicamente, não houve investimento do Estado em construção e manutenção de uma rede hospitalar pública de qualidade e auto-suficiente.[18] A partir da leitura do orçamento do Fundo Nacional de Saúde, permitimo-nos indicar uma contradição entre o discurso do Ministério da Saúde da reorganização do sistema e da busca de um modelo de saúde que supere a lógica hospitalocêntrica e medicalizante.

Para ilustrar, ainda, os interesses privados presentes na política de saúde, trazemos os dados da Revista Radis (2011), sobre apoio financeiro das empresas de planos de saúde a candidatos das eleições de 2010, que chegou a casa dos milhões. O estudo realizado por Mário Scheffer (apud MACHADO, 2011), denominado "o caso do financiamento de campanhas eleitorais pelas empresas de planos de saúde no Brasil", demonstra que foram destinados mais de R$ 12 milhões a campanhas eleitorais de 157 candidatos de vinte partidos, contribuindo para a eleição de trinta e oito deputados federais, vinte e seis deputados estaduais e cinco governadores, além da Presidenta Dilma Roussef, sendo que outros 82 candidatos que não foram eleitos também receberam doações.

O estudo mostra, ainda, que o setor da saúde suplementar faturou R$ 64,2 bilhões de reais, em 2009, e que as doações podem ter relações com trocas de favores ou com compromissos do candidato com o setor da saúde suplementar. Ressalta o referido estudo que, apesar de ser difícil apurar a relação das doações com os favores, estes são verificáveis, pois na Câmara e no Senado são freqüentes as apresentações de projetos de leis e votações em defesa dos interesses dos planos de saúde. Além disso, há fortes sinalizações de que os indicados sabatinados pelo Senado Federal para ocuparem o cargo de Diretor na Agência Nacional de Saúde (ANS) são provenientes de planos de saúde: pois, no final do ano de 2010, três dos cinco diretores da ANS – incluindo o diretor-presidente – eram advindos de empresas de planos de saúde.

Além disso, nas Assembléias Legislativas também se verifica a prática de isenções fiscais e benefícios para empresas de planos de saúde. O *lobby* das empresas de plano de saúde pode ser relacionado à prevalência de interesses privados no Congresso Nacional. Verificando-se as doações por segmentos, observa-se que as cooperativas médicas tiveram a maior participação nestas doações, com 64,96% (a Unimed do Estado de São Paulo, por exemplo, doou R$ 3.570.000,00); em segundo lugar, as administradoras e corretoras, com 17,58% (como por exemplo a Qualicorp, Aliança e Unimed Goiânia); em terceiro, as empresas de Medicina de Grupo, que participaram com 11.64% das doações; e, por último, as seguradoras, com 5,82% das doações. Tais doações foram destinadas para partidos políticos tanto de centro-direita, quanto da esquerda. Os dados dos pesquisadores foram obtidos com base nos dados do site do

Tribunal Superior Eleitoral (TSE). (SCHEFFER apud MACHADO, 2011).

Ainda problematizando a intensificação do ideário privatista no interior da saúde, podemos indicar a adoção de um novo modelo jurídico-institucioanl para a rede pública de hospitais, ou seja, a criação de Fundações Estatais de Direito Privado. Segundo Bravo (2010), analisando a política de saúde no governo Lula, considera que este debate encontra-se bastante avançado na saúde, mas pretende atingir todas as áreas que não sejam exclusiva do Estado. Destaca, ainda, algumas questões referentes às fundações, como: "serão regidas pelo direito privado, tem seu marco na 'contrarreforma' do Estado de Bresser Pereira/FHC, a contratação é por CLT, [...] não enfatiza o controle social, [...] não leva em consideração a luta por Plano de Cargo, Carreira e Salário dos trabalhadores de saúde[...]"(Id Ibidem, p. 07).[19]

Cumpre indicar que esta proposta encontra resistência no seio dos movimentos sociais, através dos usuários, trabalhadores da área, fórum em defesa do SUS, bem como no Conselho Nacional de Saúde.

No Brasil, somando as três esferas de governo, os recursos públicos gastos com saúde pública chegaram a 3,7% do PIB, em 2010, sendo inferior a países onde não há cobertura universal, como os Estados Unidos, México, Argentina, Chile e Paraguai (ANFIP, 2010). Se considerarmos as despesas com ações e serviços de saúde do Ministério da Saúde, em proporção ao PIB, no período de 1998 a 2008, os dados mostram que estas despesas não ultrapassaram, no período, 1,7% do PIB, praticamente estabilizadas, indicando que a Emenda Constitucional 29/2000, no âmbito do Governo Federal, não representou aumento dos gastos em relação ao PIB[20], enquanto os gastos com as despesas de juros e encargos da dívida chegaram a

9,3% do PIB, em 2003 e, naquele mesmo ano, a saúde representou apenas 1,7% (MENDES; MARQUES, 2009).

Observamos, então, que a política econômica ortodoxa no período tende a sacrificar os direitos sociais, como a saúde em particular, sem diminuir o ônus financeiro da dívida, que não se submete a nenhum programa de ajuste fiscal (MENDES; MARQUES,2009).

Outra observação importante no tocante à efetivação da Emenda Constitucional nº 29/2000, que estabelece o percentual mínimo de recursos destinados à saúde nas três esferas de governo, conforme Martiniano *et. al* (2009), diz respeito à indefinição do que seriam despesas com ações e serviços de saúde. Como uma possível solução para tais indefinições, o Conselho Nacional de Saúde (CNS) aprovou a Resolução nº 322/2003, que define as ações e serviços específicos do setor saúde, não os "confundindo com despesas relacionadas a outras políticas públicas que atuam sobre determinantes sociais e econômicos, ainda que com reflexos sobre as condições de saúde" (BRASIL, 2003).

No entanto, um ano após a aprovação da referida Resolução, o Programa Bolsa Família, "carro chefe" da política social do governo Lula, foi responsável por uma significativa cifra de recursos no âmbito da saúde. No ano de 2005, por exemplo, este Programa recebeu mais recursos (6,26%) que programas tradicionais do SUS, como a Vigilância Epidemiológica e Ambiental (2,31%) e Vigilância, Prevenção e Atenção em HIV/AIDS e outras Doenças Sexualmente Transmissíveis (2,16%) (BOSCHETTI; SALVADOR, 2006). Em 2006, o custeio deste Programa foi excluído do FNS.

Assim, para que possamos avançar na organização e no custeio da saúde pública no Brasil como um direito social universal, faz-se necessário rompermos com a política econômica favorecedora do capital financeiro, o que pode ser materializado, entre outras medidas, no fim da DRU[21] e na regulamentação da EC /29.

4 FECHANDO PARA (RE)COMEÇAR O DEBATE

Pelo exposto, pode-se previamente indicar que a sociedade brasileira, a partir da Constituição de 1988 e demais mecanismos jurídicos e políticos dela decorrentes, estabeleceu um leque de instrumentos e políticas públicas para fazer frente às expressões da questão social. No entanto, face à crise estrutural do capital, a política econômica da década de 1990, que se desenrola até hoje e que atende as imposições dos organismos internacionais, como o Fundo Monetário Internacional (FMI) e o Banco Mundial (BM), imprimiram um novo meio de enfrentá-la: refuncionalizando tais mecanismos jurídicos em favor do imperativo da expansão e acumulação do capital, o Estado redireciona o fundo público, mercantiliza a saúde e a previdência e expande a assistência social, através de programas de transferência de renda, focalizados na pobreza extrema, com critérios fortemente seletivos.

Das questões elencadas e problematizadas ao longo desta exposição, cabe filtrar alguns elementos que evidenciam com mais clareza as conexões entre crise capitalista e tendências da seguridade social brasileira.

Se por um lado as expressões concretas da questão social, como desemprego estrutural ou crônico e degradação ambiental, mediatizadas suas devidas particularidades pelo globo terrestre, tendem a intensificar as demandas por serviços sociais, por outro, como o capital tem que manter, a qualquer custo, seu ritmo incontrolável de expansão e acumulação, a possibilidade de uma melhoria de vida do trabalhador - ainda que temporária e restrita a determinados países, como aquela promovida pelos sistemas de proteção social durante o denominado Estado de bem-estar social - torna-se cada vez mais improvável, no marco da ordem burguesa.

Por último, cabe reiterar que a promulgação, ainda que tardia, da seguridade social brasileira, ao suscitar a necessidade de um "Estado máximo" para os trabalhadores, coloca inúmeros desafios para o país, que ultrapassam a vontade ideopolítica dos sujeitos comprometidos com a luta pela efetivação dos preceitos Constitucionais de 1988, pois, ainda que, diante do processo de barbarização da vida humana, a tentação "em fazer alguma coisa" possa nos confinar ao imediatismo, cabe lembrar sempre da assertiva de Marx (2010, p. 31) de que "[...] a exigência de rejeitar as ilusões a respeito de uma situação equivale à exigência de rejeitar uma situação que carece de ilusões".

Em síntese, as medidas políticas e econômicas evidenciadas neste texto demonstram a dificuldade e os obstáculos enfrentados pela seguridade social em se afirmar como um sistema de política pública, num contexto de crise do capital e de refuncionalização do papel do Estado para o enfrentamento desta crise, tolhido, então, em suas atribuições sociais.

As opções dos recentes governos de direcionar o fundo público para o mercado deixam claro que o Estado brasileiro tem primado pela política econômica e pelos interesses privados do capital, em detrimento da política social e das demandas do trabalho, motivo pelo qual redireciona as políticas da seguridade social para os rumos da privatização, assistencialização e monetarização da proteção social brasileira.

Contudo, apesar de todas as investidas para descaracterizá-la da qualidade de política pública, a seguridade social vem desempenhando importante e irrefutável papel na garantia de direitos sociais, devendo, pois, lutarmos por sua preservação e qualificação, sob o risco de nos depararmos com a destruição dos (primeiros e) últimos resquícios de uma proteção social que foi arduamente conquistada pela luta do trabalho, na Constituição Federal de 1988.

É inconteste que o SUS é resultado de uma longa trajetória de luta empenhada pela classe trabalhadora; porém, sua concretização implica, mais que nunca, a superação de inúmeros desafios, dentre eles, o aumento de recursos públicos destinados a essa política, no período pós-constituição; o rompimento com o modelo hegemônico de saúde hospitalocêntrico, medicalizante e curativo, que beneficia o setor privado, elemento que anula o princípio da complementaridade prescrito no seu aparato legal, e que, por conseguinte, nutre a perspectiva mercadorizante da saúde, ao atender o apetite predatório de proprietários de hospitais, clínicas, laboratórios, fabricantes e fornecedores de medicamentos e de materiais cirúrgicos de alta tecnologia.

REFERÊNCIAS

ANFIP. Análise da Seguridade Social. *Associação Nacional dos Auditores Fiscais do Brasil.* Brasília, 2009 a 2011.

ALENCAR, M. T. de ; GRANEMANN, S. Ofensiva do capital e novas determinações do trabalho profissional. *Revista Katalysis*, v.12. n 2, jul/dez, 2009.

BOSCHETTI, I.; SALVADOR, E. Orçamento da seguridade social e política econômica: perversa alquimia. *Revista Serviço Social e Sociedade*, São Paulo, n.87, ano 26, p.25-27, 2006.

BRAVO. I. M ; MENEZES, J. S. B. A política de Saúde no governo Lula: algumas reflexões. In: *XIII Congresso Brasileiro de Assistentes Sociais.* Brasília / ABEPSS, 2010.

BRASIL. *Constituição da República Federativa do Brasil*. Brasília: Ministério da Justiça, 1988.

___. Ministério da Administração Federal e Reforma do Estado. *Plano Diretor de Reforma do Aparelho do Estado.* Brasília: MARE, 1995.

DAVI, J. *et al.* Carga Tributária e Política Social: considerações sobre o financiamento da seguridade social. In DAVI, J., MARTINIANO, C. e PATRIOTA, L. M. (Orgs.). *Seguridade Social e Saúde: tendências e desafios.* Campina Grande : EDUEPB, 2009.

GOUNET, T. *Fordismo e Toyotismo na civilização do automóvel*. São Paulo: Boitempo, 1999.

HUBERMAN, L. *História da riqueza do homem*. 21ª ed. rev. Rio de Janeiro: LTC, 2008.

MACHADO. K. Interesses particulares em jogo. *Revista Radis,* n.106, maio de 2011, p. 8-11.

MANDEL, E. *Iniciação a teoria econômica marxista*. Lisboa: Antídoto, 1978.

MANDEL, E. *O Capitalismo tardio.* São Paulo: Nova Cultural, 1985.

MANDEL, E. *A crise do capital:* os fatos e sua interpretação marxista. São Paulo: Ensaio; Campinas São Paulo: Editora da Universidade Estadual de Campinas, 1990.

MENDES, A. e MARQUES, R. M. Crônica de uma crise anunciada: o financiamento do SUS sob a dominância do capital financeiro. *Seminário de Economia Política (SEP).* São Paulo: 2009.

MARX, K. *O Capital* - Livro 1. Tomo I. São Paulo: Abril Cultural, 1996.

MARX, K; ENGELS, F. *O manifesto Comunista*. Rio de Janeiro: Paz e Terra, 1998.

MARX, K. *Contribuição à crítica da filosofia do direito de Hegel*. Tradução de Lúcia Ehlers. São Paulo: Expressão Popular, 2010.

MARTINIANO et al. A luta pela vinculação de recursos para saúde pública no Brasil a partir do paradigma da universalização. In.: DAVI, J. MARTINIANO, C. e PATRIOTA, L. M. (Orgs.). *Seguridade Social e Saúde: tendência e desafios.* Campina Grande : EDUEPB, 2009.

MÉSZÁROS, I. *Para além do capital*. São Paulo: Boitempo, 2002.

MÉSZÁROS, I. *A crise estrutural do capital*. São Paulo: Boitempo, 2009.

MOTA, A. E. *Cultura da Crise e seguridade social: um estudo sobre as tendências da previdência e da assistência social brasileira nos anos 80 e 90*. São Paulo: Cortez, 1995

MOTA, A. E. Serviço Social e Seguridade Social: uma agenda recorrente e desafiante. *Revista Em Pauta,* nº 20, Rio de Janeiro:UERJ, 2007.

NETTO, J. P. Crise global contemporânea e barbárie. In: ___. *Liberalismo e socialismo:* velhos e novos paradigmas. São Paulo: UNESP, 1995.

NETTO, J. P; BRAZ, M. *Economia Política: uma introdução crítica*. São Paulo: Cortez, Col. Biblioteca Básica do Serviço Social, v.I, 2006.

PANIAGO, M. C. S. *Mészáros e a incontrolabilidade do capital*. Maceió: EDUFAL, 2007.

PANIAGO, M. C. S. Neoliberalismo e os antecedentes da "crise" do Estado. In: *Anais 11º Encontro Nacional de Pesquisadores em Serviço Social – ENPESS*. Trabalho, políticas sociais e projeto ético-político profissional do serviço social: resistência e desafios. São Luis, ABEPSS, 2008.

SOUSA, C. S. M. et al. A problemática do financiamento da saúde publica no contexto da seguridade social: elementos para o debate. *Revista Saúde em Debate*. Rio de Janeiro, v. 35, n 88, jan/mar. 2011.

Notas

1 Assistente Social, Doutora em Serviço Social pela UFPE. Professora do Departamento de Serviço Social da UEPB. Coordenadora do Grupo de Pesquisa, Estudo e Assessoria em Políticas Sociais (GEAPS/UEPB).

2 Assistente Social, Mestre em Serviço Social pela UFPB. Professora Substituta do Departamento de Serviço Social (UEPB). Pesquisadora do GEAPS/UEPB.

3 Enfermeira, Mestre em Saúde Coletiva pela UEPB. Professora do Departamento de Enfermagem (UEPB). Doutoranda em Ciências da Saúde pela Universidade Federal do Rio Grande do Norte; pesquisadora do GEAPS/UEPB.

4 Assistente Social, Mestre e Doutoranda pela Universidade Federal de Pernambuco (UFPE); Professora do Departamento de Serviço Social da Universidade Estadual da Paraíba (UEPB), bolsista do CNPq e pesquisadora do GEAPS/UEPB.

5 As explicações para as crises do sistema do capital recebem tonificações das mais diversas e esdrúxulas. Segundo Huberman (2001, p.238), em 1875, um professor de física, o Sr. Stanley Jevons, anunciou que "as manchas solares, a fome na Índia e a crise na Inglaterra ocorreram ao mesmo tempo. Que

tinha uma coisa a ver com a outra? Observe-se cuidadosamente. A radiação solar afeta o clima; o clima afeta as plantações, as plantações, boas ou más, afetam a renda dos fazendeiros; a renda dos fazendeiros afeta a procura de produtos acabados. A culpa é do sol! Ou do planeta Vênus [...] E por que do planeta Vênus? Porque a cada oito anos Vênus se interpõe entre o Sol e a Terra, e podemos deduzir que, tendo Vênus em seu caminho, grande parte da radiação de Apolo jamais atingirá a Terra!"

6 Os Estados Unidos possuem o maior *déficit* público do mundo, chegando a US$ 1,845 trilhão em 2009. Disponível em www.gazetadopovo.com.br. Acesso em 06 set. 2011.

7 Cita Mandel (1990, p.261) que o truste canadense Dome Petroleum apresentava nessa época uma dívida na cifra de mais de 6 bilhões de dólares, dívida essa que era regularmente prorrogada pelos bancos.

8 [...] o problema não se restringe mais à difícil situação dos trabalhadores não-qualificados, mas atinge também um grande número de trabalhadores altamente qualificados, que agora disputam [...] os escassos – e cada vez mais raros – empregos disponíveis. Da mesma forma a tendência da amputação "racionalizadora" não está mais limitada aos "ramos periféricos de uma grande indústria obsoleta" mais abarca alguns dos mais desenvolvidos e modernizados setores da produção – da indústria naval e aeronáutica à eletrônica, e da indústria mecânica à tecnologia espacial (MÉSZÁROS, 2009, p.69).

9 A formação sócio-histórica do capitalismo país submetido à lógica do capital internacional desde sua origem e dependente dos países desenvolvidos; passando de uma sociedade eminentemente agrária e escravocrata para uma sociedade assalariada, no estágio tardio do capitalismo e a luta dos trabalhadores (tardia, devido, sobretudo, às marcas do escravismo).

10 Apesar de representar um avanço, por inaugurar a incorporação do conceito de seguridade social ao marco jurídico-institucional da proteção social brasileira, muitas são as críticas ao escopo desta proteção, uma vez que, composta apenas pelas políticas de assistência, saúde e previdência, a seguridade social brasileira não garante todos os direitos previstos no artigo 6º da Constituição Federal: educação, trabalho, saúde, moradia, lazer, segurança, previdência e assistência social.

11 O Plano Diretor de Reforma do Estado (PDRE/1995) propõe, dentro

de sua orientação neoliberal de crítica ao Estado intervencionista, quatro setores do Estado. O Núcleo estratégico, as atividades exclusivas, os serviços não-exclusivos e a produção de bens e serviços para o mercado. Não caberia mais ao Estado a responsabilidade pelas instituições como Hospitais públicos, museus, universidades, etc. Para isso, o Plano criou a figura da organização pública, porém não-estatal, remetendo ao conceito de publicização. O tipo de propriedade ideal é a pública não-estatal. "Não é a propriedade estatal porque aí não se exerce o poder de Estado. Não é, por outro lado, a propriedade privada, porque se trata de um tipo de serviço por definição subsidiado. A propriedade pública não-estatal torna mais fácil e direto o controle social, através da participação nos conselhos de administração dos diversos segmentos envolvidos, ao mesmo tempo que favorece a parceria entre sociedade e Estado. As organizações nesse setor gozam de uma autonomia administrativa muito maior do que aquela possível dentro do aparelho do Estado" (BRASIL, 1995, p. 42).

12 Sinteticamente, o *superavit* primário é a diferença entre o que o governo arrecada e aquilo que ele gasta, sem computar os pagamentos com a dívida, em outros termos, é o montante de recursos que o país consegue economizar. A *expressão* desta diferença sugere a capacidade e o comprometimento do país no tocante ao pagamento da dívida, motivo pelo qual este *superávit* dos países devedores é imposto e fiscalizado de perto pelos órgãos credores internacionais, a exemplo do FMI, sob o argumento do risco de insolvência.

13 A DRU foi criada como um fundo provisório, que tinha prazo para acabar. Tinha prazo para acabar em dezembro de 2011. No entanto, a Presidente Dilma enviou uma PEC para o Congresso para prorrogar até dezembro de 2015. A Comissão de Constituição e Justiça (CCJ) aprovou constitucionalidade da Proposta de Emenda à Constituição (PEC) 61/11, que prorroga até 31 de dezembro de 2015 a Desvinculação das Receitas da União (DRU). Integrantes da oposição foram contrários à matéria, mas a base governista no colegiado acabou vencendo a disputa. Agora, a proposta segue para uma comissão geral até chegar ao plenário.

14 A DRU não incide sobre as contribuições das receitas previdenciárias líquida.

15 Criada em 1996, a Contribuição Provisória sobre Movimentações Financeiras (CPMF) foi uma reedição do Imposto Provisório sobre Movi-

mentações Financeiras (IPMF) que direcionou sua arrecadação para a política de Saúde. Foi extinta em dezembro de 2007.

16 A respeito da proposta de Emenda Constitucional (PEC) n°233/2008, Davi, et al (2009) destaca que esta altera os dispositivos relativos ao Sistema Tributário Nacional e dá outras providências, trazendo graves consequências ao financiamento das políticas sociais no Brasil, particularmente, à seguridade social. Esta PEC tem o objetivo, segundo o governo, de facilitar a desoneração dos investimentos produtivos, desonerar a folha de salários e diminuir o efeito cumulativo da incidência dos diversos tributos nas várias etapas do processo de produção e circulação de bens e serviços. A proposta não modifica a estrutura tributária regressiva do sistema tributário brasileiro.

17 Palestra realizada no XI ENPESS, São Luiz - Maranhão, 2008.

18 Em Campina Grande- PB, por exemplo, segundo dados do Cadastro Nacional de Estabelecimento de Saúde (2011), há 17 hospitais, sendo que destes 11 são privados, 2 filantrópicos e apenas 3 públicos, realidade esta que não é específica deste município.

19 Atualmente 20 estados já possuem este tipo de gestão para a saúde. Na Paraíba, foi aprovado recentemente, tanto na Assembléia Legislativa como na Câmara Municipal de João Pessoa a Lei que permite a gestão das políticas de saúde, educação e assistência social pelas organizações sociais. No hospital de Emergência e Trauma Cícero Lucena, em João Pessoa, já foi implantando este tipo de gestão. Através do programa de gestão pactuada a Organização Social Cruz Vermelha vem administrando o Hospital de Emergência e Trauma de João Pessoa desde o último mês de julho. A entidade foi a primeira beneficiada pela Medida Provisória 178 que prevê que pode haver terceirização também nas áreas de educação, cultura, ciência e tecnologia. O secretário estadual de Saúde da Paraíba, Waldson de Souza, afirmou que o modelo de gestão aplicado no Trauma pode ser seguido em outros unidades do estado.

20 Em relação à União, a EC 29 determina que, para o primeiro ano, deveria ser aplicado o aporte de pelo menos 5% em relação ao orçamento empenhado do período anterior; para os seguintes ano, o valor apurado no ano anterior é corrigido pela variação do PIB nominal. Ainda cabe destacar que à União, a EC 29 não explicita a origem dos recursos e em relação à seguridade social foi omissa, como se não houvesse disputas por seus recursos

(MARQUES ; MENDES, 2009). Desde 2003 tramita na Câmara Federal o PLP 01/2003, do Dep. Roberto Gouveia com o intuito de regulamentar EC-29, como está prevista. Dentre os principais itens do PL de regulamentação da EC 29, destaca-se a modificação da base de cálculo para a vinculação dos recursos da União, passando do valor apurado no ano anterior corrigido pela variação do PIB nominal para 10% no mínimo, da sua Receita Corrente Bruta, que aumentaria, significativamente, os recursos destinados a saúde. Porém, esta regulamentação enfrenta resistências por parte do Poder Executivo e divergências por parte do Poder Legislativo, encontrando-se até o momento sem aprovação

Promoção da Saúde: polissemias conceituais e ideopolíticas

Kathleen Elane Leal Vasconcelos[1]
Valdilene Pereira Viana Schmaller[2]

1 INTRODUÇÃO

Nos últimos decênios, a "Nova Promoção da Saúde" (NPS) tem se tornado um importante mote nos debates e políticas em todo o mundo e, sob os auspícios da Organização Mundial de Saúde (OMS), vem influenciando as políticas sociais de diversos países.

O debate sobre a NPS, embora significando uma reação à crescente medicalização da saúde e do sistema de saúde (BUSS, 2003) e expressando questionamentos ao modelo sanitário hegemônico, constitui um verdadeiro caleidoscópio. A ideia genérica de promover saúde esconde profundas tensões teóricas e filosóficas (CZERESNIA, 2003a), possuindo contradições relacionadas a distintos interesses ideopolíticos (Id Ibid.). Isso porque o conceito é bastante amplo e tem sido tratado, por vezes, de maneira confusa (TERRIS, 1996).

No interior das discussões sobre o tema, podemos distinguir níveis e gradações em relação ao seu significado, indo desde perspectivas que se focam nas mudanças dos estilos de vida dos indivíduos (funcional ao discurso de redução do papel do Estado no que se refere aos direitos sociais), até abordagens que se colocam numa perspectiva de crítica ao capitalismo, denunciando-o como um sistema patógeno (BERLINGUER, 1987, 1993).

Em nosso país, segundo Campos (2006), Promoção da Saúde é um termo que provoca controvérsias: de um lado, causou estranhamento e resistência por parte de profissionais mais ligados ao Movimento de Reforma Sanitária (MRS), em virtude de estar intimamente associada à normatização dos estilos de vida (CARVALHO, 2004; WESTPHAL, 2007); de outro lado, a partir de algumas tendências no interior do MRS, articulou-se à produção social da saúde, ao fazer-se à brasileira na defesa do Sistema Único de Saúde (SUS) (CAMPOS, Op.Cit). Desse modo, é por trilhas muitas vezes sinuosas, de aproximações ou diferenciações entre seus marcos teórico-conceituais, de confluências e dissonâncias, que se vem estabelecendo as relações entre o MRS e a NPS no país (CASTRO; MALO, 2006).

Ainda que tenha se tornado "uma espécie de discurso politicamente correto" cujo desafio seria a mera aplicação das suas diretrizes (CAMPOS, 2005), num cenário de certo "modismo" do discurso promocional, a PS está distante de se configurar como algo homogêneo e, a despeito da aparência do debate, "não é necessariamente um projeto libertário e voltado para a justiça social" (CARVALHO, 2004, p.676-677). Isso faz com que a NPS se situe "(...) num terreno movediço no qual os termos mais substantivos estão sujeitos a dúbias interpretações" (FERREIRA, 2010, p.10).

A partir do exposto, surgem algumas questões: que interesses ideopolíticos se encontram sob o manto genérico da "Promoção da Saúde"? Que relações podem ser estabelecidas entre o "movimento" de NPS e o Movimento de Reforma Sanitária (MRS) brasileira? Afinal, o que se define como NPS?

O objetivo deste artigo é adentrar no emaranhado terreno dessas indagações, buscando situar historicamente o "movimento" de Promoção da Saúde, analisar sua relação com o MRS no Brasil, apreender as nuanças presentes nos princípios da PS e, por fim, traçar algumas considerações acerca deste polêmico conceito.

2 OS ANTECEDENTES DO MOVIMENTO DE "PROMOÇÃO DA SAÚDE"

Etimologicamente, o vocábulo "promoção" pode ter dois sentidos (FERREIRA, [(s.d.)]). O primeiro, advindo do inglês *promotion*, está relacionado ao marketing e a técnicas ou atividades voltadas para fortalecer a imagem de algo ou alguém ou para influenciar na escolha (compra) de determinado produto.

O segundo sentido do termo tem origem no latim *promeveo* (*promoves, promovere, promovi, promotum*) e significa: "1) impelir para frente, fazer avançar; 2) estender, aumentar, avançar; 3) desenvolver; 4) fazer sair, tirar; 5) adiar, diferir, retardar" (FARIA, 1967). As três primeiras acepções advindas de nossa língua mãe apontam a direção que a expressão "promoção" vem sendo utilizado no debate sanitário. Significa, portanto, "dar impulso a; trabalhar a favor de; favorecer o progresso de; fazer avançar; fomentar" (FERREIRA, [s.d.]) a saúde.

Segundo Wetsphal (2006), ao longo da história sempre houve preocupações com a Promoção da Saúde do ser humano, como pode ser percebido em práticas higiênicas de civilizações passadas. Contudo, enquanto movimento, essa perspectiva sanitária emerge na década de 1970, como crítica à racionalidade hegemônica de atenção à saúde, conhecida como **médico assistencial privatista** ou biomédica, cujos traços característicos sumariaremos a seguir.

O referencial desse modelo está sistematizado num documento elaborado nos EUA, o Relatório Flexner, de 1910, apoiado em elaborações emanadas da Universidade de Jonhs Hopkins. Tal documento vem servindo de referência no cenário sanitário desde o alvorecer do século XX, influenciando a estrutura interna da produção de serviços sanitários, a formação do pessoal de saúde (SILVA JÚNIOR, 1998), além das concepções da população em geral sobre a saúde.

Segundo Mendes (1996), suas características são: a) a ênfase no individualismo; b) o biologismo; c) a especialização médica; d) a ênfase na tecnificação do ato médico; e) o curativismo. Tais elementos colocam como núcleo central do sistema de atenção à saúde a unidade hospitalar. Esta racionalidade gera a organização de um processo de trabalho em saúde focado na atenção curativa individual, tendo o médico como sujeito central, decidindo sobre o diagnóstico, os exames, a terapêutica e delegando tarefas aos demais profissionais (MERHY, 2002). Isso desencadeia um trabalho fragmentado, parcelado (COSTA, 1998), que não se preocupa com os impactos causados na saúde da população.

Tal modelo seria **procedimento-centrado** (MERHY; FRANCO, 2007), ou seja, o principal objetivo do ato de assistir à saúde é com a produção de procedimentos; apenas secundariamente existe compromisso com atender às necessidades dos usuários. A atenção à saúde confunde-se, portanto, com a extraordinária produção de consultas e exames, associados à crescente medicalização da sociedade (Id Ibid..). Seguindo tal lógica, governantes de diferentes países, inclusive periféricos,

> orientaron sus presupuestos a la construcción de grandes "palacios de la salud", equipados con las últimas tecnologías y destinados a la cura de las elites urbanas, en lugar de invertirlos en programas de salud pública y dirigirlos hacia las zonas agrícolas donde vivía la gran parte de la población (BERLINGUER, 2007, p.7).

Dessa forma, analisamos que o modelo biomédico se configura como um tipo de resposta a problemas de saúde da população, mas tendo como horizonte os interesses e "necessidades" da acumulação capitalista. Isso porque, através desse modelo, diferentes necessidades de reprodução ampliada do capital incidem ou se realizam através do setor saúde (TEIXEIRA, 1989), o que se traduz num incentivo à expansão dos serviços privados na área (inclusive planos de saúde), e à ampliação da indústria de medicamentos e equipamentos hospitalares. Nesse cenário, Soares (2010) chama a atenção para o imbricamento entre a mundialização do capital e a relevância dos serviços de saúde como espaço que engendra altos níveis de lucratividade, em suas íntimas relações com o capital financeiro internacional (VASCONCELOS; SCHMALLER, 2012).

Desde seu surgimento, diversas críticas têm sido direcionadas à racionalidade biomédica que vem conformando os sistemas de saúde em nível mundial[3]. O termo Promoção da Saúde tem nascedouro nesse cenário, tendo sido usado pioneiramente em 1945, pelo historiador médico Henry Sigerist, ao definir para a Medicina quatro tarefas essenciais: a promoção de saúde, a prevenção de doenças, o tratamento dos doentes e a reabilitação (WESTPHAL, 2006). Para ele, o conceito de PS assumia um sentido amplo, que remetia à Medicina Social do século XIX: "la salud se promueve proporcionando condiciones de vida decentes, buenas condiciones de trabajo, educación, cultura física y descanso" (SIGERIST, apud TERRIS, 1996, p.38). Visando alcançar tal objetivo, o pioneiro apregoou o esforço coordenado dos políticos, setores trabalhista e industrial, educadores e médicos no sentido de promover a saúde da população.

Na década de 1960, Leavell e Clark (1977) retomam o uso da expressão em suas proposições sobre a medicina preventiva[4]. Para eles, a Promoção da Saúde está situada na primeira fase da prevenção (primária) e diz respeito não a atividades relativas a uma determinada enfermidade ou desordem, mas a ações que objetivam ampliar a saúde e o bem-estar gerais. Ou seja, a PS seria um **nível** de atenção da medicina preventiva (BUSS, 2000), cujos componentes abarcariam:

> Educação sanitária; bom padrão de nutrição, ajustado às fases de desenvolvimento da vida; atenção ao desenvolvimento da personalidade; moradia adequada, recreação e condições agradáveis de trabalho; aconselhamento matrimonial e educação sexual; genética; exames seletivos periódicos (LEAWELL; CLARK, op.cit., p.18).

Para Westphal (2006), o modelo de Leavell e Clark pode ser considerado um avanço no contexto de hegemonia biomédica, pois alerta os profissionais de saúde acerca do potencial das ações sobre o ambiente e sobre os estilos de vida na Prevenção de Doenças, incluindo nesta ações educativas e comunicacionais, confrontando de algum modo o modelo assistencial privatista. Contudo, como denunciou a Medicina Social latino americana, a tríade ecológica defendida pelos autores não apreende os efeitos das condições de vida e trabalho nos níveis de saúde das populações (Id Ibid., p.642). Apesar de tal limitação, a analista mostra que até os dias atuais vários profissionais compreendem a prevenção e a Promoção da Saúde tal qual estes autores propuseram.

É na década de 1970 que as críticas ao modelo biomédico se adensam, advindas de diferentes frentes, e o debate sobre a Promoção da Saúde assume configurações de um "movimento" internacional.

3 O CONTEXTO DE EMERSÃO DO "MOVIMENTO" DE PROMOÇÃO DA SAÚDE

Antes de mencionarmos tais críticas, é importante situarmos rapidamente o cenário sócio-político do decênio em foco. Nele delineia-se uma forte crise estrutural do capitalismo e as políticas sociais começam a ser submetidas ao crivo da ideologia neoliberal, que surge como tensionamento aos objetivos universalistas do Estado de Bem-Estar social, na defesa dos interesses do capital desregulado (PEREIRA, 2009). Em tal contexto, as medidas de proteção social são comprimidas em nome da crescente elevação da taxa de juros – que fertiliza o sistema bancário e instituições financeiras e da ampliação do superávit primário (IAMAMOTO, 2009).

Laurell (2008) identificou que as receitas neoliberais para o campo das políticas sociais são: corte nos gastos sociais estatais, com deliberado desfinanciamento das instituições públicas; incremento da demanda privada; esforços para garantir a obtenção de formas estáveis de financiamento dos serviços sociais privados (seja através da compra, com recursos públicos, dos serviços-benefícios do setor privado, seja pela via do incremento da indústria de seguros privados); centralização dos gastos sociais em programas seletivos para pobres.

No campo da saúde, é colocada a necessidade de controlar custos crescentes do modelo biomédico. Surgem propostas de racionalização dos gastos de saúde que apregoam a necessidade de que o Estado assuma apenas "cestas básicas de serviços de saúde", deixando ao mercado a resposta às demais necessidades de saúde (VASCONCELOS; SCHMALLER, 2012). Laurell (Ibid.) indica que, nesse período, acontece uma inovação no discurso das agências multilaterais, ao justificar a privatização e a retração do Estado como melhor caminho para se alcançar maior equidade.

Em relação ao quadro sanitário, especialmente nos países centrais, as alterações resultantes da urbanização e do desenvolvimento econômico nos padrões de morbimortalidade populacionais se faziam sentir (SILVA JÚNIOR, 1998), com crescente destaque para as doenças crônicas não transmissíveis[5] (DCNT).

Neste cenário, conforme apontam Vasconcelos e Schmaller (2012), existia a constatação de que os elevados custos da medicina curativa não se expressavam no aumento da qualidade de vida e saúde da população, sem contar que os serviços de saúde não estavam organizados para responder ao novo quadro sanitário:

> Grande parte das doenças **modernas** (cardiovasculares, tumores, enfermidades mentais, intoxicações forçadas ou voluntárias etc.) só é vulnerável às ações preventivas ou, pelo menos, a uma associação precoce entre higiene e terapia, enquanto a tendência espontânea – não apenas dos médicos, mas das pessoas, que percebem o mal apenas quando o organismo está manifestamente lesado – é para tratamentos amiúde tardios (BERLINGUER, 1988, p.21 grifo do autor).

Num contexto de hegemonia da racionalidade biomédica, "a incorporação de alta tecnologia elevou progressivamente os custos dos procedimentos, conduzindo os sistemas de saúde dos países ocidentais a uma crise estrutural" (CZERESNIA, 2003b p.9-10). Concomitantemente, segundo esta analista, expandiu-se a tendência de capitalização intensiva e ampliaram-se as despesas da assistência médica. Conforme indicamos anteriormente, isso ocorria em um momento no qual apregoava-se a necessidade de redução dos gastos públicos com políticas sociais.

Havia também outros vetores que colocavam em questão a racionalidade biomédica. A frustração com os resultados da biomedicina, cada vez mais submissa aos interesses do complexo médico-industrial e responsável por, ela própria, produzir riscos e danos (CARVALHO; BUSS, 2008), demandava a necessidade de construção de outros referenciais sanitários.

Somado a isso, diversos movimentos sociais, desde os anos 1960, lutavam por direitos sociais, pela libertação das colônias africanas e pela redemocratização dos países da Latino-América (GIOVANELLA; MENDONÇA, 2008). Na área da saúde, criticavam as fragilidades do modelo biomédico (*Cf.* PASCHE, HENINGTON, 2006; BERLINGUER, 1988) e reivindicavam o enfrentamento do agudizamento das iniqüidades sociais em saúde (VASCONCELOS; SCHMALLER, Op.Cit). Berlinguer (2007) aponta que vem à cena uma preocupação com as necessidades das classes populares[6] e a compreensão sobre a determinação social da saúde[7].

Estas influências vão desembocar no surgimento da Medicina Social latino americana (no lastro da corrente com mesmo nome que existia no século XIX na Europa), esboçando críticas à racionalidade biomédica. Os estudos sobre a determinação social do processo saúde e doença, sob a influência das ciências sociais referenciadas no marxismo, punham em relevo as limitações da lógica explicativa das endemias e epidemias com base na dinâmica específica dos micro-organismos (CAMPOS, 2005). Apontavam como explicação para as profundas distinções na qualidade de vida das diferentes classes sociais, gêneros e etnias a organização da sociedade capitalista, suas formas de propriedade, poder e divisão social do trabalho (GARCÍA, 2010). Neste sentido, a melhoria da saúde da população necessariamente deveria passar pela superação das desigualdades sociais.

No Brasil, as ressonâncias da Medicina Social vão contribuir para a tessitura de um movimento denominado Saúde Coletiva[8] (SILVA JÚNIOR, 1998). Esta, de acordo com o citado analista, desenvolveu-se em duas grandes áreas: a **teórica**, relativa à produção de conhecimentos sob a perspectiva da produção social da saúde; e a **política**, via MRS, anteriormente citado, que reivindicava mudanças não apenas no modelo de atenção à saúde, mas na sociedade brasileira como um todo.

Desse modo, é num cenário marcado, de um lado, por reivindicações por mudanças no modelo sanitário e, por outro, pela proliferação de recomendações de corte nos gastos de públicos e de enxugamento do Estado no que tange às políticas sociais, que emergem com forte tonalidade as proposições em torno da Promoção da Saúde.

4 TRAJETÓRIA DO "MOVIMENTO" DE PROMOÇÃO DA SAÚDE

A priori cumpre situar que a gestação do "movimento" de NPS ocorreu no Canadá[9], a partir dos anos 1970, tendo emergido formalmente através da divulgação, em 1974, do documento "A New Perspective on the Health of Canadians" (conhecido como Informe Lalonde), de autoria do então assessor do ministro da saúde, Marc Lalonde (CARVALHO, 2005).

No documento, partindo de estudos epidemiológicos[10], o autor constata que, naquele país, tinham ocorrido mudanças nas condições de vida da população e que as doenças infecciosas não eram mais as principais causas de morte, mas as doenças crônicas e acidentes, associadas principalmente ao comportamento e ao ambiente (LALONDE, 1981). Apesar do novo perfil de morbimortalidade, segundo o autor, o sistema de saúde canadense prosseguia médico-centrado (incluindo assistência médica, hospitalar, exames laboratoriais e medicamentos prescritos) e grandes somas de dinheiro estavam sendo gastas no atendimento a doenças que poderiam ter sido prevenidas. Nas palavras do autor,

> In most minds the health field and the personal medical care system are synonymous. This has been due in large part to the powerful image projected by medicine of its role in

> the control of infective and parasitic diseases, the advances in surgery, the lowered infant mortality rate and the development of new drugs. This image is reinforced by drug advertising, by television series with the physician as hero (...) (LALONDE, 1981, p.11)[11].

Buscando ultrapassar essa visão tradicional de saúde, o autor (1996) traça o conceito de "campo de saúde", composto por quatro amplos elementos:

a) biologia humana inclui todos os fatos relacionados com saúde (física ou mental) que se manifestam no organismo como conseqüência da biologia fundamental do ser humano e da constituição orgânica do indivíduo (herança genética, processos de maturação e envelhecimento, diferentes partes do organismo). Tal elemento contribui com a mortalidade e uma gama de problemas de saúde (doenças crônicas, transtornos genéticos, malformações congênitas e retardo mental) (LALONDE, Ibid.);

b) meio ambiente abrange os fatores relacionado com a saúde que são externos ao corpo humano e sobre os quais tem pouco ou nenhum controle individual (como a qualidade da água, o destino do lixo, a contaminação da água e do ar, etc.) (Id Ibid.);

c) estilo de vida conjunto de decisões tomadas pelo indivíduo com relação à saúde e sobre as quais exerce certo grau de controle;

d) organização da atenção à saúde diz respeito à "cantidad, calidad, orden, índole y relaciones entre las personas y los recursos na prestación de la atención en salud. Incluye la práctica de la medicina y la enfermería, los hogares de ancianos, los medicamentos, los serviços públicos comunitarios de atención a la salud, las ambulancias, el tratamiento dental y otros servicios sanitários" (Id, 1996, p.4).

Dessa maneira, considerando a saúde para além dos serviços assistenciais, Lalonde (1981) propõe a priorização de medidas preventivas e programas educativos voltados para as mudanças comportamentais e de estilos de vida (SILVA et al, 2008; WESTPHAL, 2006).

As ideias do canadense se espraiaram por diversas partes do globo sob a regência da OMS, impregnando práticas de promoção de saúde com foco na modificação de hábitos, estilos de vida e comportamentos individuais não saudáveis, entre os quais o tabagismo, a obesidade, questões relacionadas à vida sexual e ao abuso de substâncias psicoativas.

Terris (1996) assinala também como marco da NPS um documento elaborado nos EUA, denominado "Gente Sana", que, como o Informe Lalonde, relaciona Promoção da Saúde com estilos de vida específicos.

De acordo com Labonte (1996), embora este enfoque da Promoção da Saúde baseado nos estilos de vida tenha obtido alguns êxitos, suas limitações são cada vez mais evidentes:

> La pobreza, la precariedad del empleo y la contaminación desempeñan un papel cada vez mayor en los problemas de salud de nuestra sociedad y estamos empezando a comprender que ni los estilos de vida ni la epidemia actual de enfermedades crónicas pueden considerarse como hechos aislados y separados de nuestras estructuras políticas, sociales, ecónomicas e industriales (Id Ibid., p.153).

Nesse sentido, embora seja um ícone da trajetória da Promoção da Saúde, autores como Westphal (2006) mencionam que a concepção defendida no Informe Lalonde não corresponde à "nova" ou "moderna" Promoção da Saúde, também considerada como "vertente socioambiental" da PS (agora adjetivada em contraposição seja à posição de Leavell e Clark, seja a de Lalonde).

A citada autora (2007) pontua como berço da moderna PS a Conferência Internacional de Cuidados Primários em Saúde, realizada em Alma Ata (Rússia), em 1978, organizada pela OMS.

No evento[12], segundo Vasconcelos e Schmaller (2012), a grave desigualdade existente no estado de saúde da população, especialmente nos países "subdesenvolvidos" é vista como inaceitável e é considerado que "la promoción y protección de la salud del pueblo es indispensable para un desarrollo económico y social sostenido y contribuye a mejorar la calidad de la vida y a alcanzar la paz mundial" (OMS, 1978, p.3).

Na Conferência, a saúde é concebida como direito humano fundamental (marco pioneiro num documento oficial internacional), devendo ser assegurada através da adoção, por parte dos governantes, de medidas sanitárias e sociais adequadas. É feita uma conclamação para a ação dos governos, profissionais de saúde e de desenvolvimento e a comunidade mundial no sentido de proteger e promover a saúde de todos os povos (Id Ibid.). Na Declaração final do evento, a Atenção Primária à Saúde (APS)[13] é considerada uma estratégia para se alcançar Saúde para Todos no ano 2000 (SPT 2000), objetivo que tinha sido proposto pela agência internacional em 1976.

Desse modo, o debate sobre os determinantes sociais da saúde (DSS) vem à tona na Conferência, atrelado à constatação da necessidade de Promoção da Saúde e de intersetorialidade.

Segundo Carvalho (2004), em linha de continuidade com Alma Ata, na década de 1980 aconteceu a atualização do Movimento de Promoção à Saúde, com a finalidade de superar as fragilidades do projeto direcionado para estilos de vida (que ele denomina behaviorista).

Nesse passo, em 1981, acontece a "Primeira Conferência Nacional de Saúde" do Canadá, na qual se afirma que o contexto social é um importante determinante da saúde, posto que molda o comportamento individual, influenciado pela questão de classe social (FERREIRA; BUSS, 2002). A Promoção da Saúde enredava a atuação sobre as iniqüidades sociais, direcionando seu debate para uma nova direção centrada nos elementos sociais e ambientais (Id Ibid.).

Segundo os autores mencionados, em 1984, em outra conferência canadense, denominada "Além do Cuidado da Saúde", que teve a participação do Escritório Europeu da Organização Mundial da Saúde (EURO/OMS), dois novos conceitos foram inseridos no debate: o de **política pública saudável** e o de **cidade saudável**[14].

> Admitiu-se, com isso, a influência na situação de saúde a partir de decisões políticas externas ao setor saúde e com a ideia de "cidade saudável" avançou-se no conceito de "empoderamento" e participação social, promovendo saúde através da descentralização do poder às comunidades locais. A estratégia de atenção primária de saúde (Alma-Ata) com o enfoque multi-setorial, o envolvimento comunitário e os componentes de tecnologia apropriada reforçaram a promoção na direção da saúde ambiental (FERREIRA; BUSS, 2002, p.12-13).

A partir do ano citado, de acordo com os autores mencionados, a OMS incorpora oficialmente a discussão sobre NPS e proposições a ela relacionadas, como as cidades saudáveis. Nesse processo, Kickbusch (Ibid.) mostra que a citada organização realizou uma avaliação sobre a viabilidade de adoção da filosofia da PS nos países periféricos. Isso porque poderia se estar vivendo uma inversão da discussão em torno da APS: enquanto esta era vista como aplicável somente aos países periféricos posto ser considerada uma atenção pobre para gente pobre -, aquela estava sendo apreendida como o "adorno" do bolo de atenção da saúde dos (países) ricos, voltada para fazer mais saudáveis os que já gozam de boa saúde (Id Ibid.). No entanto, a analista assinala que se chegou à conclusão de que apenas a "porta de entrada" da PS era distinta: nos países periféricos, onde os sistemas de atenção sanitários não eram tão fossilizados como no velho mundo, a Promoção da Saúde poderia fazer parte, desde o princípio, das políticas de saúde e da APS. Já no velho mundo o desafio seria inserir a PS nos sistemas estabelecidos de tratamento das enfermidades e de assistência médica, devido ao grande papel desempenhado pela prevenção e pela saúde pública. "Assim, pois, as estratégias e atores da Promoção da Saúde deveriam ser muito distintos nas diferentes partes do mundo, mas a filosofia básica seria semelhante" (Id Ibid., p.17).

Nesse clima, em 1986, foi organizada, pela OMS e pela Associação Canadense de Saúde Pública, a I Conferência Internacional sobre Promoção da Saúde, em Ottawa, Canadá[15].

O evento é considerado um marco conceitual e político da NPS. Nele ocorre a reafirmação da meta SPT 2000 (BRASIL, 2002) e a Promoção da Saúde aparece como uma forma nova de reativar a necessidade de ações intersetoriais e as intervenções no solo político visando a melhoria das condições de saúde no planeta (RESTREPO, 2001).

Em Ottawa, são considerados como condições e recursos fundamentais para a saúde: paz, habitação, educação, alimentação, renda, ecossistema estável, recursos sustentáveis, justiça social e eqüidade (BRASIL, 2002). A PS é conceituada como

> O processo de capacitação da comunidade para atuar na melhoria de sua qualidade de vida e saúde, incluindo uma maior participação no controle deste processo. Para atingir

> um estado de completo bem-estar físico, mental e social os indivíduos e grupos devem saber identificar aspirações, satisfazer necessidades e modificar favoravelmente o meio ambiente. A saúde deve ser vista como um recurso para a vida, e não como objetivo de viver. Nesse sentido, a saúde é um conceito positivo, que enfatiza os recursos sociais e pessoais, bem como as capacidades físicas. Assim, a Promoção da Saúde não é responsabilidade exclusiva do setor saúde, e vai para além de um estilo de vida saudável, na direção de um bem-estar global (Id Ibid., p.20).

No documento resultante da Conferência, a Promoção da Saúde indica para uma "ação coordenada que aponta para a equidade em saúde, distribuição mais equitativa da renda e políticas sociais" (Id Ibid., p.22).

A mencionada Conferência define cinco campos da Promoção da Saúde: a) políticas públicas saudáveis; b) criação de ambientes favoráveis; c) reforço da ação comunitária; d) desenvolvimento de habilidades pessoais; e) reorientação dos serviços de saúde (BRASIL, 2002).

A partir da Conferência de Ottawa, foram realizadas pela OMS e suas regionais diversas iniciativas multinacionais[16], que cumprem importante papel na difusão da filosofia da NPS[17], no desenvolvimento/amadurecimento do conceito de PS, bem como no esclarecimento dos princípios que a norteiam[18].

De acordo com a OMS (WHO, 1998), os princípios da PS são:

a) **concepção "holística" de saúde** – pautada na compreensão da multicausalidade do processo saúde-doença (WESTPHAL, 2006) e de seus determinantes sociais;

b) **Equidade** "alcançar a eqüidade em saúde é um dos focos da Promoção da Saúde. As ações de Promoção da Saúde objetivam reduzir as diferenças no estado de saúde da população e assegurar oportunidades e recursos igualitários para capacitar todas as pessoas a realizar completamente seu potencial de saúde" (BRASIL, Op.Cit, p.21).

c) **Intersetorialidade** – ao apontar a necessidade de superar abordagens setoriais, posto que a PS ultrapassa os cuidados de saúde, inserindo a temática sanitária na agenda de prioridades dos políticos e dirigentes em todos os níveis e setores (Id Ibid.).

d) **Empoderamento** – a PS objetiva aumentar "as opções disponíveis para que as populações possam exercer maior controle sobre sua própria saúde e sobre o meio ambiente, bem como fazer opções que conduzam a uma saúde melhor" (BRASIL, 2002, p.23-24). Isso ocorreria através do apoio ao desenvolvimento pessoal e social pela via da divulgação de informação, educação para a saúde e intensificação das habilidades vitais. Sícole e Nascimento (2003, p. 109), afirmam que o termo empoderamento diz respeito "ao processo de transformação da sensação de impotência, internalizada pelos indivíduos perante as iniqüidades de poder".

e) **Participação social** – supõe a participação de todos os sujeitos envolvidos na saúde: membros da "comunidade", profissionais de saúde, governantes e outros setores e agências nacionais e internacionais. Desse modo, a responsabilidade pela Promoção da Saúde nos serviços de saúde deve ser compartilhada entre tais sujeitos (Id Ibid.). Assim, a NPS se desenvolve via "ações comunitárias concretas e efetivas no desenvolvimento das prioridades, na tomada de decisão, na definição de estratégias e na sua implementação, visando à melhoria das condições de saúde" (BRASIL, 2002, p.23).

f) **Ações multi-estratégicas** – "A política de Promoção da Saúde combina diversas abordagens complementares, que incluem legislação, medidas fiscais, taxações e mudanças organizacionais" (Id Ibid., p.22).

g) **Sustentabilidade** – o texto da OMS (1998) se refere expressamente à premissa da garantia de sustentação econômico-financeira e institucional nos programas de PS. Contudo, os textos das Conferências indicam sua relação com o desenvolvimento sustentável, conforme sustentam Sícole e Nascimento (2003). Assim, se concebe que "saúde, ambiente e desenvolvimento humano não podem estar separados. Desenvolvimento implica melhoria da qualidade de vida e saúde, bem como preservação da sustentabilidade do meio ambiente (BRASIL, 2002, p.44).

Vale destacar que, segundo Rabello (2006), em virtude do não cumprimento da meta de SPT no ano 2000, a OMS, tendo notado a aceitação, em diversos países, da Carta de Ottawa, decidiu assumir agora como escopo a Promoção da Saúde. Partia da suposição de que

> (...) ela ajustava a ideia de promoção aos preceitos da Atenção Primária à Saúde. Principalmente os de políticas intersetoriais e de participação social. Assim, pôde ser desenvolvida uma continuidade da Declaração de Alma-Ata sem, no entanto, voltar-se ao "criticismo" inicial do não cumprimento da Meta de Saúde para Todos no Ano 2000 (Id Ibid., p.18).

Cumpre situar também que, embora tenha surgido no interior dos debates sanitários e da OMS, a NPS teve influência direta também, de acordo com Rabello (2006), de agências multilaterais fora do setor saúde, tais como Banco Mundial, Fundo Monetário Internacional e Organização Mundial do Comércio.

Ao mesmo tempo, constatamos que as influências da NPS não se fazem sentir apenas na saúde pública. Exemplo disso é a repercussão do discurso promocional na iniciativa privada. Segundo Franco et al (2010), nas últimas décadas, tem ocorrido um movimento de reestruturação produtiva na saúde suplementar, visando a redução dos altos custos com a assistência à saúde. Nesta perspectiva, tem havido esforços para a substituição de práticas mais usuais, mais caras, focadas nos atos prescritivos e na realização de procedimentos, por estratégias de produção do cuidado alternativas, como a atenção domiciliar e práticas de prevenção de riscos e enfermidades e de Promoção da Saúde (FRANCO et al, 2010, p.4).

Observamos também que diversas empresas têm desenvolvido programas de PS voltados para seus trabalhadores, também com o objetivo de redução dos gastos com assistência médico-hospitalar de seus empregados, assim como para melhoria dos seus desempenhos produtivos (CZERESNIA, 2003).

Do exposto, constatamos que o movimento de NPS tem tido uma relativamente ampla penetração em políticas sanitárias e outros campos relacionados à saúde, em várias partes do globo, embora com intensidades distintas. É sobre sua influência no Brasil que nos debruçaremos nesse momento.

5 A PROMOÇÃO DA SAÚDE E O MOVIMENTO DE REFORMA SANITÁRIA

Antes de tratarmos dos pontos de aproximação e distanciamento entre a PS e o MRS, é fundamental fazer algumas sinalizações acerca do significado deste último movimento.

Herdeiro e coadjuvante da "Medicina Social" Latino Americana, o MRS se articula a partir do final dos anos 1970, envolvendo profissionais de saúde, usuários e movimentos sociais[19]. Embora seja um movimento heterogêneo, deve muito de suas reflexões ao referencial marxista, especialmente através da adoção da perspectiva da determinação social do processo saúde/doença, através da qual busca apreender as "determinações contraditórias e simultâneas decorrentes de necessidades do capital e do trabalho" (FLEURY, 1989, p. 18) e suas relações com as condições de vida e de saúde das populações[20].

A Carta Magna de 1988 incorpora as demandas do Movimento em tela e cria o Sistema Único de Saúde (SUS), concebido enquanto um dos tripés da seguridade social, ao lado das políticas de previdência e assistência social. A saúde é concebida como dever do Estado e direito de cidadania[21].

Como podemos perceber, a Saúde Coletiva/MRS e a NPS são contemporâneos e possuem alguns traços de questionamentos ao modelo hegemônico semelhantes[22], conforme indica Campos (2005). Em linhas gerais, aparentemente alguns pontos do debate internacional sobre PS dialogaram com as requisições do MRS e sua luta pelo SUS, apesar do Brasil não ter estado representado em Alma Ata ou Ottawa (FERREIRA, 2010).

Expressão desse processo é o uso do termo "Promoção da Saúde" no relatório da 8ª Conferência Nacional de Saúde, que ocorreu no mesmo ano da Conferência canadense. Também no texto constitucional que cria o SUS a PS é citada, ao lado da prevenção, proteção e recuperação da saúde, como um tipo de ação (ALBUQUERQUE, 2011).

Segundo Campos, Barros e Castro (2004), o ponto de comunicação mais evidente entre a NPS e o MRS é o conceito ampliado de saúde e sua produção social. Pasche e Hennington (2006) apontam como outro elo o princípio da **intersetorialidade**[23]. Além desses, consideramos que o debate sobre o princípio da integralidade[24] (reivindicação do MRS incorporado legalmente ao SUS) parece dialogar com alguns elementos presentes no movimento de PS.

Apesar da contemporaneidade e dos aparentes pontos de intersecção entre os dois movimentos, havia, na década de 1980, uma postura de reserva – **política** – à incorporação do debate internacional. Na análise de Pasche e Hennington (2006), isso se devia ao fato de que o MRS tem como uma de suas categorias mais caras a perspectiva da totalidade[25], herança marxista, angulação esta responsável por boa parte da criticidade da Saúde Coletiva em relação à PS. Neste sentido, os autores mencionados mostram que o MRS, com sua preocupação com a reforma do sistema de saúde como um todo, contrapunha-se à tradição dos organismos internacionais, de adoção (da APS e) da NPS "sem, muitas vezes, se propor mudanças na dinâmica da organização dos modos de produção de saúde, hegemonizados, como no Brasil, por serviços e práticas direcionados para a cura e reabilitação, sustentadas na lógica do mercado privado" (Id Ibid., p.20).

De acordo com os analistas citados, outra peculiaridade do movimento tupiniquim é a compreensão da saúde como direito de cidadania e dever do Estado, do qual "se exigia (...) o cumprimento de orientações gerais inscritas na formalidade do Estado de Direito" (Id Ibid., p.21). Isso significa uma distinção em relação às proposições da PS que abundavam no cenário internacional como meras orientações de governo.

É interessante destacar que, no debate brasileiro do MRS, existia uma ênfase na indissociabilidade entre a integralidade e os demais princípios do SUS, assim como uma discussão específica sobre o setor sanitário (distintamente do movimento em torno da promoção), como se pode perceber em Mattos ([s.d]) e Cecílio (Op.Cit).

Outro motivo para a resistência inicial à NPS era que ela era tida como um conjunto de propostas elaborado em países centrais, com realidade sócio-econômica bastante distinta do quadro nacional e problemas sanitários também diferentes. Fora justamente contra essas importações teóricas descontextualizadas que a Medicina Social Latino Americana se colocara, ao defender a necessidade de análises sobre a realidade de periferia do capitalismo vivenciada pela nossa região. Carvalho e Buss (2008) assinalam que, por este motivo, foi cunhada na América Latina a expressão "Promoção da Saúde Radical" para indicar que o movimento de NPS precisa estar articulado à perspectiva da mudança social.

Nesse contexto, durante os anos 1980 e até meados da década de 1990, o conceito de promoção parece não ter assumido um lugar muito relevante nas elaborações teórico-conceituais da Saúde Coletiva, ainda que o ideário da NPS não deixasse de estar presente nas discussões.

Conforme historicizam Buss e Carvalho (2009), em 1996 foi publicado e amplamente divulgado um texto brasileiro que incorporou explicitamente a discussão da PS e dos municípios saudáveis: o de Mendes (1996). Por conta de sua influência no cenário nacional, a seguir iremos, sinteticamente, destacar suas ideias.

No livro, o autor, ligado à Organização Pan-Americana de Saúde (OPAS), defende que um novo sistema de saúde, conforme previsto pelo SUS, exige a reconstrução dos fundamentos medulares do modelo de atenção, através de mudanças concomitantes e dialéticas na concepção saúde-doença (através da adoção do conceito positivo de saúde); no paradigma sanitário (via incorporação da ideia da produção social da saúde); na "prática" sanitária (através da superação da prática médica pela vigilância da saúde); na ordem governativa da saúde na cidade (através da construção de políticas públicas saudáveis) (Id Ibid.).

Segundo o autor, para efetivação desse processo seriam necessários dois movimentos concomitantes: o primeiro é de ordem mais geral, modificando a racionalidade governativa da cidade (MENDES, 1996) num sentido que possibilite tornar este espaço um local de produção social da saúde, via políticas públicas saudáveis. O segundo diz respeito à reorganização dos serviços de saúde[26]. Neste âmbito, deve ser adotada a estratégia da vigilância da saúde, que precisa combinar, com eficácia e eficiência, três tipos de ações: a atenção curativa, a prevenção e a promoção, sendo crescente a sua ordem de importância no processo de trabalho das equipes de saúde[27].

Nesse tipo de formulação, também incorporada por importantes sanitaristas como Paim (1999) e Teixeira (2006), a Promoção da Saúde não parece ser concebida como uma iniciativa isolada, mas associada aos princípios do SUS e às discussões sobre a modificação do modelo de atenção à saúde, nos âmbitos propostos pelo MRS. Aqui vale lembrar tais âmbitos: o primeiro é o da macropolítica, que envolve as decisões sobre as políticas sociais em geral, o planejamento, a gestão e a coordenação da rede sanitária, nos quais a perspectiva do enfrentamento dos determinantes sociais deve estar presente, através de iniciativas no campo da Promoção da Saúde. O segundo é o da organização dos serviços sanitários, envolvendo principalmente o processo de trabalho das equipes (COSTA, 1998). Pelo exposto, constatamos que tal perspectiva tem conotação marcadamente diferenciada do debate internacional da PS.

Não obstante, a partir da década de 1990, num contexto em que a influência do marxismo na Saúde Coletiva arrefece[28], passa a acontecer uma crescente incorporação do Movimento de NPS em território tupiniquim. Campos (2005) avalia que diversos pesquisadores e dirigentes envolvidos com o MRS, deixando de lado a amplitude das questões colocadas pela Saúde Coletiva, até mesmo suas lacunas, passam a incorporar acriticamente o "similar estrangeiro" que seria a NPS.

Na política nacional, é possível observar a influência do movimento internacional na escolha da APS (via Estratégia Saúde da Família ESF) como "estratégia" para mudança do modelo de atenção, já em meados dos anos 1990. Além da ESF (e do Programa de Agentes Comunitários de Saúde PACS), podem ser mencionadas também a herança no campo das práticas de Educação à Saúde (CARVALHO, 2004), em programas como o de Controle do Tabagismo, o de Controle da AIDS, o de Controle da Hipertensão e Diabetes, assim como nas discussões em torno da estruturação do sistema de vigilância da saúde no SUS (TEIXEIRA, 2006).

A partir de 2006, a PS ganha destaque na política nacional, em virtude de sua inclusão dentre as diretrizes e prioridades do Pacto pela Vida, em Defesa do SUS e de Gestão[29] (CASTRO; MALO, 2006); da instituição da Comissão Nacional dos Determinantes Sociais da Saúde (CNDSS); da publicação da Política Nacional de Promoção da Saúde[30] (PNPS). Destacamos também a publicação da Política Nacional de Práticas Integrativas e Complementares no SUS, no mesmo ano. Como desdobramento da PNPS são desenvolvidas algumas iniciativas[31], dentre as quais destacamos a criação do Programa Academia da Saúde, e a elaboração do Plano de ações estratégicas para o enfrentamento de Doenças Crônicas não transmissíveis (DCNT) no Brasil (2011-2011) (BRASIL, 2011b). Outro conjunto de ações oficiais no âmbito da NPS são as iniciativas da Agência Nacional de Saúde (ANS) no sentido de uma regulação indutora da saúde suplementar no país, através da elaboração de uma política que visa à qualificação da atenção à saúde, incentivando a adoção da prevenção de riscos e enfermidade e da Promoção da Saúde no modelo de atenção até então promovido pelas operadoras de planos privados de saúde (ANS, 2011)[32].

Ainda no cenário brasileiro, cumpre destacarmos a emersão do movimento de **Cidades/Municípios/Comunidades Saudáveis** (WESTPHAL, 2006). Ferreira e Buss (2009) constatam que, apesar de ser uma estratégia de implementação da PS reconhecida em todo o mundo, apenas algumas iniciativas estão em curso no Brasil, com uma organização ainda incipiente em nível nacional[33].

Após situarmos brevemente o debate sobre PS no Brasil, deter-nos-emos agora nas principais críticas colocadas ao movimento internacional.

6 CRÍTICAS AO MOVIMENTO DE PROMOÇÃO DA SAÚDE

Diante da relevância do debate sobre a PS no cenário mundial e nacional, cujos conteúdos/fundamentos ideopolíticos nem sempre são evidenciados, consideramos a necessidade de uma análise cuidadosa sobre o mesmo. Nesse sentido, o objetivo desse item é esboçar uma análise crítica ainda que inicial – aos princípios da NPS, anteriormente explicitados (concepção holística de saúde, equidade, intersetorialidade, *empowerment*, participação social, sustentabilidade e ações multi-estratégicas).

Quanto ao primeiro deles, sem dúvida discutir uma concepção ampla de saúde é um avanço considerável diante da concepção biomédica, bem como um elemento fundamental para o repensar da política sanitária. No entanto, há importantes ponderações a serem feitas a esse respeito.

Seguindo a trilha de Camargo Jr (1997), apontamos que há o risco de ênfase excessiva da suposta definição positiva de saúde, ao estender a saúde à totalidade da vida. Czeresnia (2003a) mostra que, quando se concebe a saúde "em seu significado pleno, está-se lidando com algo tão amplo como a própria noção de vida" (CZERESNIA, 2003, p.11).

Nogueira (2003), numa avaliação ainda mais incisiva, considera que o discurso promocionista (no bojo de uma "medicina" promotora, considerada uma transmutação da medicina preventiva) foca seus esforços no uso da estrutura de produção e divulgação de conhecimentos científicos para se afirmar como a "suprema autoridade" acerca do que é bom ou mal para a saúde individual e da própria coletividade, buscando a medicalização da totalidade da existência humana e não somente da dimensão da doença,

> (...) fazendo da noção de risco em saúde o epicentro em torno do qual gravitam as normas de conduta que prescreve. Recolhendo e sistematizando os resultados da incessante investigação epidemiológica em escala internacional, a medicina promotora defende e difunde essas normas que passam a influenciar decisivamente o que devem ou não fazer as pessoas, sejam estas pacientes da medicina ou simples leitores de jornal ou usuários da internet. Enfim, a medicina promotora busca *promover* novas atitudes perante a saúde de maneira generalizada na sociedade (...). Em certo sentido, essa é uma forma de medicina que dispensa a figura do médico, porque seus objetivos dependem nada mais do que de uma utilização dos canais de comunicação de massa e de alguns meios tecnológicos de educação em saúde (Id Ibid., p.178-179).

Berlinguer (1993) aponta que, nesse contexto, as pessoas são bombardeadas com informações de todo tipo sobre a saúde, muitas vezes incertas, imprecisas, incompletas. Isso provoca, segundo o autor, efeitos devastadores na subjetividade dos indivíduos: ansiedade, angústia, terror, consulta de especialistas na busca de certeza de saúde que nenhum exame pode dar (BERLINGUER, 1993, p.152).

Este autor chama a atenção para a possibilidade de expansão do que denomina de "salutismo" e obsessão pela saúde: o risco da busca pela saúde ser entendida como objetivo de vida. Luz (2000) chega a afirmar que a saúde se tem convertido em um **mandamento** para todos(as) cidadãos(as) (LUZ, 2000, p.26).

Nesse bojo, o adoecimento passa a ser percebida, por vezes, como consequência de atitudes individuais, da falta de envolvimento em atividades motivadoras ou da adoção de formas de consumo e estilos de vida inadequados (DEBERT, 1999). Destarte, na ideia de que incorporação de hábitos de vida mais saudáveis deriva das decisões individuais, persevera a desconsideração das condições de vida e trabalho que obstruem a possibilidade da maior parte da população de "optar" por um estilo de vida mais saudável (CARVALHO, 2004). "Culpabiliza-se assim a vítima por não ter observado melhor os preceitos e ensinamentos da saúde" (SUCUPIRA, MENDES, 2003, p.8).

No campo da saúde do(a) trabalhador(a) nas empresas, por exemplo, tem havido, sob o manto da Nova Promoção da Saúde, a multiplicação de programas de incentivos econômicos individuais voltados para a saúde de funcionários(as) (BERLINGUER, 1993). No entanto, este é um fenômeno que "(...) está se propagando paralelamente à redução das normas e dos controles sobre o ambiente físico (a *deregulation*), à supressão dos serviços sanitários públicos e à exaltação da competição em relação à solidariedade no ambiente social" (BERLINGUER, 1993, p.154).

Nesta perspectiva, Berlinguer (1993) aponta que, embora muitas enfermidades tenham o comportamento individual como determinante, tal comportamento "não é mutável com um relacionamento pedagógico puro, com conselhos pessoais, como se pretende, comumente, com o termo *educação sanitária*" (BERLINGUER, 1993, p.153). Antes, resulta de condicionamentos psicológicos, de relacionamentos reais (trabalho, residência, alimentação, etc.) e "não pode, portanto, ser atribuído a 'hábitos nocivos', a vícios individuais" (Id Ibid., p. 153), mas se refere a questões mais amplas da organização da vida social.

Isso faz com que o debate sobre NPS tenda a deslocar a centralidade do conceito de bem-estar e de direito à saúde – fundamentais para o MRS em direção ao enfoque do estilo de vida (CAMPOS, 2005), apesar de todo discurso de abordagem socioambiental de seus defensores.

É importante destacar que disseminação da ideologia da Promoção da Saúde também gera um novo padrão de consumo, do qual resulta uma importante alimentação do "mercado da saúde", que constitui atualmente um dos sustentáculos fundamentais da acumulação capitalista, não arrefecendo nem mesmo em momento de crise econômica (CEBES, [s.d.]). Tal mercado abrange não somente o consumo de medicamentos e sofisticados recursos tecnológicos, mas avança em todas as esferas do cotidiano.

> O progressivo interesse empresarial por atividades portadoras da etiqueta "Promoção da Saúde" e a crescente colaboração entre os interesses da indústria de desenvolvimento de produtos e o sistema de atenção à saúde induz a inquirir os valores e resultados das formas comercializáveis da Promoção da Saúde. Estas tendem a adquirir mais um sentido de 'promoção' no sentido comercial do que de saúde propria-

> mente dito, o que produz efeitos adversos (MILIO, 1996, apud CZERESNIA, 2003b, p.18).

Sob a orquestração da NPS, portanto, incentiva-se a incorporação maciça de normas para uma vida saudável: dietas, atividades físicas, serviços de estética, alimentação saudável, etc. Assim, em nome da PS, proliferam práticas excessivamente intervencionistas, coercitivas sobre a vida privada e apontando para a restrição de escolhas livres[34] (CARVALHO, 2004; PASCHE; HENNINGTON, 2006). Emergem discursos de ordenação à vida: "'tem que fazer exercícios físicos', 'não pode fumar', 'sexo só com camisinha', que perpassam as relações na sociedade e atuam como mecanismos de 'controle social dos corpos' constituindo o poder das práticas sanitárias na determinação dos modos de vida" (SILVA, 2009, p.53).

Chapela (2010) mostra que, desde os anos 1990, vem ocorrendo uma forte vinculação entre saúde e produção e venda de mercadoria e a construção de um "(...) mercado del cuerpo-objeto consumidor y consumible aparece sin ningún recato como verdad naturalizada" (p.34). Nesse processo, o saudável se entrelaça com o estético[35] (CEBES, [s.d.]).

Acrescentaríamos que a saúde também se imbrica com o estilo de vida "jovem"[36]: a juventude é associada a valores e estilos de vida e se transforma num modelo a ser alcançado por todas as idades (VASCONCELOS, 2002).

> Assim, os sonhos de que a ciência e a tecnologia revelem os segredos do envelhecimento ou a fórmula da eterna juventude constituem um mecanismo fundamental de constituição de mercados de consumo, como aponta ainda Debert (op.cit). Numa sociedade de "democracia política" e de consumo de massa, emerge uma cultura do corpo, do corpo jovem e modelado, narcísico, para ser exibido. Cada pessoa

> torna-se gestora de seu próprio corpo, guiada, como anota Courtine (1995), por uma verdadeira "obsessão dos invólucros corporais: o desejo de obter uma tensão máxima da pele; o amor pelo liso, pelo polido, pelo fresco, pelo esbelto, pelo jovem; ansiedade frente a tudo o que na aparência pareça relaxado, franzido, machucado, amarrotado, enrugado, pesado, amolecido ou distendido; uma contestação ativa das marcas do envelhecimento no organismo. Uma negação laboriosa de sua morte próxima' (p.86)" (VASCONCELOS, 2002, p.35).

Nesse contexto, abre-se margem também para que a NPS seja reduzida ao uso de **academias** que "comercializam" saúde como se fosse uma mercadoria (RESTREPO, 2001).

Ainda associado ao conceito holístico de saúde, Camargo Jr (2007) alerta que, do ponto de vista das políticas públicas, o que denomina "expansionismo sanitário" termina por se traduzir numa tendência de desvio de recursos da atenção à saúde, bem ao gosto dos defensores de um enxugamento do Estado nas políticas sociais: para legisladores e gestores, se "tudo é saúde", tais (parcos) recursos podem ser aplicados em outras áreas sociais (CAMARGO JR, 2007). Isso tem acontecido, no Brasil, em diversas iniciativas de retirada de recursos do orçamento da política de saúde para investimento em ações de assistência social ou saneamento básico, em nome da concepção ampliada de saúde[37].

Prosseguindo na análise dos princípios da PS, voltemo-nos agora para a **equidade,** conceito que atravessa todas as Conferências Internacionais organizadas pela OMS sobre o tema da NPS. De acordo com Senna (2002), este termo vem ocupando lugar de destaque no debate das políticas sociais nas duas últimas décadas, associado às requisições de redução de gastos no setor, sob a batuta neoliberal. Nesse sentido, estaria servindo de justificativa para a incorporação de estratégias institucionais objetivando atingir os setores mais vulneráveis, num cenário de ajuste estrutural da economia e de reforma do Estado. No bojo da busca pela racionalização dos gastos públicos, "a eficiência e a eqüidade aparecem como elementos centrais, traduzidos na focalização dos mais pobres como alvo prioritário das ações governamentais" (Id Ibid., p.204). Como podemos perceber, embora as políticas eqüitativas possam se constituir em um meio para se alcançar a igualdade, no bojo dos direitos sociais (ESCOREL,op.cit), este é um debate complexo, envolvendo elucubrações referente à justiça social, temática que certamente demanda estudos aprofundados[38].

Acreditamos que o movimento de NPS, embora denuncie as iniqüidades em saúde, não aborda a complexidade das expressões da questão social, que está indissociavelmente vinculada ao modelo de desenvolvimento sócio econômico adotado (CEBES, [s.d]). Exemplo disso é que, segundo Carvalho (2004), em determinadas vertentes da PS, temas como conflito de classes e a relação capitalismo e saúde tem uma presença quase sempre marginal.

Costa (2010) endossa essa crítica, ao mostrar que a NPS, especialmente em sua vertente das Cidades Saudáveis, apesar de considerar as relações ser humano/natureza e ser humano/ser humano, não se debruça sobre as raízes das desigualdades sociais, que se encontra na superexploração e na concentração das riquezas socialmente produzidas. Desse modo, "tal concepção reduz as desigualdades sociais à exclusão social e a uma mera questão de planejamento e gestão das políticas públicas e das cidades" (Id Ibid., 125).

Dessa forma, nas proposições da PS pode ser identificada a mesma abordagem gerencialista da ONU, adotada pelo Banco Mundial e cooptada pelo *esblishment* econômico, "no sentido de que admitem a necessidade de discussão de correções dos efeitos indesejáveis do modelo de acumulação capitalista, mas que de nenhuma maneira se propõem a mudá-lo" (TAMBELLINI; SCHUTZ, 2009, p.377).

Em relação ao princípio da **intersetorialidade**, o chamado à ultrapassagem das fronteiras do setor saúde é indiscutivelmente válido e imprescindível para dar respostas efetivas às necessidades de saúde da população. Como demonstra Costa (2010), este é um elemento chave da Reforma Sanitária. Porém, em virtude de sua ênfase na intersetorialidade e nas políticas públicas saudáveis, existe o risco de reportar ao exterior dos serviços de saúde suas mais importantes estratégias de intervenção, como se a responsabilidade pelas ações promocionais somente indiretamente dissessem respeito ao campo da saúde, o que tende a respaldar o enxugamento de gastos estatais da atenção à saúde.

Esse processo pode resultar também em uma secundarização da tessitura de formas de intervenção sobre os "núcleos duros" da gestão e dos processos do trabalho, como a clínica (PASCHE; HENNINGTON, 2006). Ao que parece, embora critique a racionalidade biomédica, a PS termina por não enfatizar a necessária reforma daqueles serviços de saúde de caráter assistencial (CAMPOS, 2005), o que compromete a modificação do modelo de atenção.

Nesse cenário, acaba sendo produzida uma verdadeira dicotomia entre clínica e Promoção da Saúde, ocorrendo um extravio do valor relativo das atividades assistenciais na produção da saúde e a promoção acaba se transformando em "paradigma", afastada da clínica, numa verdadeira armadilha (ONOCKO CAMPOS, 2006). Ficam as indagações:

> A quem serve, que funções têm, beneficia quais interesses, mantermos essa separação entre a promoção e a clínica? Incentivaremos a promoção para promover a integralidade (e

> aí a ampliação e qualificação da clínica são indispensáveis e indissociáveis), ou o faremos para cumprir ordens dos organismos financeiros internacionais e termos pacotes pobres para pobres? (Id Ibid., p.65).

Quanto ao princípio do "empowerment"[39], segundo Castiel e Ferreira (2009), há necessidade de se qualificar os fundamentos ideopolíticos e teóricos que se encontram subjacentes a tal conceito, posto que tem sido usado pelos mais diversos organismos e para se referir as mais diversas situações, podendo dar margem a posturas conservadoras ou progressistas (CASTIEL; FERREIRA, 2009). Para estes autores, é imperativa a realização de reflexões críticas e análises políticas das relações de poder quando se utiliza o termo *empowerment*, sem o que se divulgam noções vagas, românticas, e homogênea da "comunidade" [40]. Isso justifica o alerta de Carvalho (2004) de que é pertinente certa precaução antes que esta noção seja adotada entusiasticamente como um objetivo central das práticas sanitárias.

Ponderamos a que o tratamento de tal princípio não pode se dar no etéreo, como se dependesse meramente dos sujeitos ou comunidades (descontextualizados) o assumir "maior controle sobre sua própria saúde e sobre o meio ambiente" (BRASIL, 2002), conforme proposto em Ottawa, ou como se a incorporação de hábitos de vida mais saudáveis derivasse apenas das decisões individuais: os indivíduos estão inseridos em determinadas condições de vida e trabalho e isso traz imensas determinações para a forma como tecem suas vidas, especialmente em países de profundas desigualdades sociais como o nosso. O "*empowerment*" não pode se restringir a um sentimento psicológico de "poder" ou fortalecimento, embora, obviamente, a dimensão subjetiva não possa ser desconsiderada quando se trata da saúde.

Em relação ao princípio da **participação social**[41], sabemos que para se construir num sistema de saúde que seja usuário-centrado e supere as práticas autoritárias que historicamente caracterizam a atenção à saúde, esse é um elemento fundamental. No entanto, a NPS corre também o risco de reeditar antigos conhecidos nossos como o discurso desenvolvimentista de "comunidade" ou "participação", ao enfatizar a resolução dos "problemas" de cada "comunidade", como se pudessem ser isolados, desconectados da formação sócio histórica que os geram. Neste sentido, Campos (2005) identifica na PS uma fervorosa empolgação com a crença no poderio de ações comunitárias, locais e intersetoriais, como se pudessem solucionar as desigualdades sociais.

Há que se atentar ainda para o sentido do chamado da "comunidade" à participação: é importante indagar se diz respeito ao envolvimento da população na decisão/avaliação dos rumos da política de saúde e das demais políticas sociais (conforme proposto pelo projeto do MRS) ou da participação na sua "implementação", via voluntariado, conforme defendido pelo discurso neoliberal, o que implica no recuo da intervenção do Estado na esfera social (SILVA, 2009; STOTZ; ARAÚJO, 2004).

Assiste-se, desse modo, nas discussões sobre a NPS, um desanuviamento da premência de reformas sociais radicais em nações periféricas (como a ocorrida no Canadá durante o século passado, que gerou um sistema de proteção social universal-redistributivista) (CAMPOS, 2005). Nesse contexto, Carvalho (2004, p.672) questiona: como as Políticas Públicas Saudáveis incorporam o tema do conflito social e da luta reivindicatória dos movimentos sociais?

Quanto ao princípio de **sustentabilidade**[42], é imperativo reconhecer a intimidade entre a saúde e a questão ambiental. No entanto, é questionável a adoção de um discurso "idílico" sobre os problemas ambientais, sem que se denuncie a destrutividade do capital em suas buscas incessante por lucros crescentes (para usar terminologia de Mészárros, 2009), o que certamente não é do interesse das agências internacionais envolvidas na divulgação da NPS. Exemplo disso é o fato de algumas grandes empresas incorporarem o discurso da NPS e a favor da qualidade de vida, sem, no entanto, "um investimento consistente e coerente no controle dos riscos que elas mesmas produzem ao meio ambiente" (MILIO, 1996, apud CZERESNIA, 2003b, p.18). Ou ainda as políticas em relação à saúde do trabalhador que, num contexto de reestruturação produtiva e de diminuição dos direitos trabalhistas, focam individualmente nos empregados as "medidas" sanitárias, sem considerar que as próprias relações e condições de trabalho geram condições propícias ao adoecimento.

O princípio das **ações multi-estratégicas** se articula intimamente com o princípio da intersetorialidade e atribui ao setor saúde o papel de catalisador das ações promocionais, mas não de único responsável. Como exemplo, é interessante retomar a discussão de Buss (2002) quando ilustra que uma alimentação pouco saudável não depende apenas de acesso a informações sobre uma dieta balanceada, mas também está relacionado ao preço dos alimentos e, acrescentaríamos, às propagandas que induzem ao consumo. Nesse caso, o incentivo a uma dieta equilibrada abrange também medidas no setor econômico e na própria restrição no conteúdo dos comerciais. O autor comenta que "as ações de educação para a adoção de estilos de vida mais saudáveis são importantes, mas estão condicionadas por outras ações do poder público e/ou resultantes da mobilização da sociedade" (Id Ibid., p.54). Avaliamos, dessa forma, que as ações multi-estratégicas, efetivamente, são fundamentais para a PS, desde que não sirva de justificativa para a diminuição da responsabilidade do setor sanitário na resposta às necessidades de saúde da população.

Em síntese, como podemos apreender da discussão acima, os princípios da NPS possuem um caráter ambíguo, que não necessariamente consistem em posicionamentos progressistas em termos ideopolíticos, mas implicam uma diversidade de abordagens que necessitam ser apreendidas e analisadas.

7 AFINAL, O QUE SIGNIFICA PROMOÇÃO DA SAÚDE?

Conforme indicamos anteriormente, a conceituação da NPS expressa as tensões do seu debate teórico-político e conceituá-la não é tarefa fácil, por conta de seu caráter polifônico e polissêmico. Nesse sentido, buscaremos agora empreender um esforço para traçar um sobrevoo sobre as definições de promoção que perpassam o debate nacional.

Cabe destacar que partimos da compreensão de que as diferenciações conceituais em torno da PS estão relacionadas às vertentes político-ideológicas as quais seus proponentes tem se filiado, expressando às concepções do processo saúde-doença que orientam suas práticas (WESTPHAL, 2006).

Na tentativa de definição da PS, uma importante distinção é entre a promoção e a educação em saúde (ES), utilizadas às vezes como sinônimos[43]. Em nossa compreensão, a ES pode ser considerada um componente da PS, na medida em que ultrapasse a abordagem preventiva e incentive ações efetivas de promoção. Nas palavras de Morosini, Fonseca e Pereira (2009), a educação em saúde pode ser considerada um dos eixos de sustentação da promoção e

> Vê-se diante do desafio de não reproduzir, a partir da incorporação instrumental da categoria de risco e da ênfase na mudança de comportamento, a mesma redução operada

> pelo higienismo, que ao responsabilizar o indivíduo pela reversão da sua dinâmica de adoecimento, acabou por culpabilizá-lo, esvaziando a compreensão da dimensão social do processo saúde/doença (Id Ibid., não paginado).

Outro importante esclarecimento se refere à linha divisória entre a prevenção da saúde e a NPS, como mostra Buss (2002). A primeira está mais associada a questões da clínica e da medicina preventiva: como evitar, curar, mitigar (Id Ibid.). Seus focos são a doença e as estratégias para enfrentá-la através dos impactos nos fatores mais íntimos que a desencadeiam e seu lócus de responsabilidade e unidade de análise é o indivíduo e seus aspectos biológicos (WESTPHAL, 2006). Como se pode depreender, tal compreensão está intimamente relacionada ao referencial preventivista.

Já a promoção parte de um enfoque mais amplo, ao identificar e enfrentar macrodeterminantes do processo saúde-doença (BUSS, 2002), estando conectada aos aportes advindos de Ottawa. De acordo com o analista em foco, seus objetivos são: a transformação das condições de vida para que sejam mais saudáveis; a modificação dos processos individuais para tomadas de decisões saudáveis; o desenvolvimento de um conjunto de ações e decisões coletivas que favoreçam saúde e bem-estar. Para tanto, a NPS busca o protagonismo dos não-técnicos, dos movimentos sociais; a execução de ações combinadas das políticas públicas (associadas a modificações de estilos de vida), como também intervenções ambientais (Id Ibid.). Destarte, em lugar de se focar na doença, a PS tem como *locus* central a saúde propriamente dita.

Cabe observar, entretanto, que no campo da atenção à saúde, apesar de distintas, a prevenção e promoção, bem como a clínica ou a atenção curativa, estão imbricadas, posto que se constituem “em campos complementares no esforço integrado de melhorar a saúde da população" (BUSS, 2002, p.1).

Cumpre demarcar que a própria concepção de PS é palco de grandes tensões. Neste sentido, é interessante uma sinalização subjacente às análises de Chapela e García (2010): a existência de duas grandes vertentes de NPS. A primeira diz respeito às vertentes de PS subalternizantes, que englobam a "Promoção da Saúde do mercado"; a NPS "oficial" e outras perspectivas que adensam uma abordagem culpabilizante do indivíduo; A segunda abarca as concepções nas quais a NPS é tratada na direção da emancipação.

> La perspectiva dominante de promoción de la salud está centrada en la modificación de riesgos y estilos de vida a partir de lo cual ignora los determinantes sociales de la salud, desvincula la política sanitaria de la económica y se suma acríticamente a la tendencia a la mercantilización y privatización de los servicios de salud. Funge como un legitimador de las desigualdades sociales al tiempo que culpabiliza e individualiza la salud, ignorando los procesos colectivos. Frente a ello, es posible ubicar una perspectiva emergente de promoción de la salud que denuncia la desigualdad social y retoma los determinantes sociales de la salud dando centralidad a la noción de derechos sociales; vincula la política sanitaria e la económica; cuestiona la mercantilización de la promoción de la salud; propicia procesos colectivos que implican la decisión de los sujetos al tiempo que promueve procesos de exigibilidad/emancipación (GARCIA, 2010, p.89).

Diante da complexidade que envolve o debate da PS, não é novidade que nos deparemos com trabalhos na perspectiva da PS heterogêneos: há tanto produções teóricas, legislações e experiências com marcas subalternizantes quanto com perspectivas progressistas[44].

Prosseguindo na aproximação ao conceito de NPS, Buss ([s.d.]) considera que esta pode ser apreendida sob três óticas: como "capacitação da comunidade"; como nível de atenção; como enfoque.

A primeira ótica abrange a compreensão da Promoção da Saúde como "**capacitação da comunidade**" com o intuito de agir no sentido da melhoria da qualidade de vida e de saúde, ideia presente na Conferência de Ottawa (BRASIL, 2002).

A segunda considera a PS como **nível de atenção**, como ações voltadas para fomentar (no sentido de melhorar, incrementar) a saúde dos não enfermos (BUSS, 2007). Desse modo, assemelha-se à prevenção primária do modelo de Leavell e Clark (1977). Nesse sentido, viria relacionada à Atenção Primária à Saúde (APS), considerada o espaço no qual as ações promocionais seriam desenvolvidas.

A terceira ótica se refere à NPS como **enfoque** pautado na visão holística do processo de saúde-doença e da forma de intervir no mesmo, implicando em mudanças na forma de entender e atuar em saúde, pautada na ideia de sua produção social (BUSS, Op.Cit.). Consideramos que nessa ótica podem ser incluídas as perspectivas que apontam a Promoção da Saúde como um **paradigma** que vem sendo tecido como contraposição ao modelo biomédico (ABRASCO, 2004); como um **campo conceitual e de práticas** (BUSS, 2000); ou como um **campo novo para a produção de conhecimentos, formação**[45] **e prática** (FRANCO DE SÁ, 2008).

Além das três óticas sinalizadas por Buss ([s.d.]), identificamos também a ideia da Promoção da Saúde como **ação** ou **atividade**, desenvolvida eventualmente por profissionais ou equipes de saúde, ou seja, efetivada por sujeitos que estão inseridos nos serviços de saúde, e não como diretriz de trabalho ou da política, como pode ser percebido no estudo realizado Costa (2010) ao analisar a intersetorialidade.

Nesse esforço de conceituação, adotamos aqui a acepção da NPS como uma estratégia na perspectiva propugnada pelo Movimento de Reforma Sanitária dos anos 1980 (quando apregoa a necessidade de mudanças nos serviços de saúde em dois níveis, como se mencionou anteriormente: o da macropolítica e o do trabalho em saúde). Sendo assim, a NPS pode ser pensada como estratégia em nível da política de saúde em geral e seus esforços no sentido da intersetorialidade com as políticas econômicas e com as demais políticas sociais; como também na gestão local da política e dos serviços de saúde; e em como isso se traduz na micropolítica do trabalho cotidiano dos profissionais de saúde.

Nessa perspectiva, a PS é passível de ser considerada uma **lente** da integralidade, da concepção ampliada de saúde, da determinação social da saúde a nortear os serviços de sanitários em todos os níveis de atenção e a parametrizar o trabalho dos diferentes gestores e profissionais, em suas formas de abordagem e atuação (ações e atividades). Nessa perspectiva, a NPS poderia ser aplicada às atividades de prevenção, tratamento, reabilitação e até em atenção a longo prazo (WESTPHAL, 2006), bem como necessitaria ultrapassar o âmbito da política sanitária.

Nesse escopo, concebemos que o lugar da Promoção da Saúde deve ser analisado no conjunto das lutas do Movimento de Reforma Sanitária, associada aos seus marcos reivindicatórios: universalidade, igualdade, descentralização, integralidade, intersetorialidade, trabalho interdisciplinar, controle social e organização e mobilização popular.

CONSIDERAÇÕES FINAIS

Adentrar no universo conceitual da PS requer desvendar seus fundamentos históricos ideopolíticos, tarefa árida, por lidar com discussões complexas e ambíguas, o que certamente demanda densas pesquisas.

Constatamos que existem importantes contribuições da NPS no sentido de pôr em xeque o modelo assistencial privatista e procedimento-centrado, ao colocar em pautas temáticas como saúde como direito, iniquidades em saúde, intersetorialidade, determinantes sociais, concepção holística de saúde.

Não podemos esquecer, contudo, que a NPS seus enunciados teóricos, seus princípios e suas proposições estratégicas podem encobrir uma abordagem funcionalista e conservadora que favoreça o *status quo* (CARVALHO, 2004, p.676), culpabilize indivíduos, exerça um papel repressor e subalternizante sobre os mesmos, reforce a medicalização e mercantilização da saúde, contribua para a afirmação de uma estética cultura individualista e "saudável".

Neste cenário, percebemos a necessidade de estudos que se debrucem sobre o Movimento de Promoção da Saúde, analisando seu significado e sua relação com o Movimento de Reforma Sanitária, a forma como a Política Nacional de Promoção da Saúde vem sendo tecida em território nacional, bem como a inserção da PS no debate da saúde pública/coletiva e no debate das diversas profissões sanitárias, bem como no processo de trabalho sanitário em toda a rede.

Para finalizar, enfatizamos que o debate e as ações em torno da Promoção da Saúde, apesar de polissêmicos e polifônicos, impregnados dos mais distintos interesses políticos, se fundados nas proposições do Movimento de Reforma Sanitária, podem contribuir o fortalecimento do SUS.

REFERÊNCIAS

ALBUQUERQUE, T.I.P. *Concepções sobre Promoção da Saúde e sua didatização nas disciplinas de Saúde Pública e/ou Saúde Coletiva.* 2011. Dissertação (Programa de Pós-Graduação Integrado em Saúde Coletiva). Recife, UFPE.

AKERMAN, Marco; DUHLI, Leonardo; BOGUS, Cláudia Maria. A questão urbana e a saúde: impactos e respostas necessárias. CASTRO, Adriana; MAIO, Miguel (orgs.). *SUS: ressignificando a Promoção da Saúde.* São Paulo: Hucitec: Opas, 2006.

ANS (Agência Nacional de Saúde Suplementar). *Nota Técnica- RN Promoção da Saúde e Prevenção de Riscos e Doenças.* Rio de Janeiro, 16 de agosto de 2011. Disponível em Acesso em 16-2-2012.

AROUCA, S. *O dilema preventivista:* contribuição para a compreensão e crítica da medicina preventiva. São Paulo: Ed. UNESP; Rio de Janeiro: Fiocruz, 2003.

BERLINGUER, G. O capital como fator patógeno. In: ___. *Medicina e política.* 3. ed. SP: Hucitec, 1987.

___. Uma reforma para a saúde. In.: ___.; TEIXEIRA, S.M.F; CAMPOS, G.W. de S. *Reforma Sanitária: Itália e Brasil.* São Paulo: Hucitec, 1988

___. A Promoção da Saúde. In.: *Questões de vida: ética, ciência, saúde.* Salvador, São Paulo, Londrina: APCE-HUCITEC-CEBES, 1993.

___. *Causas sociales y implicancias morales de las enfermedades.* Rio de Janeiro, 2007. Disponivel em http://www.fiocruz.br/ccs/

cgi/cgilua.exe/sys/start.htm?infoid=798&sid=4. Acesso em 11/01/2011.

BRASIL. Ministério da Saúde. *As Cartas da Promoção da Saúde.* Brasília: Ministério da Saúde, 2002. (Série B. Textos Básicos em Saúde).

__. *Política Nacional de Promoção da Saúde.* Brasília: 2006.

__. *Academia da Saúde.* Disponível em <http://portal.saude.gov.br/portal/saude/profissional/visualizar_texto.cfm?idtxt=37078>. Acesso em 26/12/2011.

__. Secretaria de Vigilância em Saúde. Departamento de Análise de Situação de Saúde. *Plano de ações estratégicas para o enfrentamento das doenças crônicas não transmissíveis (DCNT) no Brasil 2011-2022.* Brasília: Ministério da Saúde, 2011.

BUSS, P.M. Uma introdução ao conceito de Promoção da Saúde. CZERESNIA, D; FREITAS, C.M de. (orgs). *Promoção da Saúde: conceitos, reflexões, tendências.* Rio de Janeiro, Fiocruz, 2003.

BUSS, PM. Promoção da Saúde da Família. *Revista Brasileira de Saúde da Família,* 2002; v.2, n.6, p.50-63.

BUSS, P.M. *Promoção da Saúde*: [s.d.].

BUSS, P.M.; CARVALHO, A.I. de. *Desenvolvimento da Promoção da Saúde no Brasil nos últimos vinte anos (1988-2008).* Ciência & Saúde Coletiva, v.14, n.6, p.2305-2316, 2009.

CAMARGO JR, K.R. *As Armadilhas da "Concepção Positiva de Saúde".* PHYSIS: Rev. Saúde Coletiva, Rio de Janeiro, v.76, n.1, p.63-76, 2007.

CAMPOS, G.W. S. Prefácio. In.: CARVALHO, S. R. *Saúde Coletiva e Promoção da Saúde: sujeito e mudança.* São Paulo: Hucitec; Washington (DC):OPAS, 2005.

__. Prefácio. In.: CASTRO, A.; MAIO, M. (orgs.). *SUS: ressignificando a Promoção da Saúde.* São Paulo: Hucitec; Washington (DC): OPAS, 2006.

__.; BARROS, R. B.; CASTRO, Adriana Miranda de. *Avaliação de política nacional de Promoção da Saúde.* Ciência & Saúde Coletiva, 2004, v.9, n.3, p.745-749.

CARVALHO, I.; BUSS, P.M. Determinantes sociais na saúde, na doença e na intervenção. In.: GIOVANELLA, L. et al. (orgs). *Políticas e sistemas de saúde no Brasil.* Rio de Janeiro: Fiocruz, 2008.

CARVALHO, S.R. As contradições da promoção à saúde em relação à produção de sujeitos e a mudança social. *Ciência & Saúde Coletiva.* [s.l.]: v.9 n.3. p.669-678, 2004.

__. *Saúde Coletiva e Promoção da Saúde:* sujeito e mudança. São Paulo: Hucitec; Washington (DC): OPAS, 2005.

CASTIEL, L.D.; FERREIRA, M. S. Which empowerment, which Health Promotion? Conceptual convergences and divergences in preventive health practices. Cad. Vol.25 n.1 *Saúde Pública.* Rio de Janeiro, 2009. Disponível em http://dx.doi.org/10.1590/S0102-311X2009000100007. Acesso em 01-03-2012.

CASTRO, A.; MALO, Miguel. Apresentação. In.: CASTRO, A.; MALO, M. (orgs.). *SUS: ressignificando a Promoção da Saúde.* São Paulo: Hucitec; Washington (DC): OPAS, 2006.

CEBES. *Proposições sobre Determinantes Sociais elaboradas pela diretoria do CEBES para o 1º Simpósio de Políticas e Saúde (UFF).* [s.d.]. Disponível em: <www.cebes.org.br/.../DETERMINANTES%20SOCIAIS_ok.pdf>. Acesso em: 15-11- 2010.

CECILIO, Luiz Carlos de Oliveira. As necessidades de saúde como conceito estruturante na luta pela integralidade e equidade na atenção. Publicado em PINHEIRO, R.; MATTOS, R.A. (orgs). **Os sentidos da integralidade na atenção e no cuidado à saúde.** Rio de Janeiro: UERJ, IMS: ABRASCO, 2006. Disponível em http://www.uff.br/pgs2/te`xtos/Integralidade_e_Equidade_na_Atencao_a_saide__Prof_Dr_Luiz_Cecilio.pdf, acesso em 09-05-2011.

CHAPELA, M.D.C. Contenidos de poder em la historia de la promoción de la salud. In.: __; GARCÌA, A.C. *Promoción de la salud y poder: reformulaciones desde el cuerpo-territorio y la exigibilidade de derechos.* D.R. Universidad Autónoma Metropolitana: México, 2010.

CLARK, E. G.; LEAVELL, H.R. Níveis de Aplicação da Medicina Preventiva. In.: *Medicina Preventiva.* Tradução de Maria C.F Donnangelo, Moisés Goldbaum, Uraci Simões Ramos. São Paulo: McGraw do Brasil; Rio de Janeiro: FENAME, 1997.

CORREIA, Maria Valéria Costa; MEDEIROS, Silvana Márcia de Andrade. As bases da Promoção da Saúde nas Conferências Internacionais e a Reforma Sanitária brasileira: concepção do processo saúde e doença em questão. In.:VASCONCELOS, K.E.L.; COSTA, M.D.C. (ORGS). *Para uma crítica da Promoção da Saúde: contradições e potencialidades no SUS.* Campinas: Hucitec, 2012.

COSTA, M. D. H.; __. *Os elos invisíveis do processo de trabalho em saúde: um estudo sobre as particularidades do trabalho dos assistentes sociais nos serviços públicos de saúde nos anos 90*. Dissertação de Mestrado (Serviço Social). Recife: PPGSS/UFPE, 1998.

CZERESNIA, D. Conceito de saúde e a diferença entre prevenção e promoção. In.: __.; FREITAS, C. M. (orgs). *Promoção da Saúde: conceitos, reflexões, tendências.* Rio de Janeiro, Fiocruz, 2003a.

__. *Ações de promoção à saúde e prevenção de doenças: o papel da ANS.* Texto elaborado para o Fórum de Saúde Suplementar. 2003b. Disponível em: <http://www.bvsde.paho.org/bvsacd/cd65/AcoesPromocaoSaude.pdf>. Acesso em 16-02-2012.

DEBERT, Grin Guita. *A reinvenção da velhice: socialização e processos de reprivatização do envelhecimento.* São Paulo: EDUSP/Fapesp,1999.

DONNANGELO, M.C.F. *Saúde e sociedade.* 2 ed. São Paulo: Duas Cidades, 1979.

ESCOREL, S. Eqüidade em saúde. In.: *Dicionário da Educação Profissional em Saúde.* Rio de Janeiro: Fiocruz, 1999. Disponível em <http://www.epsjv.fiocruz.br/dicionario/verbetes/equsau.html>. Acesso em 01-03- 2011.

FARIA, Ernesto. *Dicionário escolar Latino-Português.* Campanha Nacional de educação. Ministério de Educação e Cultura. 4 ed. Rio de Janeiro, 1967.

FERREIRA, A.B. H. *Aulete digital (Dicionário Eletrônico Aurélio).* [(s.d.)].

FERREIRA, J.R. Prefácio. RABELLO, L.S. *Promoção da Saúde: a construção social de um conceito em perspectiva comparada.* RJ: Fiocruz, 2010.

FERREIRA, J. R.; BUSS, P. M. Atenção primária e Promoção da Saúde. Brasil. Ministério da Saúde. Secretaria de Políticas de Saúde. *As Cartas da Promoção da Saúde.* Brasília: Ministério da Saúde, 2002. (Série B. Textos Básicos em Saúde).

FLEURY-TEIXEIRA, P. Uma introdução conceitual à determinação social da saúde. *Saúde em Debate.* Rio de Janeiro: v.33, n.83, set-dez.2009.

FRANCO DE SÁ, R. F. Um sobrevôo histórico, conceitual e axiológico no campo da Promoção da Saúde. I.: __.; SCHAMALLER, V.P.V. (orgs). *Ações integradas e comunitárias para Promoção da Saúde da criança.* Recife: ED. UFPE, 2008.

FRANCO, T.B. et al. Biopolítica, bioética e Promoção da Saúde. *In.*: RIBEIRO, C.D.M. et al (orgs). *Saúde Suplementar, biopolítica e Promoção da Saúde.* São Paulo: Hucitec, 2011.

__. Reestruturação Produtiva da Saúde Suplementar no Brasil: Programas de Promoção e Prevenção. *XXI Congresso da Associação Latina de Análise dos Sistemas de Saúde.* Cidade do México, set. 2010. Disponível em < http://www.professores.uff.br/tuliofranco/textos/calass-2010-reestruturacao-produtiva-na-saude-suplementar.pdf >. Acesso em 16-02-2012.

GIOVANELLA, L; MENDONÇA, M.H.M. Atenção Primária à saúde. In.: __.et al (orgs). *Políticas e sistema de saúde no Brasil.* Rio de Janeiro: Fiocruz, 2008.

HARVEY, D. A transformação político-econômica do capitalismo do final do século XX. In.: __. *A condição pós-moderna*. 15 ed. São Paulo: Loyola, 2006.

IAMAMOTO, M.V. O Serviço Social na cena contemporânea. In: CFESS/ABEPSS (org.). *Serviço Social: direitos sociais e competências profissionais*. Brasília: 2009.

KICKBUSCH, I. Promoción de la salud: una perspectiva mundial. In.: ORGANIZACIÓN Panamericana de la Salud. *Promoción de la salud: una antología*.Washington (DC): OPS; 1996.

LABONTE, Ronald. Estratégias para la promoción de la salud en la comunidad. Organización Panamericana de la Salud. *Promoción de la salud: una antología*. Washington (DC):OPS; 1996.

LALONDE, M. El concepto de "campo de la salud": una perspectiva canadiense. In.: ORGANIZACIÓN Panamericana de la Salud. *Promoción de la salud: una antología*. Washington (DC): OPS; 1996.

__. *A New Perspective on the Health of Canadians* (Lalonde Report) (1981). Disponível em <http://www.hc-sc.gc.ca/hcs-sss/com/fed/lalonde-eng.php>. Acesso em 15-10-2011.

LAUREL, A. C. Avançando em direção ao passado: políticas sociais no neoliberalismo. In.: __. (org). *Estado e políticas sociais no neoliberalismo*. 4ª Ed. São Paulo: Cortez, 2008.

LEAVELL; H.R; CLARK, E.G. Níveis de aplicação da Medicina Preventiva. In.: __. *Medicina Preventiva*. São Paulo: Ed. McGraw-Hill, 1977.

LUZ, M. La salud en forma y las formas de la salud: superando paradigmas y racionalidades. BRICENO-LÈON, R.; MINAYO, M.C.S.; COIMBRA JR, C.E.C. (coord.). *Salud y equidad: una mirada desde las ciencias sociales.* Rio de Janeiro: Ed. Fiocruz, 2000.

MARTINIANO, C.S.; SAMPAIO, J.; SILVEIRA, S.A.S. Os desafios do Núcleo de Apoio à Saúde da Família para a consolidação da Atenção Primária à Saúde na perspectiva da Promoção da Saúde. *In.*: VASCONCELOS, K.E.L.; COSTA, M.D.C. *Para uma crítica da Promoção da Saúde: contradições e potencialidade no SUS.* Campinas: Hucitec, 2012.

MATTOS, R.A. *Os Sentidos da Integralidade: algumas reflexões acerca de valores que merecem ser defendidos.* Disponível em: <ucbweb2.castelobranco.br/.../ARTIGO_OS_SENTIDOS_DA_...>. Acesso em 15-10-2011.

MENDES, E.V. *Uma agenda para a saúde.* São Paulo: HUCITEC, 1996.

__. *A Atenção Primária à saúde no SUS.* Ed. Escola de Saúde Pública do Ceará: Fortaleza, 2002.

MERHY, E. E. *Saúde: Cartografia do trabalho vivo.* São Paulo: Hucitec; Washington (DC): OPAS, 2002.

__.; FRANCO, T.B. Programa de Saúde da Família (PSF): contradições de um programa destinado à mudança do modelo tecnoassistencial. In.: __.. (orgs). *O trabalho em saúde: olhando e experienciando o SUS no cotidiano.* São Paulo: HUCITEC, 2007, p. 55-124.

MÉSZÁROS, I. *A crise estrutural do capital.* São Paulo: Boitempo, 2009.

MIOTO, R.C.T.; NOGUEIRA,V.M.R. Serviço Social e Saúde – desafios intelectuais e operativos. *Revista Ser Social.* Brasília, v.11, nº25, 2009.

__. Sistematização, Planejamento e Avaliação das Ações dos Assistentes Sociais no Campo da Saúde. In.: *Serviço Social e Saúde: Formação e Trabalho Profissional.* São Paulo: Cortez, 2006.

MOROSINI, M.V; FONSECA, A.F.; PEREIRA, I.B. Educação em saúde. In.: __. *Dicionário da Educação Profissional em Saúde.* Rio de Janeiro: Fiocruz, 2009. Disponível em: <http://www.epsjv.fiocruz.br/dicionario/verbetes/edusau.html>. Acesso em 28 dez. 2011.

NETTO, J.P. Introdução ao método na teoria social. *In.*: CFESS/ABEPSS (org.). *Serviço Social: direitos sociais e competências profissionais.* Brasília: 2009.

NOGUEIRA, R.P. Determinantes, determinação e determinismos sociais. *Saúde em Debate.* Rio de Janeiro: v.33, n.83, set-dez.2009.

__. Da medicina preventiva à medicina promotora. In.: AROUCA, S. *O dilema preventivista: contribuição para a compreensão e crítica da medicina preventiva.* São Paulo: Ed. UNESP; Rio de Janeiro: Fiocruz, 2003.

ORGANIZAÇÃO MUNDIAL DE SAÚDE (OMS`). *Atención Primaria de Salud: Informe de la Conferencia Internacional sobre Atención Primaria de Salud, Alma-Ata, URSS.* Ginebra: 1978.

ONOCKO CAMPOS, R. A promoção à saúde e a clínica: o dilema promocionista". CASTRO, Adriana; MALO, Miguel (orgs.). *SUS: ressignificando a Promoção da Saúde.* São Paulo: Hucitec: Opas, 2006.

PAIM, J. S. A reforma sanitária e os modelos assistências. In.: ROUQUAYROL, M. Z.; ALMEIDA FILHO, N. *Epidemiologia e saúde.* 5. ed. Rio de Janeiro: MEDSI, 1999. p.476-477.

__. Do "dilema preventivista" à saúde coletiva. IN.: AROUCA, S. *O dilema preventivista:* contribuição para a compreensão e crítica da medicina preventiva. São Paulo: Ed. UNESP; Rio de Janeiro: Fiocruz, 2003.

__. *Reforma Sanitária Brasileira: contribuição para a compreensão e crítica.* Salvador: UFBA; Rio de Janeiro: Fiocruz, 2008a.

__. Modelos de atenção à saúde no Brasil. GIOVANELLA, L et al (orgs). *Políticas e sistema de saúde no Brasil.* Rio de Janeiro: Fiocruz, 2008b.

PASCHE, D. F.; HENNINGTON, E. A. O Sistema Único de Saúde e a Promoção da Saúde. In.: CASTRO, A.; MALO, M. (orgs.). *SUS: ressignificando a Promoção da Saúde.* São Paulo: Hucitec; Washington (DC): OPAS, 2006.

PEREIRA, P. A. P. *Política Social: temas e questões*. 2 ed. São Paulo: Cortez, 2009.

RABELLO, L. S. *Promoção da Saúde: desafio ou adaptação? A construção social do conceito, de Alma-Ata aos dias atuais, no Brasil e no Canadá*. Tese (Programa de Pós-Graduação em estudos Comparados sobre as Américas). Doutorado em Ciências Sociais. Brasília, 2006.

RAMOS, B.; ROCHA, A.F.M. Conselhos Locais de Saúde: um dos caminhos para efetivação das ações de Promoção da Saúde. *In.*: VASCONCELOS, K.E.L.; COSTA, M.D.C. *Para uma crítica da Promoção da Saúde: contradições e potencialidade no SUS.* Campinas: Hucitec, 2012.

REFORMA SANITÁRIA BRASILEIRA. *manifesto "reafirmando compromissos pela saúde dos brasileiros"*, 2005. Disponível em <www.abrasco.org.br/publicacoes/arquivos/20060713121020.pdf>. Acesso *em* 11-01-2011.

RESTREPO, H. E. Conceptos y definiciones. In.: RESTREPO, H; MÀLAGA, H. *Promoción de la salud: cómo construir vida saludable*. Bogotá: Editorial Medica Panamericana Ltada, 2001.

SANTANA, G.M.S.; BRASILEIRO, J.A.; ARAÚJO, L.R. "Cirandando": uma experiência de Promoção da Saúde mental na Estratégia Saúde da Família de Campina Grande. *In*.: VASCONCELOS, K.E.L.; COSTA, M.D.C.(ORGS) *Para uma crítica da Promoção da Saúde: contradições e potencialidade no SUS.* Campinas: Hucitec, 2012.

SCHMALLER, V.P.V.; SILVA, M.G.; FRANCO DE SÁ, R. Política Nacional de Resíduos Sólidos: Interfaces com Promoção da Saúde, Municípios Saudáveis e Saúde Urbana. *In*.: VASCONCELOS, K.E.L.; COSTA, M.D.C (ORGS). *Para uma crítica da Promoção da Saúde: contradições e potencialidade no SUS.* Campinas: Hucitec, 2012.

SENNA, M. C. M. Equidade e política de saúde: algumas reflexões sobre o Programa Saúde da Família. *Cad. Saúde Pública,* Rio de Janeiro: n.18, p.203-211, 2002. Suplemento.

SÍCOLI, J. L.; NASCIMENTO, P. R. Promoção de saúde: concepções, princípios e operacionalização. *Interface – Comunicação, Saúde, Educação*, v7, n12, p.101-22, fev 2003.

SILVA JUNIOR, A. G. *Modelos tecnoassistenciais em saúde: o debate no campo da saúde coletiva*. São Paulo: Hucitec; Washington (DC): OPAS, 1998.

SILVA, J. G. et al. Promoção da Saúde: possibilidade de superação das desigualdades sociais. *Rev. Enferm.*, Rio de Janeiro: UERJ, jul-set .2008, v.16, n.3, p.421-425.

SILVA, K.L. *Promoção da Saúde em espaços sociais da vida cotidiana.* Tese (Doutorado da Escola de Enfermagem). Universidade Federal de Minas Gerais. 2009.

SILVEIRA, S.A.S.; SILVA, K. M. P. da. *A prática do(a) assistente social no âmbito da educação em saúde no Programa Saúde da Família de Campina Grande/PB.* 2006. Relatório de Pesquisa de Iniciação Científica. UEPB, Campina Grande.

SOARES, R. C. *A contrarreforma na política de saúde e o SUS hoje: impactos e demandas ao Serviço Social.* Tese (Programa de Pós--Graduação em Serviço Social). UFPE, Recife, 2010.

STOTZ, E.N.; ARAUJO, J.W.G. Promoção da Saúde e Cultura Política: a reconstrução do consenso. *Saúde e Sociedade,* v.13, n.2, p.5-19, maio-ago 2004.

TAMBELLINI, A.T; SCHUTZ, G.E. Contribuição para o debate do CEBES sobre a Determinação Social da Saúde: repensando processos sociais, determinações e determinantes da saúde. *Saúde em Debate.* Rio de Janeiro, v.33, n.83, set-dez. 2009.

TEIXEIRA, C. P. Promoção da Saúde e SUS: um diálogo pertinente. In.: CASTRO, A.; MALO, M.(orgs.). **SUS**: ressignificando a Promoção da Saúde. São Paulo: Hucitec; Washington (DC): OPAS, 2006.

TEIXEIRA, S. F. Reflexões teóricas sobre democracia e Reforma Sanitária. In.: __. (org.). *Reforma Sanitária: em busca de uma teoria.* São Paulo: Cortez; Rio de Janeiro: ABRASCO, 1989.

TERRIS, M. Conceptos de la promoción de la salud: dualidade de la teoría de la salud publica. In.: ORGANIZACIÓN Panamericana de la Salud. *Promoción de la salud: una antología.* Washington (DC): OPS; 1996.

TESSER, C. D.; GARCIA, A. V.; ARGENTA, C. E.; VENDRUSCOLO, C. Concepções de Promoção da Saúde que permeiam o ideário de equipes da Estratégia Saúde da Família da Grande Florianópolis. *Revista de Saúde Pública de Santa Catarina*, v. 3, n. 1, 2010. Disponível em: <http://esp.saude.sc.gov.br/sistemas/revista/index.php/inicio/article/viewFile/68/111>, acesso em 17-01-2011.

VASCONCELOS, K.E.L.; SCHMALLER, V.V. *Estratégia Saúde da Família: foco da disputa entre projetos sanitários no Brasil.* Recife, 2012 (artigo no prelo da Revista Sociedade em Debate).

__.; QUEIROZ, R.M.L.; FARIAS, V.M.O. Contribuições do Serviço Social para a Promoção da Saúde: socializando experiências desenvolvidas na Estratégia Saúde da Família de Campina Grande-PB. In.: VASCONCELOS, K.E.L.; COSTA, M.D.C. (ORGS). *Para uma crítica da Promoção da Saúde: contradições e potencialidades no SUS.* Campinas: Hucitec, 2012.

__. *Infância, infâncias: cotidianeidades em espaços socialmente distintos.* Dissertação (Mestrado em Sociologia). João Pessoa/UFPB, 2002.

WESTPHAL, M.F. Promoção da Saúde e a qualidade de vida. FERNANDEZ, J.C; MENDES, R. (orgs). *Promoção da Saúde e gestão local.* São Paulo: Aderaldo & Rothschild, 2007. (Série Saúde em Debate).

__. Promoção da Saúde e prevenção de doenças. In.: CAMPOS, G.W.S. et al (orgs). *Tratado de Saúde Coletiva*. São Paulo: Hucitec; Rio de Janeiro: Ed. Fiocruz, 2006.

WORLD Health Organization. European Working Group on Health Promotion Evaluation. *Health promotion evaluation: recommendations to policy-makers.* Copenhage, 1998. Disponivel em: <http://www.dors.it/alleg/0400/1998%20Euro%20WHO%20HP%20Evaluation%20recommendations%20to%20policy-makers.pdf>

NOTAS

1 Docente do Departamento de Serviço Social da Universidade Estadual da Paraíba; Assistente Social, mestre em Sociologia, doutoranda em Serviço Social pela UFPE.

2 Professora Adjunta do Departamento de Serviço Social da Universidade Federal de Pernambuco; Assistente Social, mestre em Serviço Social e Doutora em Serviço Social pela UFPE.

3 Não nos caber aqui adentrar detalhadamente no universo de tais críticas e proposições. Contudo, podemos citar como marcos o Relatório Dawson (na década de 1920), os movimentos de Medicina Preventiva e Medicina Comunitária, a partir dos anos 1940; a Medicina Social Latino Americana e a Saúde Coletiva, que emerge no decênio 1970 (como mencionaremos mais adiante); o Movimento de Promoção da Saúde, que se constitui no foco de nosso artigo. Para informações sobre tais movimentos, cf Arouca (2003), Donnangelo (1979), Merhy e Franco (2003), Novaes (1990), Paim (2008b), Vasconcelos e Schmaller (2012).

4 Os autores consideram que a história natural da doença (que significa as interfaces entre agente, hospedeiro e meio ambiente) está dividida em dois períodos: a pré-patogênese e a patogênese. No primeiro, o adoecimento ainda não está iniciado e nele se deve efetivar a **prevenção primária**, que diz respeito a iniciativas voltadas para desenvolver uma saúde geral ótima (**Promoção da Saúde**), pela via da proteção específica do homem contra

agentes patológicos ou através da tessitura de obstáculos contra os agentes do meio ambiente. No período da patogênese, com o adoecimento, aplicar-se-iam medidas de **prevenção secundária** (através de diagnóstico precoce e tratamento imediato e adequado; ou para evitar seqüelas e limitar a invalidez) e de **prevenção terciária** (envolvendo a reabilitação) (Id Ibid.).

5 Neste contexto, Czeresnia (2003b) situa que, em tais países, foram desenvolvidas pesquisas clínicas, biológicas e epidemiológicas sobre tais enfermidades e suas formas de prevenção, agentes causais e fatores de risco (associadas ao contato com radiações, substâncias químicas tóxicas e a estilos de vida como hábito de fumar, consumo de alimentos gordurosos, de álcool e falta de exercício); foram também desenvolvidas técnicas de exames complementares com sofisticação crescente visando o aprimoramento do diagnóstico precoce.

6 Para isso, segundo Berlinguer (2007), teve importante contribuição o desenvolvimento de programas de saúde comunitários com foco na prevenção e na participação comunitária, como mostra o autor citado. Segundo este, as experiências de Sri Lanka, de Costa Rica e de Cuba, com baixo custo e com importantes impactos na saúde da população, mostravam que os níveis de saúde podem melhorar também onde a renda *per capita* não é elevada, desde que haja empenho do Estado e da população e adesão dos profissionais de saúde à criação de serviços difusos, qualificados e acessíveis, a disseminar educação de base e a enfrentar as raízes sociais das doenças (Id Ibid.).

7 É importante situar que a relação da saúde com as condições sociais conformou a Medicina Social do século XIX. Tal discussão reemerge nos anos 1970, no bojo da tessitura do conceito ampliado de saúde, e é retomada nos anos 2000, tendo como marco a criação da Comissão Mundial de Determinantes Sociais da Saúde. Segundo o Cebes (s/d) há importantes distinções entre os termos utilizados: determinantes e determinação social da saúde. O primeiro, no âmbito da Epidemiologia, abrange "(...) qualquer fator, acontecimento, característica ou outra entidade definível que causa mudança nas condições de saúde ou em outro processo definido" (REY, Dicionário de Termos Técnicos de Medicina e Saúde, 1999). Este enfoque é bastante utilizado pela OMS, numa abordagem por vezes funcionalista; Já o termo determinação se refere às várias formas possíveis de conhecer, de modo mais concreto ou específico, as relações entre saúde e sociedade, abrangendo a noção de causalidade, mas sem se restringir a ela (NOGUEIRA, 2009). Tal

concepção tem influência da teoria social crítica, repercutindo nas discussões da Medicina Social na América Latina, bem como na Saúde Coletiva brasileira, que criticam o enfoque limitado dos determinantes por "considerar no mesmo patamar todos os determinantes, não destacando a primazia da determinação social a partir da conformação capitalista de organização social" (MIOTO; NOGUEIRA, 2009, p.227).

8 Adotamos aqui a conceituação de Paim (2008b) e Silva Júnior (1998) sobre Saúde Coletiva.

9 É consenso entre os autores pesquisados uma abordagem da história "oficial" da PS. Angulação distinta adota Chapela (2010), ao se referir à "Promoção da Saúde antes da PS", que diz respeito a "(...) esfuerzos múltiples por mejorar las condiciones de las posibilidades y el sufrimiento humanos, provenientes de distintos agentes sociales, con finalidades diversas, en distintos contextos, y que sucedieron fuera de los circuitos oficiales en donde la PS es tardíamente apropiada" (Id Ibid., p.23). A analista mostra que, no México, o termo "promotor da saúde" surgira a partir de experiências de educação popular em saúde desenvolvidas por profissionais de saúde comprometidos com mudanças no modelo de atenção. "Promotor da saúde" dizia respeito a um tipo de sanitarista da população local, cujas atividades eram desenvolvidas a partir das necessidades locais e com assessoria de profissionais sanitários.

10 Vale destacar que, segundo Terris (1996), aquele documento seria a primeira declaração teórica da saúde pública das descobertas no âmbito da epidemiologia das doenças não infecciosas.

11 "Na maioria das mentes, o campo da saúde e do sistema de cuidados médicos pessoais são sinônimos. Isto tem acontecido em grande parte devido à poderosa imagem projetada pela medicina de seu papel no controle de doenças infecciosas e parasitárias, aos avanços nas cirurgias, à queda na taxa de mortalidade infantil e ao desenvolvimento de novas drogas. Esta imagem é reforçada pela propaganda de medicamentos, por séries de televisão que apresentam o médico como herói (...)" (tradução livre).

12 As discussões em torno do significado dessa Conferência são complexas e polêmicas, como apontam Vasconcelos e Schmaller (2012), indo desde a leitura de sua importância para a compreensão da saúde enquanto direito humano; passando por sua análise como uma reedição da Medicina Comunitária, com novas bases. Nesta perspectiva analítica, a APS seria funcional

aos interesses neoliberais, por partir de uma lógica racionalizadora, buscando responder aos investimentos necessários à assistência com o menor custo possível: como os Estados não teriam mais recursos suficientes para uma atenção universal deveriam adotar uma proposta minimamente eficiente, de baixo custo, inserindo amplas camadas da população nas ações básicas de saúde (MERHY, FRANCO, 2007).

13 Para uma maior discussão, *Cf:* Martiniano, Sampaio e Silveira (2012), nesse livro.

14 *Cf:* Schmaller, Silva e Franco de Sá (2012), nesse livro, discorrem sobre tais conceitos.

15 É importante destacar que o evento em foco contou com a participação apenas dos países centrais e "alguns poucos satélites" (STOTZ; ARAÚJO, 2004, p. 12).

16 São elas as conferências ocorridas em Adelaide (1988); Sundsvall (1991); Bogotá (1992); Port of Spain (1993); Jacarta (1997); México (1999); Nairobi (2000); Bangckok (2005). Correia e Medeiros (2012) apresentam uma interessante e crítica análise sobre os documentos resultantes de tais eventos. García (2010) faz menção às diferenciações políticas dos textos finais de tais eventos, ao mostrar, por exemplo, a guinada que a Carta de Bangkok (2005) vai dar em relação à Carta de Ottawa, ao sinalizar a tendência de desvinculação da Promoção da Saúde das políticas de saúde, o que reforça a tendência de diminuição dos gastos com atenção à saúde, apontando para a mercantilização da saúde e o desconhecimento das responsabilidades sociais do Estado.

17 Vale registrar, por exemplo, a realização de diversas Conferências Mundiais e regionais pela Unión Internacional de Promoción de la Salud e Educación para la Salud (UIPES), organização de articulação de profissionais da área.

18 É importante registrarmos que, segundo Ferreira e Buss (2002), a sequência de eventos (Alma Ata, Ottawa e demais conferências da OMS) evidencia a clara interface entre os conceitos de Promoção da Saúde, Cidades Saudáveis, Desenvolvimento Sustentável e APS

19 De acordo com Paim (2008), contrariando a ideia de que esteve circunscrito às décadas de 1970 e 1980 ou que se resuma à luta pela criação do SUS, vem ocorrendo, a partir de 2005, um processo de rearticulação de forças

políticas em defesa da Reforma Sanitária. De acordo com o autor citado, essa renovação do MRS tem como vanguarda o Centro Brasileiro de Estudos de Saúde (CEBES) e aglutina entidades como a Associação Brasileira de Pós-Graduação em Saúde Coletiva (ABRASCO), a Associação Brasileira de Economia da Saúde (ABRES), a Rede Unida e a Associação Nacional do Ministério Público de Defesa da Saúde (AMPASA) e a Sociedade Brasileira de Medicina de Família e Comunidade. Observamos também que outro movimento que expressa uma rearticulação de tais forças, inclusive de maneira mais combativa, é o surgimento do Fórum em Defesa do SUS e contra as privatizações, que pretende retomar as proposições do MRS dos anos 1980.

20 Para compreensão do processo da RS, Fleury (2009) indica algumas de suas "hipóteses explicativas", das quais destacamos a adoção de uma concepção ampliada de saúde como resultante das formas de organização social da produção, mas também fruto das lutas populares cotidianas, ambas atuando na conformação de sua concretização histórica e singular; a luta pela democracia na sociedade brasileira, na política e no modelo de atenção à saúde; a consideração das classes populares como sujeitos políticos; a busca da generalização da consciência sanitária; a reivindicação da sustentabilidade financeira necessária à construção de um sistema amplo de proteção social; entre outros. Paim (2008) afirma que a Reforma Sanitária não se referia apenas a mudanças na política de saúde, mas a uma totalidade de mudanças, que abrange diversas reformas: "social", do Estado, da sociedade e da cultura, intelectual e moral.

21 Como sabemos, a despeito dos avanços legais, a consecução do SUS vem sofrendo inúmeros percalços, especialmente sua precarização proposital, a privatização "por dentro" do sistema, conforme aponta Soares (2010); bem como "a não implementação do preceito constitucional da Seguridade Social; o subfinanciamento; precarização das relações, remunerações e condições de trabalho; insignificância de mudanças estruturantes nos modelos de atenção à saúde e de gestão do sistema; marketing de valores de mercado 'em detrimento das soluções que ataquem os determinantes estruturais das necessidades de saúde'" (PAIM, 2008, p.245)".

22 Não obstante, enquanto a primeira ficou restrita ao âmbito nacional, a PS prontamente foi incorporada ao discurso de vários organismos internacionais, espraiando-se por todo o mundo (Id Ibid.). Carvalho (2005, p.148)

supõe que a explicação para isso "decorre tanto da desigual capacidade de divulgação da produção intelectual dos países periféricos", quanto da "incompatibilidade do SUS, e nele da Saúde Coletiva, em relação aos ditames neoliberais que permeiam a lógica de funcionamento das agências multilaterais" (Id Ibid., p. 148). Campos (op.cit.) reforça essas hipóteses, mostrando que a crítica advinda da Saúde Coletiva, embora reformista e pragmática, pode ter sido considerada muito aguda e exigente para o referido contexto.

23 A respeito da relação entre Promoção da Saúde e intersetorialidade, ver COSTA (2012).

24 Segundo Mattos ([s.d.]), no cenário da luta do MRS, a integralidade é uma noção amálgama, que envolve diversos sentidos, dos quais ele destaca três. O primeiro seria a abordagem do indivíduo (pelos profissionais de saúde) como inserido em um contexto social, econômico, histórico e cultural, considerando-o em suas múltiplas dimensões e não apenas a doença. O segundo diria respeito à organização das práticas de saúde, que deveriam estar voltadas não apenas para a assistência, mas para responder às necessidades de saúde dos usuários, envolvendo ações de prevenção e Promoção da Saúde. O terceiro abrangeria o desenvolvimento das políticas sociais no que se refere à recusa de recortar os usuários por problema ou o reduza a uma de suas dimensões, mas responda ao conjunto de necessidade de saúde de uma população (Id Ibid.).

25 Sobre a categoria totalidade, é importante mencionar que o marxismo não investiga nenhum fenômeno social como se fora isolado: busca apreender, considerando determinadas mediações, suas contradições e relações com a totalidade inclusiva que é a sociedade burguesa (NETTO, 2009, p.29).

26 Para este autor, os projetos estruturantes da produção social da saúde seriam então: a *cidade saudável* (através da estruturação do campo da saúde entendida como qualidade de vida) e, subordinada a esta, o *Distrito Sanitário*, que vai cuidar da estruturação do campo dos serviços de saúde. Para melhor compreensão dessa proposta, cf Mendes (1996).

27 Para Mendes (Ibid.), a atenção curativa é voltada para a cura ou cuidados das dores e para a reabilitação de sequelas, estando voltada predominantemente para indivíduos. A segunda ação, a prevenção das doenças e dos acidentes, é organizada como um modo de observar e planejar intervenções que busquem antecipar-se aos eventos, agindo sobre problemas específicos

ou sobre um conjunto deles, de maneira a atingir indivíduos ou grupos em risco de adoecer ou acidentar. A terceira ação, a Promoção da Saúde, abrange o desenvolvimento de ações voltadas para a melhoria da qualidade de vida da população atendida, estando voltada para a coletividade. Dessa maneira, na prática sanitária, a PS se caracteriza por ser uma abordagem mais ampla que a prevenção (que busca "evitar" as doenças) e se volta efetivamente para a produção de saúde, sendo conceituada como o desenvolvimento de ações voltadas para a melhoria da qualidade de vida da população atendida, a partir da constatação do papel protagônico dos determinantes gerais sobre as condições de saúde (MENDES, 1996). Vale ainda mencionar que, segundo o autor em foco, a vigilância da saúde requer um trabalho interdisciplinar e possui como pilares o território, os problemas de saúde e a intersetorialidade (Id Ibid.).

28 Como podemos constatar na análise de Correia e Medeiros (2012).

29 A respeito da inserção da Promoção da Saúde na legislação brasileira recente, conferir Costa (2012).

30 Esta política tem como objetivo principal "promover a qualidade de vida e reduzir vulnerabilidade e riscos à saúde relacionados aos seus determinantes e condicionantes – modos de viver, condições de trabalho, habitação, ambiente, educação, lazer, cultura, acesso a bens e serviços essenciais" (BRASIL, 2006, p.13). Para tanto, propõe o incentivo às ações de PS em todos os níveis de atenção, com realce para a atenção básica. Prioriza ações voltadas para: alimentação saudável; prática corporal/ atividade física; prevenção e controle do tabagismo; redução da morbi-mortalidade em decorrência do uso abusivo de álcool e outras drogas; redução da morbi-mortalidade por acidentes de trânsito; prevenção da violência e estímulo à cultura de paz; promoção do desenvolvimento sustentável. É importante mostrar que esses eixos estratégicos estão relacionados a alguns instrumentos já existentes, como a Política Nacional de Saúde Mental (2001), o Programa Nacional de Promoção da Atividade Física (2002); a Política Nacional de Alimentação e Nutrição (1999); a Política Nacional de Redução de Morbimortalidade por Acidentes e Violências (2001); o Programa Nacional de Controle do Tabagismo e Outros Fatores de Risco de Câncer (2003); a Política Nacional de Atenção Integral aos Usuários de Álcool e outras Drogas (2003).

31 Algumas importantes ações intersetoriais que vem sendo desenvolvidas

são a implantação do Programa Saúde na Escola, em 2007, através da articulação entre os Ministérios da Saúde e da Educação; o Lançamento do Plano Nacional de Atividade Física, em 2009, via integração entre Ministérios da Saúde e do Esporte; a lei 11.705/2008 (que propõe a inibição do consumo de bebida alcoólica por condutor de veículo automotor), sob responsabilidade conjunta do MS, da Polícia Rodoviária Federal, do Departamento Nacional de Infra-Estrutura de Transportes (DNIT) e da Agência Nacional de Transportes Terrestres (ANTT). Costa (2010, p.125) lembra também que são elencadas como ações de Promoção da Saúde "as políticas de combate à fome (atendimento às carências nutricionais); a aprovação do Estatuto do Desarmamento e o recolhimento de armas de fogo; o aumento dos investimentos em saneamento básico".

32 *Cf*: CZENESRIA (2003), FRANCO et al (2011), ANS (2011).

33 Dentre as quais podemos citar algumas redes, que atuam em articulações com algumas universidades: a Rede de Municípios Potencialmente Saudáveis (atuante nos estados de SP, RJ, PR, MG e AM); a Rede Pernambucana de Municípios Saudáveis; a Rede de Ambientes Saudáveis de Curitiba (PR); a Rede de Comunidades Saudáveis (RJ); a Rede Brasileira de Habitação Saudável; e a Rede Amazônica de Habitação Saudável.

34 Na análise de tais processos, a abordagem foucaltiana tem servido de suporte. Em Silva (2009, p.45), por exemplo, temos a afirmação de que "as práticas contemporâneas de Promoção da Saúde são expressão ora do poder disciplinar ora do biopoder, que implicam no estabelecimento de regras na normalização da vida e dos comportamentos considerados saudáveis". Franco et al (2011,p.15) consideram que a PS "(...) opera uma biopolítica, (...) prescrevendo formas de vida, de fora do sujeito para dentro de si. São prescrições de uma forma do viver que agem como forças de ocupação dos afetos que habitam o sujeito, atuam com a obrigatoriedade de que cada um se enquadre em certos modos de vida que foram prescritos".

35 O interessante artigo de Luz (2000) discorre sobre a relação entre saúde e estético. Ela aponta que o objetivo da realização de certas atividades físicas é "(...) fortalecer e fazer visíveis certos tecidos do corpo, 'debulhando' músculos, 'levantando' seios e glúteos, fazendo fortes os músculos e tendões, modelando assim uma imagem de saúde que associa força, juventude e beleza. A prática sistemática de exercícios repetidos sob ritmos variados, frequen-

temente acompanhados de música, com vistas a colocar 'em forma' o corpo, caracteriza esse conjunto de exercícios físicos como um movimento regido pela estética cultural atual" (Id Ibid., p.32).

36 O que expressa um redefinição do próprio envelhecimento: "na busca constante de longevidade e manutenção do seu papel social, o conceito de envelhecimento ativo converge para os referenciais da Promoção da Saúde e representa uma estratégia que se dirige à modificação dos estilos de vida incentivando e transformando o idoso em grande consumidor de tecnologias que lhe permitam ser jovem, saudável, longevo e atento à forma física. Com isso, constroem-se novas regras e discursos de verdade nos quais a juventude passa de um estágio a um valor, um bem a ser conquistado por meio de estilos de vida adequados. Nos novos valores sociais, a busca por um corpo jovial e disciplinado é preceito (MENDONÇA, et al, 2008)" (SILVA, 2009, p.147).

37 Cumpre destacar que a regulamentação da Emenda Constitucional 29 possui um papel importante no sentido de barrar tal processo, ao mencionar explicitamente o que pode ser considerado ou não gasto com saúde.

38 Correia e Medeiros (2012) trazem algumas sinalizações importantes sobre a forma como o conceito de equidade vem sendo tratado no cenário atual no âmbito das políticas sanitárias.

39 Por ter sido elaborado por falantes da língua inglesa, tal termo não possui uma tradução apropriada para o português ou espanhol (CARVALHO, 2005; CHAPELA, 2010), o que abre margem para uma ampla discussão política sobre seu significado.

40 Em nossa análise, o conceito "comunidade" demanda cuidadosa abordagem, que não é nosso objetivo realizar nesse artigo.

41 Que, no Brasil, tem aparecido com ênfase na saúde sob a nomenclatura de "controle social", para se referir à participação popular institucionalizada.

42 É importante esclarecer que o texto da OMS (1998) se refere apenas à sustentabilidade econômica dos programas de PS. Contudo, os diversos textos resultante das conferências de PS a associam diretamente ao desenvolvimento sustentável.

43 Sobre a relação entre PS e ES, ver texto de KICKBUSCH (1996) e CHAPELA (2010).

44 Exemplos de experiências de PS na perspectiva crítica podem ser encontrados em artigos do livro em tela:VASCONCELOS, QUEIROZ e FARIAS (2012); SANTANA, BRASILEIRO, ARAÙJO, 2012; RAMOS, ROCHA, 2012.

45 Cabe destacar que, nos últimos anos, vem sendo criados diversos cursos voltados para a PS, com destaque para os de pós-graduação. No Brasil podemos citar os mestrados da Universidade de Franca (UNIFRAN), da Universidade de Santa Cruz do Sul e do Centro Universitário de Maringá, além do Mestrado Profissional em Exercício Físico na Promoção da Saúde da UNOPAR. A PS tem se colocado também como área de produção de conhecimento, na qual se destaca a criação do GT de Promoção da Saúde da ABRASCO, que vem aglutinando pesquisadores de todo país envolvidos com a temática, bem como organizando eventos e iniciativas na área da PS, como os Seminários Brasileiros de Efetividade em Promoção da Saúde, que teve sua última edição em 2010.

As bases da Promoção da Saúde nas Conferências Internacionais e a Reforma Sanitária brasileira: concepção do processo saúde e doença em questão

Maria Valéria Costa Correia[1]
Silvana Márcia de Andrade Medeiros[2]

1 INTRODUÇÃO

Este artigo objetiva aproximar-se dos pressupostos ideopolíticos que embasam a Promoção da Saúde como campo de conhecimento que norteia as práticas e os sistemas de saúde, assinalando as convergências e as contraposições entre as distintas matrizes presentes no seu desenvolvimento.

A expressão Promoção da Saúde tem sido utilizada de forma tradicional, desde o início do século XX, vinculada à história natural da doença e à medicina preventiva[3]. A partir das conferências internacionais com este tema, estimuladas pela Organização Mundial da Saúde (OMS) e iniciadas dos anos de 1980, foi se construindo um moderno conceito de Promoção da Saúde[4].

Em meados do século XX, Leavell e Clark (1965, apud BUSS, 2009) empregam o termo Promoção da Saúde, dentro do modelo da história *natural* do processo saúde doença por eles desenvolvido, como um dos elementos do nível primário de atenção da medicina preventiva. A causalidade do adoecimento é explicada pela "tríade ecológica": agente etiológico, o ambiente e o indivíduo (hospedeiro). Ressalta-se que este modelo concebe a saúde como ausência de doença e explica os problemas de saúde com um enfoque biologicista e individualista, com predomínio do pensamento clínico. Assim, a Promoção da Saúde é abordada como de responsabilidade individual e incluída como um dos níveis de prevenção primária das doenças, voltada para ações ambientais e sobre os estilos de vida, bases do modelo preventivista.

Para além desse conceito considerado tradicional, o denominado conceito moderno de Promoção da Saúde – diferenciando-o da prevenção de doenças –, é decorrente das discussões efetuadas nas grandes conferências internacionais com este tema, que se caracteriza pela consideração dos determinantes gerais nas condições de saúde da população.

A dimensão dada aos determinantes sociais da saúde está relacionada ao marco teórico tomado como referência. Isto se expressa nas distintas matrizes teóricas que dão sustentação, de um lado, aos documentos da OMS e às Conferências Internacionais de Promoção da Saúde, e de outro, às bases originais da Reforma Sanitária brasileira, o que vai resultar em diferenças nas concepções estruturantes dos paradigmas sanitários e nas propostas de práticas em saúde.

Cabem aqui algumas indagações que conduzem o conteúdo deste artigo: Quais os limites da abrangência dos determinantes da saúde contidos na concepção da saúde e nas estratégias de Promoção da Saúde nos documentos das Conferências Internacionais de Promoção da Saúde? Qual o impacto deste entendimento nas propostas de enfrentamento dos problemas de saúde e no modelo assistencial proposto? Qual a concepção de saúde e de sua determinação social contida hegemonicamente na proposta da Reforma Sanitária brasileira que deu sustentação ao SUS? Existem diferenças entre a concepção desta determinação contida nos pressupostos da

Reforma Sanitária e a sua abordagem na OMS e nos documentos resultantes das Conferências Internacionais de Promoção da Saúde? Quais as bases teóricas que dão sustentação a estas diferentes concepções?

Inicialmente, apresentam-se as bases histórico-conceituais da Promoção da Saúde a partir da análise dos documentos resultantes das seis conferências internacionais sobre este tema ocorridas entre 1986 e 2005. Destaca-se a abordagem em cada conferência do conceito de saúde e dos determinantes sociais do processo saúde e doença e suas implicações nas proposições em torno da Promoção da Saúde, seguida de uma breve exposição das repercussões desse movimento internacional na institucionalização da Promoção da Saúde no Brasil, a partir de 1995. No segundo momento, realiza-se a análise da determinação social do processo saúde-doença como um dos principais fundamentos da Reforma Sanitária brasileira, inserida na construção do pensamento social na saúde e nas bases da Saúde Coletiva. Identificaram-se neste artigo as convergências e divergências entre estes pressupostos, situando-os no contexto de ofensiva neoliberal e de ameaças de desmonte da Reforma Sanitária pelo avanço da pós-modernidade e do liberalismo.

2 AS BASES HISTÓRICAS E CONCEITUAIS DA PROMOÇÃO DA SAÚDE: AS CONFERÊNCIAS INTERNACIONAIS E A ABORDAGEM DOS DETERMINANTES DA SAÚDE

De acordo com Buss (2009), as bases conceituais e políticas contemporâneas da Promoção da Saúde foram estabelecidas por três conferências internacionais sobre o tema: Ottawa (1986), Adelaide (1988) e Sundsval (1991). Aqui serão tratadas, além destas três Conferências, as demais internacionais realizadas com o tema da

Promoção da Saúde: em Jacarta (1997), no México (2000) e em Bangcok (2005).

Entretanto, vale destacar que o primeiro documento oficial a usar a expressão 'Promoção da Saúde' foi o denominado *Informe Lalonde*[5], que surgiu no Canadá, em 1974. Ele antecede a Conferência de Ottawa e estabelece as bases para todas as discussões posteriores sobre o tema. Tinha como eixo o questionamento da abordagem exclusivamente médica para as doenças crônicas e como objetivo enfrentar os custos crescentes da assistência médica cujos resultados não eram satisfatórios. O fundamento deste documento estava no conceito de "campo da saúde" que envolve os "determinantes da saúde" - biologia humana, ambiente, estilo de vida e organização da assistência à saúde/ou sistema de saúde - cujos componentes estão localizados os vários fatores que influenciam a saúde. Entre as estratégias para abordar os problemas do 'campo da saúde' estava a Promoção da Saúde, cuja tendência era a responsabilização dos indivíduos para com a saúde, propondo medidas relacionadas restritamente aos fatores específicos do estilo de vida, tais como: dieta, tabaco, álcool, drogas e conduta sexual (BUSS, 2009).

Em 1986, também no Canadá, 12 anos depois do *Informe Lalonde*, foi realizada a I Conferência Internacional sobre Promoção da Saúde. O seu resultado, consolidado na Carta de Ottawa, passou a ser o referencial conceitual e das práticas na área da Promoção da Saúde para o mundo. As discussões desta Conferência "foram baseadas nos progressos alcançados com a Declaração de Alma-Ata para os Cuidados Primários em Saúde, com o documento da OMS sobre Saúde Para Todos, assim como com o debate ocorrido na Assembléia Mundial da Saúde sobre as ações intersetoriais necessárias para o setor" (CARTA DE OTTAWA, 1986).[6]

A Conferência de Ottawa se constituiu em "uma resposta às crescentes expectativas por uma nova saúde pública, movimento que vem ocorrendo em todo o mundo" (CARTA DE OTTAWA, 1986). A Promoção da Saúde se insere no conceito de saúde anunciado nesse documento:

> Promoção da Saúde é o nome dado ao processo de capacitação da comunidade para atuar na melhoria de sua qualidade de vida e saúde, incluindo uma maior participação no controle deste processo. Para atingir um estado de completo bem-estar físico, mental e social os indivíduos e grupos devem saber identificar aspirações, satisfazer necessidades e modificar favoravelmente o meio ambiente. A saúde deve ser vista como um recurso para a vida, e não como objetivo de viver. Nesse sentido, a saúde é um conceito positivo, que enfatiza os recursos sociais e pessoais, bem como as capacidades físicas. Assim, a Promoção da Saúde não é responsabilidade exclusiva do setor saúde, e vai para além de um estilo de vida saudável, na direção de um bem-estar global (CARTA DE OTTAWA, 1986).

Observa-se que apesar da ampliação do conceito de saúde, considerando-a como "um estado de completo bem-estar físico, mental e social",[7] é enfatizada a responsabilização dos indivíduos e dos grupos sobre as condições de saúde, já que estes "devem saber identificar aspirações, satisfazer necessidades e modificar favoravelmente o meio ambiente." Neste sentido, o conceito de Promoção da Saúde e as ações decorrentes se restringem ao campo individual e grupal, exigindo um "processo de capacitação da comunidade para atuar na melhoria de sua qualidade de vida e saúde, incluindo uma maior participação no controle deste processo" (CARTA DE OTTAWA, 1986).

Não por acaso, na Carta de Ottawa a expressão "determinantes da saúde" aparece, no item "Capacitação", ao ressaltar a eqüidade em saúde como "um dos focos da Promoção da Saúde", cujas ações "objetivam reduzir as diferenças no estado de saúde da população e assegurar oportunidades e recursos igualitários para capacitar todas as pessoas a realizar completamente seu potencial de saúde." Consta neste documento que este processo vai implicar numa "base sólida" que envolve: "ambientes favoráveis, acesso à informação, a experiências e habilidades na vida, bem como oportunidades que permitam fazer escolhas por uma vida mais sadia". A ênfase está na capacidade dos indivíduos e grupos em buscar os meios para ter saúde: "*as pessoas não podem realizar completamente seu potencial de saúde se não forem capazes de controlar os fatores determinantes de sua saúde*, o que se aplica igualmente para homens e mulheres" (Grifo nosso).

O documento aponta como pré-requisitos da saúde: "Paz – Habitação – Educação – Alimentação – Renda - ecossistema estável – recursos sustentáveis - justiça social e eqüidade", considerados como "as condições e os recursos fundamentais para a saúde," remetendo-os à referida "base sólida." Insere a saúde como uma dimensão da qualidade de vida, e como "o maior recurso para o desenvolvimento social, econômico e pessoal", assinalando que os fatores políticos, econômicos, sociais, culturais, ambientais, comportamentais e biológicos podem favorecer ou prejudicar a saúde. Desta forma, o documento preconiza que "as ações de Promoção da Saúde objetivam, através da defesa da saúde, fazer com que as condições descritas sejam cada vez mais favoráveis". Expressa, assim, a ampliação do conceito de saúde, o qual vai rebater numa Promoção da Saúde para "além dos cuidados de saúde", com "a adoção de políticas públicas saudáveis nos setores que não estão diretamente ligados à saúde. O objetivo maior deve ser indicar aos dirigentes e políticos que as escolhas saudáveis são as mais fáceis de realizar" (CARTA DE OTTAWA, 1986). A Carta recomenda cinco campos de ação para a Promoção da Saúde: construção de políticas públicas saudáveis; criação de ambientes favoráveis à saúde; desenvolvimento de habilidades; reforço da ação comunitária; reorientação dos serviços de saúde.

Segundo Mendes (1996), a *Carta de Ottawa* constitui-se um dos mais importantes documentos da saúde pública moderna ao articular saúde com condições de vida. Ela foi subscrita por 38 países.

As políticas públicas saudáveis foram o tema central da Conferência de Adelaide[8]. Nestas políticas, a intersetorialidade[9] ocupa lugar central, pois estas se caracterizam "pelo interesse e preocupação explícitos de todas as áreas das políticas públicas em relação à saúde e à eqüidade, e pelos compromissos com o impacto de tais políticas sobre a saúde da população." Na sua formulação, "os setores governamentais de agricultura, comércio, educação, indústria e comunicação devem levar em consideração a saúde como um fator essencial [...]" e devem "dar tanta atenção à saúde quanto aos assuntos econômicos" (DECLARAÇÃO, 1988).

No documento "Declaração de Adelaide" não há registro da utilização da expressão 'determinantes de saúde', mas assinala que "as iniqüidades no campo da saúde têm raízes nas desigualdades existentes na sociedade." Aponta que "para superar as desigualdades existentes entre as pessoas em desvantagem social e educacional e as mais abastadas, requer-se políticas que busquem incrementar o acesso daquelas pessoas a bens e serviços promotores de saúde, e criar ambientes favoráveis." O documento enfatiza a responsabilidade pública pela saúde, enquanto "um componente essencial para o fornecimento das políticas públicas comprometidas com a saúde". E afirma que "as recomendações desta Conferência somente se materializarão se os governos estabelecerem ações concretas nos níveis nacional, regional e local." (id. Ibid.) .

Esta Declaração também destaca a necessidade da articulação entre as reformas na sociedade e na saúde: "os esforços em promover a saúde são essenciais, o que requer uma abordagem integrada do desenvolvimento social e econômico, que restabeleça os laços entre a reforma social e a reforma da saúde, propostos como princípio básico pela OMS desde a década passada." (id. Ibid.). Entretanto, ao priorizar as áreas para "promover ações imediatas em políticas públicas saudáveis" (id. Ibid.), demonstra os limites da referida articulação entre as reformas, reforçados pela fragmentação e restrição das áreas priorizadas, quais sejam: apoio à saúde da mulher; alimentação e nutrição; tabaco e álcool; criação de ambientes favoráveis. Estas áreas estão predominantemente na esfera da responsabilização individual.

Já a III Conferência Internacional sobre Promoção à Saúde[10], realizada em 1991, em Sundsval/Suécia, traz como tema "Ambientes Favoráveis à Saúde",[11] focando a interdependência entre saúde e ambiente. O documento final desta conferência conclui que "os temas de saúde, ambiente e desenvolvimento humano não podem estar separados. Desenvolvimento implica na melhoria da qualidade de vida e saúde, ao mesmo tempo em que, na preservação da sustentabilidade do meio ambiente" (DECLARAÇÃO DE SUNDSVAL, 1991). Não trata diretamente dos determinantes da saúde, mas coloca que "as desigualdades refletem-se cada vez mais no largo fosso do nível de saúde existente, tanto no interior de nossos países como entre países ricos e pobres. Isto é inaceitável. São necessárias ações urgentes para se atingir uma maior justiça social em saúde" (id. ibid.). Aponta como solução destes problemas "a ação social para a saúde e na mobilização de recursos e criatividade de indivíduos e comunidades. Para materializar este potencial, faz-se necessária uma profunda mudança na maneira como se encara atualmente a saúde e o ambiente, além de um claro e forte compromisso político com políticas sustentáveis de saúde e ambiente" (id. ibid.). As saídas apontadas por esta Conferência partem ainda da capacidade da criatividade individual e grupal, associando saúde e ambiente favorável às mesmas.

A "IV Conferência Internacional sobre Promoção da Saúde[12] - Novos Protagonistas para uma Nova Era: Orientando a Promoção da Saúde no Século XXI" foi realizada em Jacarta/Indonésia, em 1997. Foi a primeira Conferência a tratar diretamente dos determinantes da saúde em um item específico do seu documento oficial:

> os pré-requisitos para a saúde são: paz, abrigo, instrução, segurança social, relações sociais, alimento, renda, direito de voz das mulheres, um ecossistema estável, uso sustentável dos recursos, justiça social, respeito aos direitos humanos e eqüidade." Considera a pobreza a maior ameaça à saúde. Expõe que "as estratégias de Promoção da Saúde podem provocar e modificar estilos de vida, assim como *as condições sociais, econômicas e ambientais que determinam a saúde. A Promoção da Saúde é um enfoque prático para a obtenção de maior eqüidade em saúde*" (DECLARAÇÃO DE JACARTA 1997) (Grifo Nosso).

Destaca-se que a Conferência de Jacarta também é primeira, até então, a ser realizada em um país de capitalismo periférico e a incluir o setor privado e profissionais de *marketing* no apoio à Promoção da Saúde. Apresenta a necessidade de dar novas respostas como elemento essencial da Promoção da Saúde, entre as quais "existe uma flagrante necessidade de derrubar as fronteiras tradicionais dentro dos setores públicos, entre organizações governamentais e não governamentais e entre os setores público e privado" (id. ibid.).

As prioridades elencadas para a Promoção da Saúde no século XXI são: Promover a responsabilidade social para com a saúde; Aumentar os investimentos para fomentar a saúde; Consolidar e expandir parcerias em prol da saúde; Aumentar a capacidade comunitária e dar direito de voz ao indivíduo; Conseguir uma infra-estrutura para a Promoção da Saúde (id. ibid.).

Nesta Conferência, as estratégias de Promoção da Saúde continuam partindo da condição individual associada às condições que determinam a saúde, ou seja, os "pré-requisitos para a saúde", utilizando a mesma expressão da carta de Ottawa. Entretanto, a novidade apresentada nas referidas estratégias é de alinhamento ao recomendado pelos documentos do Banco Mundial[13] às políticas de saúde aos países por ele subsidiado: quebrar as barreiras entre os organismos governamentais e não governamentais e entre os setores público e o privado. O eixo das propostas dos referidos documentos é o estímulo à ampliação da oferta de serviços privados de saúde, em que as funções do Estado deveriam ser de coordenar e financiar as políticas públicas e não mais de executá-las, mediante repasse do fundo público para o setor privado (CORREIA, 2011).

A Declaração do México, resultado da V Conferência Internacional sobre Promoção da Saúde, que aconteceu no México, em 2000. Resume-se a um item "Das ideias às ações". O documento coloca a importância de resolver os problemas da saúde em função destes prejudicarem o desenvolvimento econômico e social: ao constatar "que ainda persistem muitos problemas de saúde que prejudicam o desenvolvimento social e econômico e que, portanto, devem ser urgentemente resolvidos para promover uma situação mais eqüitativa em termos de saúde e bem-estar" (DECLARAÇÃO DO MÉXICO, 2000).

O fortalecimento dos mecanismos de colaboração para a Promoção da Saúde em todos os setores e níveis da sociedade é apontado como saída para o enfrentamento dos *determinantes sociais, econômicos e ambientais da saúde*. Assinala "a Promoção da Saúde como prioridade fundamental das políticas e programas locais, regionais, nacionais e internacionais." É ressaltado o protagonismo da sociedade civil neste processo, como parceira nas ações de Promoção da Saúde: "a participação ativa de todos os setores e da sociedade civil na implementação das ações de Promoção da Saúde que fortaleçam e ampliem as parcerias na área da saúde." A proposta é coerente com a tendência em curso, na qual a valorização da sociedade civil se insere como desdobramento do processo de reestruturação capitalista e do seu corolário, o neoliberalismo, que necessita modificar a forma de responder às refrações da "questão social", desresponsabilizando o Estado e repassando esta tarefa para a sociedade civil através das "parcerias", da disseminação de princípios de "auto ajuda" ou "ajuda mútua", do voluntariado, do solidarismo e da filantropia (CORREIA , 2005).

Tanto quanto nas Conferências anteriores, a busca pela equidade continua sendo o norte das saídas apresentadas nesta Conferência, ao concluir "que a Promoção da Saúde deve ser um componente fundamental das políticas e programas públicos em todos os países na busca de eqüidade e melhor saúde para todos" (DECLARAÇÃO DO MÉXICO, 2000).

A Carta de Bangcok para a Promoção da Saúde em um mundo globalizado é resultado da VI Conferência Global de Promoção da Saúde, realizada em Bangcok/Tailândia, em 2005, com o tema "Políticas e Parcerias para a Saúde: Procurando Inferir nos Determinantes Sociais da Saúde". A Carta de Bangcok continua enfatizando a referida valorização da sociedade civil, ao afirmar "que as políticas e as parcerias que visam empoderar as comunidades, melhorar a saúde e a equidade na saúde, deveriam ser incluídas e priorizadas nos projetos de desenvolvimento global e nacional." Relaciona a Promoção da Saúde aos direitos humanos, mas atribui ao indivíduo a responsabilidade por esta:

> A Promoção da Saúde se baseia neste direito humano fundamental e oferece um conceito positivo e inclusivo de saúde como um determinante da qualidade de vida, incluindo o bem estar mental e espiritual. *A Promoção da Saúde é o processo que permite as pessoas aumentar o controle sobre sua saúde e seus determinantes, mobilizando-se (individual e coletivamente) para melhorar a sua saúde.* É uma função central da saúde pública e contribui para o trabalho de enfrentar as doenças transmissíveis e não transmissíveis, além de outras ameaças à saúde (CARTA DE BANGCOK, 2005). (Grifo nosso)

Os determinantes da saúde, além de comporem o tema central desta Conferência, são tratados em um item específico, sendo apontados como "fatores críticos", quais sejam: Aumento crescente das desigualdades dentro dos países e também entre os países; Novos padrões de consumo e comunicação; Os procedimentos globais de comercialização; Mudanças globais no meio ambiente e o processo crescente de urbanização.

Na Carta de Bangcok, os determinantes da saúde devem ser enfrentados com o protagonismo da sociedade civil e do setor privado: "Um enfoque político integrado entre governo e organizações internacionais, e um compromisso de trabalho com a sociedade civil, o setor privado, através dos diferentes meios, são essenciais para progredirmos na abordagem dos determinantes de saúde."

A saúde é abordada como elemento central ao desenvolvimento: "Progressos foram alcançados ao se definir a saúde como elemento central ao desenvolvimento, por exemplo, através das Metas de Desenvolvimento do Milênio, mas muito mais ainda precisa ser conseguido. A participação ativa da sociedade civil é fundamental para esse processo." Nos compromissos propostos no documento "as comunidades" e a sociedade civil são conclamadas a tornar a "Promoção da Saúde como um dos principais focos" (CARTA DE BANGCOK, 2005).

Na abordagem dos determinantes da saúde, nas Conferências Internacionais de Promoção da Saúde, há uma ampliação dos fatores de âmbito da responsabilidade individual para questões econômicas e políticas que envolvem a responsabilização pública pela saúde. Mas as explicações dos referidos determinantes, que lhe dão sustentação, têm mudanças e continuidades com o modelo da história natural da doença. As continuidades remetem a ênfase dada ao enfoque individual, creditando a responsabilidade pela saúde à capacidade das pessoas em realizar seu potencial em saúde. As explicações sobre os determinantes da saúde restringem-se a "fatores" (críticos ou de risco) que estão sobre o controle dos indivíduos. As mudanças se apresentam pela ampliação da compreensão do processo de saúde e doença, remetendo-o às desigualdades sociais, à pobreza e à iniquidade. As saídas estão, para além do esforço individual e das ações exclusivas de assistência à saúde, na intersetorialidade das políticas públicas, responsabilizando os governos pela implantação das mesmas.

No entanto, alguns autores apontam que a Promoção da Saúde foi disseminada como eixo da nova saúde pública motivada pela necessidade de se controlar os custos crescentes da assistência médica, no contexto neoliberal da década de 1980. Freitas (2009), citando

Carvalho (1996), identificou duas tendências que se confluem na explicação da valorização da Promoção da Saúde na saúde pública. A primeira, sob a agenda contencionista dos organismos internacionais financeiros (Banco Mundial) e de Saúde (OMS e Organização Pan-Americana da Saúde - OPAS), ressalta a importância de critérios de eficiência na definição de políticas e estratégias de saúde pública, "passando a tratar a saúde como componente das propostas de desenvolvimento e a atribuir-lhe um valor de mercado." A segunda, influenciada pela importância dada às atitudes individuais para a promoção, prevenção e proteção de doenças, "ocorreu em paralelo à ampliação da disseminação de informações relacionadas aos fatores de risco à saúde". A partir daí aponta dois grupos de conceituações para a Promoção da Saúde. O que se restringe às atividades voltadas para a transformação dos comportamentos dos indivíduos e seus estilos de vida, com programas direcionados para riscos sob controle dos mesmos. O segundo grupo, não nega o primeiro, mas amplia-o. A Promoção da Saúde, além de possibilitar o desenvolvimento de habilidades individuais e comunitárias, "estaria mais voltada para o coletivo de indivíduos e o ambiente em uma perspectiva ampla, incluindo o físico, o social, o político, o econômico e o cultural" (FREITAS, 2009, p.153).

Nesta direção, Czeresnia (2009) apresenta duas perspectivas da Promoção da Saúde, a progressista e a conservadora. Esta última reforça a tendência de diminuição das responsabilidades do Estado, "delegando, progressivamente, aos sujeitos, a tarefa de tomarem conta de si mesmos" (idem, p. 44). A perspectiva progressista trata a Promoção da Saúde de forma mais abrangente, incluindo o meio ambiente, o local e o global, além de ressaltar a intersetorialidade das políticas públicas voltadas à melhoria da qualidade de vida das populações.

Porto e Pivetta (2009), citando Porter (2006), consideram a Carta de Bangcok um retrocesso em relação ao discurso da justiça de Ottawa, em 1986, pois a primeira "permite naturalizar e perpetuar muitos dos determinantes associados à globalização econômica, servindo como oposição ao discurso da democratização, equidade e diversidade sociocultural" (PORTO e PIVETTA, 2009, p.211).

Outro limite evidenciado nestas conferências, na abordagem dos determinantes do processo saúde e doença, está relacionado às explicações destes que remetem à iniquidade em saúde e introduz o princípio da equidade como orientador das reformas na saúde. Célia Almeida (2000 apud ESCOREL, 2001), ao debater sobre a globalização, reforma e equidade na América Latina, "mostra [que] a trajetória histórica em que a noção de igualdade presente até os anos 70 (e 80) é substituída a partir dos anos 80 até início dos 90, por uma perspectiva restritiva de aplicação do princípio de equidade". Credita esta transformação "às imposições internacionais de reformas do Estado que diminuem seu âmbito de intervenção, cortam gastos sociais e promovem reestruturações pautadas pela eficiência e eficácia social das políticas" (ALMEIDA, 2000 apud ESCOREL, 2001, p.16).

Nesta direção, o Banco Mundial apresenta a equidade como norte das políticas sociais, ocupando posição central no Relatório sobre o Desenvolvimento Mundial 2006: "Equidade e Desenvolvimento":

> A equidade não significa a igualdade de renda ou de situação de saúde ou qualquer outro efeito específico. Pelo contrário, é à busca de uma situação em que as oportunidades sejam iguais, ou seja, em que o esforço pessoal, as preferências e a iniciativa – e não as origens familiares, casta, raça ou gênero – sejam responsáveis pelas diferenças entre

> realizações econômicas das pessoas (BANCO MUNDIAL, 2006 b, s/n).

Portanto, assinala-se que o debate sobre equidade deve vir acompanhado de uma rigorosa análise, não podendo se sobrepor ao princípio de igualdade. A *equidade* em saúde, assegurada por critérios de igualdade e justiça, não se contrapõe às *iniquidades* em saúde associada a uma dimensão valorativa que se vincula à classificação de situações "desnecessárias e evitáveis", consideradas injustas e indesejáveis, contribuindo para legitimar as desigualdades sociais, ao contrário de enfrentá-las.

O conceito de equidade social está na base da tradição liberal clássica, de acordo com a qual "as desigualdades sociais são explicadas a partir de uma suposta natureza humana" que "naturalizam as relações capitalistas e tomam o indivíduo e suas diferenças como unidade básica de análise" (CASTELO, 2010, p. 201 -202). Castelo considera que o uso do conceito de equidade social nas diretrizes do desenvolvimento econômico do novo desenvolvimentismo é o "deslocamento metodológico a qualquer referência sistêmica, estrutural e histórica das desigualdades sociais." (CASTELO, 2010, p. 201).[14]

Esta perspectiva liberal fica mais evidente a partir da conferência internacional de Promoção da Saúde realizada em 1997, na qual é apresentada a "necessidade de derrubar as fronteiras tradicionais dentro dos setores públicos, entre organizações governamentais e não governamentais e entre os setores público e privado" (DECLARAÇÃO DE JACARTA, 1997). Verifica-se, nas conferências seguintes, a tendência de incentivar a "parceria" com a sociedade civil e com o setor privado na oferta de serviços públicos de saúde. Tendência esta que corresponde às recomendações da agenda da saúde do Banco Mundial para os países por ele subsidiados, em que o Estado deve deixar de ser o executor direto dos serviços de saúde, passando esta atribuição para o setor filantrópico e privado, mediante o repasse de recursos públicos, constituindo-se em uma forma de privatização do fundo público.

2.1 Institucionalização da Promoção da Saúde no Brasil: influências das conferências internacionais

No Brasil, o documento que representou um marco da confluência dos processos de implantação do SUS com o movimento internacional de Promoção da Saúde foi, segundo Paim (2009), a Carta de Fortaleza, lançado pelo Conselho Nacional de Secretários Municipais de saúde (Conasems), em 1995, que contemplava novos modelos de gestão, defendendo as propostas de Promoção da Saúde, ação intersetorial e municípios saudáveis.

Depois, a X Conferência Nacional de Saúde, realizada em 1996, com o tema 'Modelo de Atenção para a Qualidade de Vida' e a implantação do Programa de Saúde da Família (PSF) também favoreceram a inserção deste tema na agenda da política de saúde. Cabe destacar que esta confluência aconteceu em 1995, ano de aceleração do neoliberalismo, pelo governo de Fernando Henrique Cardoso.

Para Carvalho (2004), no Brasil, o ideário da Promoção da Saúde tem sido objeto de interesse de inúmeros estudiosos e dirigentes do setor saúde. Seus princípios e diretrizes influenciam a elaboração do arcabouço teórico do modelo de Vigilância à Saúde, sustentam a proposta de Cidades Saudáveis, subsidiam práticas de Educação à Saúde e se fazem presentes junto a projetos de reorganização da rede básica que vêm, nos últimos anos, se desenvolvendo sob o manto do Programa Saúde da Família.

Paim (2009), afirma que a evolução da Promoção da Saúde na política de saúde brasileira e seu rebatimento nas práticas têm relação com a formalização da Política Nacional de Promoção da Saúde, aprovada em 2006,[15] a formulação do Pacto pela Vida e a divulgação, em 2008, das análises e recomendações sobre os determinantes sociais de saúde no Brasil (PAIM, 2009, p.166).

Porto e Pivetta (2009) avaliam que embora as estratégias de Promoção da Saúde, preconizadas na Política Nacional de Promoção da Saúde, se insiram na busca da equidade, da melhoria da qualidade de vida e da saúde, e introduzam nas suas diretrizes pressupostos da intersetorialidade e da participação comunitária, "*as ações prioritárias previstas no documento da Política estão direcionadas principalmente às dimensões individuais e comportamentais* [...] *é o controle das pessoas, e não dos determinantes socioambientais e suas condições, o foco da mudança*" (PORTO, PIVETTA, 2009, p.211) (Grifo Nosso).

Na Série Pactos pela Saúde, publicada pelo Ministério da Saúde, a Política Nacional de Promoção da Saúde é concebida como a possibilidade de incidir sobre os "aspectos" que determinam o processo saúde-adoecimento no País, apesar de situá-lo como resultante dos modos de organização da produção, do trabalho e da sociedade em determinado contexto histórico. É apresentada como desafio para o gestor federal do SUS a proposição de "uma política transversal, integrada e intersetorial, que faça dialogar as diversas áreas do setor sanitário, os outros setores do Governo, os setores privados e não governamental e a sociedade, compondo redes de compromisso e corresponsabilidade quanto à qualidade de vida da população em que todos sejam partícipes no cuidado com a saúde" (BRASIL, 2006, p. 05). Estão presentes referências aos debates da 8ª Conferência Nacional de Saúde, ao conceito ampliado de saúde e a formulação de respostas às necessidades sociais em saúde, ao lado das formulações para mudanças nas políticas de saúde propugnadas pelo Banco Mundial e OMS que recomendam parcerias e corresponsabilidade de "todos", com distribuição de responsabilidade entre as esferas pública e privada.

Observa-se que existe um processo reducionista no tratamento dos determinantes da saúde tanto nas referidas ações de Promoção da Saúde contidas na Política Nacional de Promoção da Saúde, como no Relatório Final da Comissão Nacional sobre Determinantes Sociais da Saúde (CNDSS), intitulado "As causas sociais das iniquidades em saúde no Brasil". Estes documentos se coadunam com os referenciais da OMS e das referidas Conferências Internacionais de Promoção da Saúde.[16]

A Associação Latino-Americana de Medicina Social (ALAMS) deixa clara a crítica a esse reducionismo na abordagem da OMS sobre os determinantes sociais da saúde quando afirma que estes "aos serem convertidos em fatores, perdem sua dimensão de processos sócio-históricos, expressão de formas específicas de relações entre as pessoas e destas com a natureza, e facilita sua simplificação ao serem entendidos e expressos como fatores de risco, escolhas inadequadas de estilos de vida, etc." (OLIVA; ESCUDERO; CARMONA, 2008 apud NOGUEIRA, 2009, p. 401).

Nogueira (2009) qualifica como positivista o marco teórico deste Relatório, "que tende perigosamente para o determinismo social, na medida em que interpreta o que é social na saúde unicamente mediante o efeito de fatores causais, conforme o modelo das ciências naturais e da epidemiologia tradicional" (NOGUEIRA, 2009, p.398). Este autor aponta a concepção reducionista dos determinantes sociais da saúde que caminha para um determinismo social, no qual "a compreensão causal da saúde no âmbito social instaura o determinismo dos fatores sociais" (idem, p.403). Para este autor, a saúde e a sociedade, entendidas de forma positivista, são abstraídas da história e da práxis humana: "a compreensão causal da saúde no âmbito social instaura o determinismo dos fatores sociais" (idem, ibidem).

Este autor reconhece o teor ético e progressista do documento em análise ao abordar a necessidade de diminuir as desigualdades em saúde, via políticas sociais, embora conclame para o enfrentamento destas não só os governantes e gestores do setor público, mas as lideranças da sociedade. Afirma que se avaliado de acordo com os objetivos históricos da Reforma Sanitária brasileira, o Relatório resguarda esta face progressista. No entanto, os argumentos do Relatório para a defesa de suas teses e de sua agenda global, mesmo enfatizando o social, "estão atados ao modelo naturalista da biomedicina" (NOGUEIRA, 2009, p.403).

Nesse Relatório e nas iniciativas de institucionalização da Promoção da Saúde no SUS há uma explícita aproximação às bases conceituais do movimento internacional de Promoção da Saúde. Entretanto, verificou-se a ausência dos pressupostos ideopolíticos que moveram a Reforma Sanitária Brasileira expostos a seguir[17]. O marco teórico que dá sustentação aos conteúdos das conferências internacionais sobre promoção de saúde, que estão referenciadas na OMS, é distinto do marco que deu sustentação à Reforma Sanitária brasileira, expresso nos princípios e no modelo assistencial do SUS, tomando como base, principalmente, a concepção do processo saúde e doença. Esta distinção já se explicita na própria denominação formulada no âmbito do Movimento da Reforma Sanitária: determinação social do processo saúde doença.

3 PRESSUPOSTOS DA REFORMA SANITÁRIA BRASILEIRA: A DETERMINAÇÃO SOCIAL DO PROCESSO SAÚDE DOENÇA

O debate atual sobre as necessárias condições para consolidação do SUS exige a identificação e o aprofundamento dos pressupostos ideopolíticos que moveram a Reforma Sanitária brasileira. Significa reconhecer o 'espírito da reviravolta na saúde'[18] gerado ainda no contexto ditatorial do país e que se dinamizou e expandiu nos anos 1980. Nesse período de origem foram formuladas as bases conceituais que impulsionaram e sustentaram o processo político de construção que culminou com a implantação do sistema de saúde atual, fundado em produções teóricas que elaboraram uma fecunda e radical crítica à medicina hegemônica que se irradiou a outros meios de contestação e luta pela saúde.[19]

Por conseguinte, os fundamentos que moveram a Reforma Sanitária brasileira podem ser agrupados em três blocos indissociáveis: (1) a expressão das condições sócias históricas desiguais explicitadas na determinação estrutural da produção e na distribuição da doença, com o resgate da Medicina Social e constituindo os fundamentos da Saúde Coletiva; (2) a crítica ao sistema de saúde existente, acompanhado da crítica à medicina liberal e a medicina preventiva, versão inicial de medicina comunitária; (3) a crítica à mercantilização da saúde, decorrente da transformação dos serviços sociais no capitalismo monopolista em espaço de ampliação de valor e de acumulação capitalista.

A condução político-estratégica desse processo teve intensa influência da experiência das mobilizações e lutas dos trabalhadores na Reforma Sanitária italiana, integrando-se ao 'espírito da reviravolta na saúde' no Brasil. Assim como no longo e fértil processo político italiano, a Reforma Sanitária brasileira construída por milhares de militantes, assumiu no final dos anos 1970 uma dimensão nacional, não tendo como perspectiva apenas uma reforma organizacional do sistema de saúde. Objetivava-se um processo de mudança que alcançaria toda a sociedade, buscando modificar profundamente as condições de vida e os determinantes do processo saúde-doença, bem como as bases sociais da construção do sistema de saúde, livre da lógica do mercado.

Na obra *Medicina e Política,* lançado no Brasil em 1978 com a presença do autor, Berlinguer analisa as condições de saúde da população italiana e afasta duas interpretações causais: a primeira, como fenômeno sobrenatural, a segunda, limitada à procedência de um agente natural, o vetor transmissor, ambas concebidas fora da história humana. A terceira interpretação evidencia o trabalho como "fenômeno chave" para influenciar as condições de vida e saúde, sem cair no economicismo e negligenciar a análise dos fenômenos biológicos humanos. Ao tratar do quadro epidemiológico relaciona perigo coletivo e ação coletiva, assinalando como primeiro "fator patogênico" o capital (BERLINGUER, 1978, p. 80). A saúde é concebida como um bem comum, desigualmente distribuído entre as classes e as regiões, mas indivisível em muitos aspectos.[20] Para se ter saúde é preciso

> mudar profundamente o comportamento cotidiano, os modelos de vida, a produção e o consumo, as formas de participação na atividade comunitária, a direção política do governo e das administrações locais. É necessária uma revolução profunda que envolva todos os partidos e atravesse a existência cotidiana de cada um (BERLINGUER, 1988, p. 03).

Volta-se a atenção à mercantilização que incide no conjunto de dimensões da vida humana, compromete a relação homem-ambiente, produzindo danos à saúde gerados pelas leis do lucro e tornando-se campo de novos lucros. São as leis de mercado que determinam as tendências presentes em três ordens de processos: a deterioração ambiental e agravamento do quadro epidemiológico; as distorções da assistência à saúde, como conteúdo científico e como relação humana política; por último, o desequilíbrio crescente entre os custos econômicos que a coletividade enfrenta e os benefícios de saúde que os indivíduos recebem. Tendo em conta, ainda, a especificidade das relações mercantis no campo da saúde ao integrarem-se os interesses privados ao setor público.

> No campo da saúde, temos muito mais necessidade de cultura do que de mercadoria. Certamente, também há necessidade de tecnologias mais aperfeiçoadas, de novos produtos e aparelhamento, com objetivos diagnósticos, terapêuticos e preventivos. Mas nos arriscamos a entrar em uma espiral sem fim, de tecnologias cada vez mais dispendiosas e sofisticadas, de despesas sempre crescentes, de benefícios sanitários cada vez mais escassos e, em contrapartida, de danos iatrogênicos cada vez mais difundidos. Nesse campo há uma indústria em contínua expansão (BERLINGUER, 1988, p. 22).

Compreende-se, assim, que o imperativo das lutas direcionadas para Promoção da Saúde[21] situa-se além do sistema de saúde e, principalmente, efetiva-se sobre as condições de existência coletiva que geram os fenômenos mórbidos: "A capacidade de partir das exigências de saúde para mudar tudo que se lhe oponha é o verdadeiro jogo da reforma sanitária" (idem, p. 51).

A formação de uma "consciência sanitária" tornou-se um eixo das lutas pela saúde, tomando-se por base a consciência como produto social - como ação individual e coletiva para alcançar a saúde como direito da pessoa e interesse do coletivo. É assinalado que a socialização do conhecimento sobre o processo saúde e doença que afeta a população constitui-se como condição estratégica de realização da reforma. Logo, a apropriação do perfil epidemiológico pelas massas é concebida como ponto de partida, tendo em vista revelar a *condição coletiva das doenças e agravos*, havendo a apropriação da ciência (da saúde) na ação sanitária, sindical e política, enriquecendo a *ciência da luta de classes.* "Os trabalhadores tomam consciência das causas morbígenas, intervêm e se organizam para combatê-las" (BERLINGUER, 1983, p. 59), principalmente na relação trabalho-saúde como terreno mais adiantado às exigências de emancipação das classes trabalhadoras (BERLINGUER, 1978, p. 19).

Os pressupostos ideopolíticos das lutas pela saúde no Brasil alinham-se nesta perspectiva, no qual a concepção do processo saúde e doença ocupa posição essencial na transformação da saúde como objeto de investigação e intervenção. Este posicionamento remete a uma aproximação às bases da medicina social, como medicina socializada disseminada, principalmente, em contextos revolucionários em séculos anteriores (Revolução Francesa, Revolução de 1848) e momentos de reconstrução nacional no período após segunda guerra mundial.

> A Medicina Social tenta realizar uma ruptura com a postura ideológica da Medicina Preventiva e delimitar um objeto de estudo a partir do qual pudesse produzir conhecimentos que contribuíssem para uma prática transformadora. Trata-se de um discurso que procura a sua organicidade na contradição das classes sociais, assumindo uma posição diante dessas contradições na teoria (AROUCA, 2003, p. 150).

No Brasil, essas condições propiciaram o nascimento e o crescimento, no campo teórico e político, da *Saúde Coletiva*, impulsionada pela articulação da produção acadêmica com os movimentos sociais relacionados à saúde, com a presença de profissionais da saúde, em especial, os sanitaristas e setores populares, assentando-se na ampliação das conquistas democráticas e na direção de um novo projeto de sociedade. "O eixo central consiste na construção coletiva das condições para se ter saúde para todos – como um complexo de determinantes, irrealizável através da simples prevenção de riscos fatoriais e da modificação das atitudes individuais – e na construção social dos sistemas de saúde e formulação de política pública" (MEDEIROS, 2008, p. 151).[22]

A abordagem que privilegia a determinação estrutural na produção e distribuição da doença contestou o paradigma dominante da doença, seja como um processo biológico do indivíduo (conceito médico-clínico), seja como resultado do desequilíbrio na interação entre o hóspede e seu ambiente (conceito ecológico), correspondentes, respectivamente, à explicação monocausal – atualmente vista como improvável – ou a multicausalidade, por ser insuficiente para explicar o surgimento da doença.

Seguindo a crítica formulada por Arouca (2003), Laurell assinala a limitação da multicausalidade, em que predomina o nivelamento da causalidade a condição de "fatores de risco": "reside em sua redução da realidade complexa a uma série de fatores que não se distinguem em qualidade e cujo peso no aparecimento da doença é dado por sua distância dela" (1983, p. 154). Constituído como processo social e histórico, mas também biológico, que se manifesta na população, concebe-se o processo saúde-doença como o modo específico pelo qual ocorre "no grupo o processo biológico de desgaste e reprodução, destacando como momento particular a presença de um funcionamento biológico diferente com conseqüência para o desenvolvimento regular das atividades cotidianas, isto é, o surgimento da doença" (LAURELL, 1983, p. 151).

Nesse percurso teórico, é importante incluir os estudos iniciados na década de 60, destacando-se a contribuição de Juan César Garcia. Relacionam-se as determinações sociais no campo da saúde, cujas investigações centravam-se nas relações saúde-sociedade, no contexto das formações sociais latino-americanas, contribuindo para a consolidação de um pensamento social em saúde que rompia com o positivismo predominante no continente.

> A expansão desse debate promoveu o esboço de alternativas para o sistema de saúde e a política de saúde baseados nas necessidades de saúde. O fundamento direciona-se ao controle social dos trabalhadores sobre a riqueza social, objetivando as opções coletivas em saúde, contrapostas à apropriação privada desse excedente, constituindo-se num projeto mobilizador (MEDEIROS, 2008, p. 164).

Em síntese, as condições das lutas de classe abriram as possibilidades para a elaboração de uma produção oposta à perspectiva positivista ou fenomenológica, dominante até os anos 1970. Mesmo que seja marcada por problemas na apreensão da teoria crítica, reflexo das condições históricas, o patamar teórico-metodológico marxista incorporado apreende o movimento do objeto e suas tendências estruturais, constituído como totalidade. A saúde, substancialmente negada na formação capitalista, constitui-se num espaço social vital, e, portanto, essencial, estando postas as contradições que potencializam a apropriação teórica das determinações da saúde e as formas organizativas de luta.

A partir do final da década de 1980, há um consenso quanto à correlação de forças presente na política de saúde: na arena sanitária brasileira apresentam-se dois projetos em permanente tensão, cuja dinâmica consolidou a hegemonia do projeto neoliberal, como reciclagem conservadora do modelo médico-assistencial privatista, e se conformou a proposta da Reforma Sanitária brasileira, como processo de lutas pelo direito à saúde e pela construção do sistema de saúde universal e estatal, constituído na contestação às tendências privatistas no setor da saúde. Segundo Mendes, "por baixo do estridente e *aparentemente consensualizado* significante da reforma sanitária construiu-se, competentemente, o projeto conservador da saúde" (1999, p. 50) [grifo nosso].[23]

Não obstante algumas decisivas derrotas, a Constituição de 1988 expressa uma formulação historicamente inédita no País, adotando um padrão de política social universalista e integrando intersetorialmente o sistema de proteção social, englobando a Previdência, a Saúde e a Assistência Social. Pode-se afirmar que, no plano das reformas sociais ensaiadas no País, a Reforma Sanitária apresentou o maior avanço, ao iniciar um processo de profunda reestruturação político-administrativa do sistema de saúde, resultante de um significativo processo de lutas, consistindo no primeiro e mais adiantado exemplo de reforma no Estado brasileiro (MEDEIROS, 2008). Segundo Teixeira (1995), a Reforma Sanitária, como um processo de transformação nos âmbitos legal e institucional em relação à proteção à saúde dos cidadãos, "corresponde a um efetivo deslocamento de poder político em direção às classes populares, cuja expressão material se concretiza na busca do direito universal à saúde e na criação de um sistema de saúde sob a égide do Estado" (TEIXEIRA, 1995, p. 39).

Com a legislação do SUS, a saúde passa a ser considerada como direito fundamental do ser humano e o Estado como o responsável pela promoção destas condições ao seu pleno exercício:

> "A saúde é direito de todos e dever do Estado, garantido mediante políticas sociais e econômicas que visem à redução do risco de doença e de outros agravos e ao acesso universal e igualitário às ações e serviços para sua promoção, proteção e recuperação" (CF/ Art. 196).

O Art. 3º da Lei Orgânica da Saúde[24] incorporou a concepção do processo saúde-doença como processo social complexo e historicamente determinado ao declarar que os níveis de saúde da população é a expressão da organização social e econômica do País. Ainda neste Artigo afasta-se de uma concepção abstrata de bem-estar ao discorrer sobre as condições objetivas para produzir a saúde, considerando como determinantes e condicionantes, entre outros, a alimentação, a moradia, o saneamento básico, o meio ambiente, o trabalho, a renda, a educação, o transporte, o lazer e o acesso aos bens e serviços essenciais.

Concebe-se, portanto, a Reforma Sanitária brasileira, enquanto parte da construção de um projeto de hegemonia da classe trabalhadora, protagonizada pelos movimentos da saúde, inserida nas lutas de resistência democrática e consagrada no texto constitucional de 1988, que se defrontou com um movimento de *contrarreforma* sustentada em cortes orçamentários nas políticas de reprodução dos trabalhadores, e, sobretudo, mantendo a orientação para o mercado e à acumulação privada.

Não há uma quebra da hegemonia do projeto privatista nem do predomínio do enfoque curativo e medicalizante na produção dos serviços de saúde. Esta lógica de organização dos serviços expandiu-se para toda a rede, bloqueando o princípio de integralidade formulado.

Permanece atual a afirmação de Rodriguez Neto (2003) ao enfatizar que a prioridade orçamentária federal é nitidamente representada pela assistência médico-hospitalar, em detrimento criminoso das ações de promoção e proteção da saúde. Ressaltando que é neste segmento assistencial que o setor privado firma seus interesses.

3.1 Bases histórico-conceituais da reforma sanitária brasileira em questão: avanços da pós-modernidade e da onda conservadora liberal

As mudanças decorrentes do processo de reestruturação capitalista, no final do século XX, impuseram um retrocesso nas condições concretas de existência dos trabalhadores assim como nas condições organizativas dos movimentos da saúde. A despolitização, como uma estratégia burguesa, restringiu o debate às medidas racionalizadoras – prevalece a receita: *reformismo para conservar*. A correlação de forças transforma o conformismo em senso comum ou em corporativismo bem-comportado (CAMPOS, 1991).

> É inegável, entre parcelas significativas dos profissionais da saúde, a existência de um padrão generalizado de resistência à mudança dos modos de funcionamento dos serviços de saúde, expresso tanto por posturas profissionais inadequadas como por movimentos políticos de contra-reforma. E não há como construir um projeto de reforma sanitária sem a compreensão teórica deste tipo de fenômeno e sem a construção de propostas capazes de alterar o principal sentido da resultante deste movimento: uma seta que ainda aponta para a direita. (CAMPOS, 1991, p. 163)

Dentre essas ameaças de desmantelamento da Reforma Sanitária, provenientes do contexto de ofensiva capitalista, insere-se uma dimensão fundamental relativa ao *afastamento* dos pressupostos ideopolíticos que imprimiram radicalidade aos objetivos e direção ao Movimento da Saúde.[25] Por sua vez, a partir dos anos 1980, a revisão das categorias teóricas althusserianas presente no legado teórico que havia conduzido a uma visão rígida e unilateral, manteve o afastamento de uma apropriação ontológica do pensamento de Marx.

A crítica ao estruturalismo desenvolveu-se promovendo a aproximação à concepção pós-moderna, por considerá-la capaz de aproximar-se do objeto de estudo – o processo saúde-doença e suas múltiplas determinações, valorizando a subjetividade, a cultura. O avanço das abordagens no campo das ciências sociais em saúde é marcado pela diversidade de referenciais teóricos, sendo citados trabalhos subsidiados em Bourdieu, Habermas, Foucault, Geertz (NUNES, 1999, p. 163).

Segundo Nunes (1999), as perspectivas teóricas recentes contemplam novas tendências na produção teórico-metodológica no campo da saúde. Em relação às políticas de saúde proclamou-se a crise dos modelos clássicos, indicando os limites do marxismo estrutural-funcional, responsáveis por análises restritas, por seu alto grau de generalidade e abstração, pela sujeição do político ao econômico. A preocupação reside na articulação da dimensão macro e microssocial, associada ao resgate do significado dos atores coletivos e de novas identidades.

> Ao reduzir a análise aos níveis estruturais, acaba-se condicionando as mudanças e as inovações políticas às transformações meta-históricas e, ao reduzir o impasse a uma relação entre Estado e Classes Populares, deixa de lado um complexo acordo de interesses e formas organizacionais assumidas pelos setores políticos. Reinterpretar as políticas de saúde é recuperá-las no plano das relações entre sujeitos sociais. (NUNES, 1999, p. 164)

Disseminou-se uma crítica ao paradigma, considerado por Bodstein, ainda dominante na análise das políticas de saúde, atentando-se para os "limites do alcance explicativo dos modelos teóricos excessivamente generalizantes e, por outro lado, dar maior ênfase ao processo de formação e de ação de sujeitos e atores coletivos, em detrimento de abordagens estruturalizantes" (BODSTEIN, 1992, p. 01).

Esse debate pretende alargar os esquemas explicativos e diversificar as questões e objetos de investigação. Portanto, os novos marcos conceituais criticam o atrelamento da análise aos níveis estruturais por condicionar as mudanças e inovações políticas a transformações meta-políticas, à derrubada do Estado ou a derrocada do sistema: "O que se postula é a necessidade de se recuperar as políticas sociais e de saúde enquanto relações entre sujeitos sociais. Dificilmente essa análise pode se esgotar num nível macrossociológico." (BODSTEIN, 1992, p. 09)

Constata-se que a necessária crítica ao determinismo da teoria althusseriana desdobrou-se na negação das categorias trabalho e classe: "os sujeitos sociais se definem não a partir de suas posições prévias na estrutura social, mas a partir das identidades e interesses que se constituem na prática política, no próprio processo de conflito" (BODSTEIN, 1992, p. 09).

Na abordagem de Minayo (2000), ressaltou-se o campo das representações sociais – enquanto senso comum, concepções e visões de mundo sobre saúde-doença – podendo ser pesquisado em três orientações: a saúde-doença como expressão social e individual, como expressão de contradições sociais e como campo de luta política, privilegiando uma dimensão cultural à análise, acompanhada da crítica à adoção de "teorias de cunho totalizante".

> Ante uma "crise de explicação", os pesquisadores passaram a adotar referências teóricas que enfatizaram a constituição das identidades, valorizam a subjetividade, o imaginário e os fenômenos da cultura, *em si mesmos*, ou como instâncias mediadoras entre as estruturas/sistemas e a ação social. Ressalta, ainda, como o recurso à análise das práticas

> discursivas trouxe contribuições importantes aos estudos histórico-sociais em saúde (FERREIRA apud NUNES, 1999, p. 165). (grifo nosso)

Assim, a Saúde Coletiva é apresentada como um campo de práticas multifacetadas (sociais/políticas/econômicas/biotécnicas/educacionais), no qual não há esferas de determinação e subordinação. "A Saúde Coletiva expressaria hoje a organização de um amplo e criativo *diálogo multifásico* que articulou dimensões dos discursos da Saúde Pública e da Medicina Social" (TAMBELLINI apud AROUCA, 2003, p. 54).

Vê-se, assim, que essa perspectiva possibilita e contribui com a análise das determinações interdependentes do processo saúde-doença, um processo constituído por complexos, no entanto, ao retirar a sua articulação numa totalidade da mesma forma complexa, retira o fundamento que permite o desvendamento e a transformação radical da realidade.

Nogueira (2003) acentua que os temas como subjetividade, ética e autonomia individual que ganharam espaço, vinculam-se ao combate às tendências mais cruéis do "neocapitalismo globalizado". Portanto, assinala a riqueza dessas abordagens quando reafirmam que *não* há oposição entre a visão individual e coletiva do processo saúde-doença, na qual "a emergência de uma compreensão que abraça noções denotativas de individualidade e subjetividade não deveria obscurecer a dimensão social da saúde." (apud AROUCA, 2003, p. 181)

Entretanto, a propagação da onda conservadora condicionou um retorno a uma visão individualista e liberal correspondente à racionalidade na saúde, apoiada na avaliação de grupos de risco, fatores de risco e comportamentos de risco que dominam o cenário de prevenção e Promoção da Saúde, tornando mais eficientes os gastos realizados no sistema de saúde.

A pregação de "hábitos saudáveis" resulta na responsabilização do indivíduo por cada aspecto de sua vida, a medicina promotora faz valer a mesma normalização educativa que se fazia presente na disciplina clássica da higiene do final do século XIX e começo do século XX. A medicina promotora constitui um projeto similar de medicalização da totalidade da existência humana e não só da dimensão da doença; uma medicalização que pode dispensar o médico, pois tem a capacidade de moldar a seus propósitos a cultura cientificista contemporânea, afetando diretamente o modo como as pessoas cuidam de seu corpo e de sua saúde (Nogueira, 2003). De caráter ambíguo, a ênfase dada a cada fator de risco, vem acompanhada da noção de responsabilização individual e de uma acepção moral, culpabilizando-o. As campanhas de Promoção da Saúde parecem ser tão mais eficazes quanto mais a multicausalidade possa ser obscurecida para os leigos.

Aqui reaparece o individualismo liberal que insinua que cada indivíduo é, em última instância, responsável pelo seu estado de saúde e pelas enfermidades que lhe acometem. (NOGUEIRA, 2003, p. 175-182). Nesta perspectiva, a promoção de novas atitudes perante a saúde, de maneira generalizada na sociedade, depende em demasia de uma adequada utilização dos canais de comunicação de massa e de alguns meios tecnológicos de educação para a saúde, fazendo parte do bloco hegemônico dominante.

> [Na proposta de medicina promotora] concentram-se esforços na utilização de uma infraestrutura universalizada de produção e difusão de conhecimentos científicos que se estabelece como a suprema autoridade sobre o bem e o mal para saúde de cada um e para a própria existência humana,

> fazendo da noção de risco em saúde o epicentro em torno do qual gravitam as normas de conduta que prescreve (NOGUEIRA, 2003, p. 178).

A ultrapassagem dessa proposição de Promoção da Saúde exige o reconhecimento da força do seu impacto nas produções teóricas e nas práticas de saúde, em especial, no debate e proposições da política atual de Promoção da Saúde. É necessário entender que os limites em que esta proposição está circunscrita significa um retrocesso capaz de impulsionar o desmoronamento do sistema de saúde público e universal, visto que remete a cada pessoa, família ou grupo, a responsabilidade pelas condições de adoecimento, baseando-se no individualismo liberal.

Assim, bem como é necessário reconhecer a limitação da compreensão do processo saúde e doença como uma rede de fatores determinantes, assinalando-lhes uma condição linear e homogênea, detentoras de peso equivalentes na gênese das doenças. Esta compreensão conduz a uma visão mecanicista e reducionista ao distanciar-se da causalidade estrutural das condições de existência humana e da desigualdade, levando a adoção de estratégias incapazes de tornar o sistema de saúde espaço de produção social da saúde.

CONSIDERAÇÕES FINAIS

Um ponto crucial que oferece densidade às concepções de saúde e, consequentemente, à dimensão da Promoção da Saúde e ao modelo de assistência à saúde proposto, é a compreensão e o nível de abrangência dado aos determinantes da saúde. A forma de explicar estes determinantes conduz às distintas propostas para seu enfrentamento. Nota-se que a restrição ou ampliação da concepção de saúde e de seus determinantes tem implicações na abrangência das estratégias de Promoção da Saúde e impactos nos modelos de assistência à saúde, ou seja, na forma de organização dos serviços e práticas de saúde.

Neste artigo analisaram-se como estas correntes aproximaram-se ou distanciaram-se da abordagem crítica da relação entre saúde, sociedade e Estado no percurso de constituição da Reforma Sanitária brasileira. Ressalta-se que há, no contexto de lutas contra a ditadura e de crítica ao modelo preventivista e no contexto latino-americano, um deslocamento destas distintas correntes para a tradição da medicina social, adotando-se posição mais inovadora e crítica que as que deram sustentação às referidas conferências internacionais.

O Movimento da Reforma Sanitária abordou a determinação histórica e social do processo saúde e doença, como "o eixo estratégico no qual se assentam os objetivos fundamentais na luta pelo direito à saúde e pela construção do sistema de saúde universal, situado em espaço estratégico de construção de um projeto hegemônico" (MEDEIROS, 2008, p. 156).

As contribuições teóricas aproximadas da abordagem histórico-dialética tiveram um papel inovador e pioneiro, constituindo-se as bases do pensamento social em saúde. Este universo categorial privilegiou a análise do processo saúde-doença no terreno das desigualdades e antagonismos classistas, ao remetê-lo às condições concretas de reprodução dos trabalhadores no capitalismo, tendo, assim, acentuada a politização da política social pública, no âmbito da saúde, alinhou-se a um projeto anticapitalista, referenciado por uma prospecção socialista.

No enfrentamento à onda conservadora situa-se a defesa e retomada do acervo teórico, ideológico e político construído nas três últimas décadas do século XX e norteador das lutas pela saúde.

Permanece como desafio imperioso o aprofundamento da saúde--doença como processo social, alicerce da Reforma Sanitária italiana e brasileira, no contexto de reducionismo desta determinação a fatores de risco e incorporação do paradigma da multicausalidade.

Capistrano Filho e outros autores (1986) indicam na coletânea "Há o que fazer", no contexto da Nova República, que o "determinante é a nossa capacidade de fazer política e dar coletivamente respostas aos problemas que afligem o povo brasileiro". Nesta direção, a construção da Agenda para a Saúde da Frente Nacional contra a Privatização da Saúde[26] possui como um dos eixos estruturantes a determinação social do processo saúde e doença, situado no contexto mais amplo das desigualdades sociais; seguidos de outros: Gestão e financiamento da rede pública estatal de serviços de saúde; Modelo assistencial que garanta o acesso universal com serviços de qualidade, priorizando a atenção básica com retaguarda na média e alta complexidade; Política de Valorização do Trabalhador da Saúde e Efetivação do Controle Social. [27]

Sabendo-se que a realização plena desta reforma é impossível na sociedade movida pela exploração do trabalho e desigualdades sociais, claramente expressas nas desiguais condições de adoecimento e morte, os desafios estratégicos da Reforma Sanitária brasileira consistem em ousar trazer apontamentos para as lutas dos trabalhadores na construção da saúde concebida como resultado das condições de vida e que exige um sistema público estatal[28] e universal. Lutas para assegurar que o SUS se constitua (e ele tem sido) um instrumento, enquanto política social, capaz de proporcionar à população brasileira melhoria nas suas condições de existência e qualidade de vida.

REFERÊNCIAS

AROUCA, Sérgio *O dilema preventivista: Contribuição para compreensão e crítica da Medicina Preventiva*. São Paulo: Editora UNESP; Rio de Janeiro: Editora FIOCRUZ, 2003.

BANCO MUNDIAL. Banco Internacional de Reconstrução e Desenvolvimento. *Relatório sobre Desenvolvimento Mundial*: Equidade e Desenvolvimento, 2006.

BERLINGUER, Giovanni. Uma reforma para a saúde. In: BERLINGUER, Giovanni et all *Reforma Sanitária: Itália e Brasil* São Paulo: CEBES: Hucitec, 1988. pp. 01-106

__ *Medicina e política*. São Paulo: CEBES: Hucitec, 1978.

BODSTEIN, Regina Cele de A. Ciências Sociais e Saúde Coletiva: novas questões, novas abordagens *Cadernos de Saúde Pública* v. 8 nº. 2 Rio de Janeiro abr./jun. 1992.

BRASIL. MINISTÉRIO DA SAÚDE. Secretaria de Vigilância em Saúde. Secretaria de Atenção à Saúde. *Plano Nacional de Promoção da Saúde*. 2 ed. Brasília: Ministério da Saúde, 2006. (Série B. Textos Básicos de Saúde) (Série Pactos pela Saúde; v. 7)

__ Lei º. 8.080 de 19 de setembro de 1990. Dispõe sobre as condições para a promoção, proteção e recuperação da saúde, da organização e funcionamento dos serviços correspondentes e dá outras providências (Lei Orgânica da Saúde).

__ Senado Federal. *Constituição 1988*. Constituição da República Federativa do Brasil, 1988.

__ MINISTÉRIO DA SAÚDE. *Anais da 8ª Conferência Nacional de Saúde.* Brasília: Centro de Documentação do Ministério da Saúde, 1987.

__ MINISTÉRIO DA SAÚDE. *8ª Conferência Nacional de Saúde – Relatório Final:* 17 a 21 de março de 1986. Brasília: Centro de Documentação do Ministério da Saúde, 1987.

BUSS, Paulo Marchiori. Uma introdução ao conceito de Promoção da Saúde. In: CZERESNIA, Dina & FREITAS, Carlos Machado de. (Orgs.) *Promoção da Saúde: conceitos, reflexões, tendências.* Rio de Janeiro, Editora Fiocruz, 2009.

BRAVO, Maria Inês Souza. MENEZES, Juliana Souza Bravo (orgs.) *Cadernos de Saúde* Saúde na atualidade: por um sistema único de saúde estatal, universal, gratuito e de qualidade. Rio de Janeiro: UERJ, Rede Sirius, 2011.

BRAVO, Maria Inês de Souza. CORREIA, Maria Valéria Costa. Desafios do Controle Social na atualidade. In: *Serviço Social e Sociedade*, n. 109, p. 126-150. São Paulo: Cortez Editora, jan./mar. 2012.

CAMPOS, Gastão Wagner de Sousa. *A saúde pública e a defesa da vida* São Paulo: Hucitec,1991. (Coleção Saúde em Debate; 37)

CAPISTRANO FILHO, David et al (orgs.) *Há o que fazer: A esquerda na Nova República.* São Paulo: Hucitec, 1986.

CASTELO, Rodrigo. O novo-desenvolvimentismo e a decadência ideológica do estruturalismo latino-americano. In: CASTELO, Rodrigo (org.) Encruzilhadas da América Latina no século XXI. Rio de Janeiro: Pão e Rosas, 2010.

CARTA DE OTTAWA. Primeira Conferência Internacional sobre Promoção da Saúde, Ottawa, 1986.

CARTA DE BANGKOK. Sexta Conferência Internacional sobre Promoção da Saúde, Bangkok, 2005.

CARVALHO, Sérgio Resende Os múltiplos sentidos da categoria "*empowerment*" no projeto de Promoção à Saúde Cad. Saúde Pública, Rio de Janeiro, 20(4):1088-1095, jul-ago, 2004.

CORREIA, Maria Valéria Costa. O Conselho Nacional de Saúde e os rumos da política de saúde brasileira: mecanismo de controle social frente às condicionalidades dos organismos financeiros internacionais. Tese (Doutorado em Serviço Social) Pós-Graduação em Serviço Social da Universidade Federal de Pernambuco, Recife, 2005, 342f.

__.A saúde no contexto da crise contemporânea do capital: o Banco Mundial e as tendências da contrarreforma na política de saúde brasileira. In: Temporalis. Revista da Associação brasileira de ensino e pesquisa em Serviço Social – ABEPSS/ Política de Saúde e Serviço Social: impasses e desafios. Ano I, n.1. São Luiz: ABEPSS, 2007.

__.Por que ser contra aos novos modelos de gestão do SUS? *Cadernos de Saúde.* Saúde na atualidade: por um Sistema Único de Saúde estatal universal, gratuito e de qualidade. Organizadoras, Maria Inês Souza Bravo, Juliana Souza Bravo de Menezes. 1ª Ed, p. 43-49 Rio de Janeiro: UERJ. Rede Sirius, 2011.

COSTA, Maria Dalva Horácio da. *A intrínseca relação entre intersetorialidade e Promoção da Saúde*

CZERESNIA, Dina. O conceito de saúde e a diferença entre prevenção e promoção. In: CZERESNIA, Dina & FREITAS, Carlos Machado de. (Orgs.) *Promoção da Saúde: conceitos, reflexões, tendências*. Rio de Janeiro, Editora Fiocruz, 2009.

COMISSÃO NACIONAL sobre Determinantes Sociais de Saúde. *As causas sociais das iniquidades em saúde no Brasil*. Relatório Final. Fiocruz, Rio de Janeiro, 2008.

DECLARAÇÃO DE ADELAIDE. Segunda Conferência Internacional sobre Promoção da Saúde, 1988, Adelaide.

DECLARAÇÃO DE SUNDSVALL. Terceira Conferência Internacional de Promoção da Saúde, 1991, Sundsvall.

DECLARAÇÃO DE JACARTA sobre Promoção da Saúde. Quarta Conferência Internacional sobre Promoção da Saúde, 1988, Jacarta.

DECLARAÇÃO DO MÉXICO. Quinta Conferência Internacional sobre Promoção da Saúde, 2000, México.

DONNANGELO, Maria Cecília F. Pereira, Luiz *Saúde e sociedade.* São Paulo:Duas Cidades, 1976.

ESCOREL, Sarah *Reviravolta na saúde: origem e articulação do movimento sanitário* Rio de Janeiro: Fiocruz, 1998.

__. Os dilemas da equidade em saúde: aspectos conceituais. www.opas.org.br/servico/Arquivos/Sala3310 Brasília: OPAS. 2001.

FREITAS, Carlos Machado de. A vigilância da saúde para a Promoção da Saúde. In: CZERESNIA, Dina & FREITAS, Carlos Machado de. (Orgs.) *Promoção da Saúde: conceitos, reflexões, tendências*. Rio de Janeiro, Editora Fiocruz, 2009.

LAUREL, Asa Cristina *A saúde-doença como processo social* In NUNES, Everaldo Duarte *Medicina Social: Aspectos históricos e teóricos.* São Paulo: Global, 1983. p. 133-158

MEDEIROS, Silvana Márcia Andrade. *Direção das lutas dos trabalhadores:* o caso da Reforma Sanitária brasileira. Tese de Doutorado da Universidade Federal de Pernambuco. Departamento de Serviço Social, Recife, 2008.

MENDES, Eugênio Vilaça. As políticas de saúde no Brasil nos anos 80: a confirmação da reforma sanitária e a confrontação da hegemonia do projeto neoliberal In MENDES, Eugênio Vilaça (org.) *Distrito Sanitário:* O processo social de mudança das práticas sanitárias do Sistema Único de Saúde. 3ª. ed.HUCITEC-ABRASCO, 1999. pp. 19-91

__. *Uma agenda para a saúde.* São Paulo: HUCITEC, 1996.

MINAYO, Maria Cecília de Souza *O desafio do conhecimento: pesquisa qualitativa em saúde.* 7ª. ed. São Paulo: Hucitec; Rio de Janeiro: Abrasco, 2000. (Coleção Saúde em Debate; 46)

NOGUEIRA, Roberto Passos Da medicina preventiva à medicina promotora. In: AROUCA, Sérgio *O dilema preventivista: Contribuição para compreensão e crítica da Medicina Preventiva.* São Paulo: Editora UNESP; Rio de Janeiro: Editora FIOCRUZ, 2003.

NOGUEIRA, Roberto Passos. Determinantes, determinação e determinismos sociais. In: Saúde em Debate. Revista do Centro Brasileiro de Estudos de Saúde. Rio de Janeiro, v. 33, nº 83, set./dez. 2009.

NUNES, Everaldo Duarte *Sobre a sociologia da saúde: Origens e desenvolvimento.* São Paulo: Hucitec, 1999. (Coleção Saúde em Debate; 128).

ORGANIZAÇÃO MUNDIAL DA SAÚDE. *Declaração de Alma-Ata,* 1978.

PAIM, Jairnilson Silva. Vigilância da Saúde: dos modelos assistenciais para a Promoção da Saúde. In: CZERESNIA, Dina & FREITAS, Carlos Machado de. (Orgs.) *Promoção da Saúde: conceitos, reflexões, tendências*. Rio de Janeiro, Editora Fiocruz, 2009.

PIVETTA, Fátima & PORTO, Marcelo Firpo de Souza. Por uma Promoção da Saúde emancipatória em territórios urbanos vulneráveis. In: CZERESNIA, Dina & FREITAS, Carlos Machado de. (Orgs.) *Promoção da Saúde: conceitos, reflexões, tendências*. Rio de Janeiro, Editora Fiocruz, 2009.

RODRIGUEZ NETO, Eleutério. *Saúde: Promessas e limites da Constituição.* Rio de Janeiro: Editora FIOCRUZ, 2003.

TAMBELLINI, Anamaria Testa. Questões introdutórias: razões, significados e afetos – expressões do "dilema preventista", então e agora In:AROUCA, Sérgio *O dilema preventivista: Contribuição para compreensão e crítica da Medicina Preventiva.* São Paulo: Editora UNESP; Rio de Janeiro: Editora FIOCRUZ, 2003.

TEIXEIRA, Sonia Fleury.(org.) *Reforma sanitária: em busca de uma teoria.* 2ª. ed., São Paulo: Cortez: ABRASCO,1995.

VASCONCELOS, Kathleen Elane Leal; SCHMALLER, Valdilene Viana. *Promoção da Saúde: considerações ideopolíticas e conceituais.* Inxxxxxxxxxxxxxxxxxx, 2012.

WESTPHAL, Marcia Faria Promoção da Saúde e prevenção de doenças In: CAMPOS, Gastão Wagner de Sousa [et al.] *Tratado de Saúde Coletiva* São Paulo: Hucitec; Rio de Janeiro: Fiocruz, 2006.

NOTAS

1 Assistente Social e professora adjunta da Graduação e da Pós-Graduação da Faculdade de Serviço Social da Universidade Federal de Alagoas - UFAL. Coordenadora do Grupo de Pesquisa e Extensão Políticas Públicas, Controle Social e Movimentos Sociais/UFAL. Pós-Doutora em Serviço Social pela Universidade do Estado do Rio de Janeiro – UERJ. Membro do Observatório Políticas Públicas e Lutas Sociais – POLUS.

2 Assistente Social e professora adjunta do Curso de Serviço Social na Unidade Educacional de Palmeira dos Índios / UFAL. Doutora em Serviço Social pela UFPE. Membro do Observatório Políticas Públicas e Lutas Sociais – POLUS.

3 No início do século XX, a expressão Promoção da Saúde foi empregada por Winslow (1920, apud BUSS, 2009, p.21) ao definir a saúde pública. Este autor afirmou que "a Promoção da Saúde é um esforço da comunidade organizada para alcançar políticas que melhorem as condições de saúde da população e os programas educativos para que o indivíduo melhore sua saúde pessoal, assim como para o desenvolvimento de uma 'maquinaria social' que assegure a todos os níveis de vida adequados para a manutenção e o melhoramento da saúde" (WINSLOW, 1920, p.23 apud BUSS, 2009, p.21). Na década de 1940, Sigerist (1946 apud BUSS, 2009) se refere ao termo Promoção da Saúde como uma das quatro tarefas essenciais da medicina, além da prevenção de doenças, da recuperação dos enfermos e da reabilitação. Asseverou que "a saúde se promove proporcionando condições de vida decentes, boas condições de trabalho, educação, cultura física e formas de lazer e descanso" (SIGERIST, 1946, p. 19 apud BUSS, 2009, p.21).

4 Vasconcelos e Schmaller (2012) apresentam algumas nuances de tal conceito.

5 Nome do então assessor do Ministro da Saúde do Canadá. O título do

documento é "Uma nova perspectiva sobre a saúde dos canadenses."

6 A Conferência Internacional sobre Cuidados Primários de Saúde, realizada em Alma-Ata, no Cazaquistão, antiga União Soviética, foi a primeira conferência internacional a tratar dos determinantes da saúde (e proclamar a "saúde como direito para todos") e a segunda foi a de Ottawa. É importante retomar a análise de Mendes (1999, p. 26) sobre a "coincidência entre a proposta internacional dos cuidados primários, acordada em Alma-Ata, em 1978, e a necessidade de desenvolver e expandir uma modalidade assistencial de baixo custo para os contingentes populacionais excluídos pelo modelo assistencial privatista, especialmente os que viviam nas periferias das cidades e nas zonas rurais". O autor confirma a importância da proposta de atenção primária em saúde e os impactos positivos sobre a organização dos serviços e os níveis de saúde, mas evidencia o início do desenvolvimento no Brasil de uma proposta da atenção primária seletiva, "concebida na sua concepção estreita de um programa, executada com recursos marginais, dirigidos a populações marginalizadas de regiões marginalizadas através da oferta de tecnologias simples e baratas, providas por pessoal de baixa qualificação profissional, sem possibilidades de referência a níveis de maior complexidade tecnológica, incluindo a retórica da participação comunitária" (MENDES, 1999, p.26).

7 Conceito de Saúde apresentado pela OMS, em 1948, e propagado intensamente entre os profissionais do setor saúde.

8 Realizada na Austrália, em 1988, foi a II Conferência Internacional sobre Promoção da Saúde. Teve como tema central as políticas voltadas para a saúde (políticas saudáveis), "manteve a direção já estabelecida nas Conferências de Alma-Ata e Ottawa" (DECLARAÇÃO DE ADELAIDE, 1988).

9 Sobre a relação entre Promoção da Saúde e intersetorialidade, ver Costa (2012).

10 Faz parte da sequência de eventos que começaram com o compromisso da OMS de atingir as metas de Saúde Para Todos no Ano 2000 (1977). Esta decisão foi seguida pela Conferência Internacional sobre Cuidados Primários de Saúde, da UNICEF/OMS, em Alma-Ata (1978), e pela Primeira Conferência Internacional sobre Promoção da Saúde nos Países Industrializados (Ottawa, 1986). Encontros subsequentes sobre Políticas Públicas Saudáveis (Adelaide, 1988) e a Convocação para a Ação: Promoção da Saúde

nos Países em Desenvolvimento (Genebra, 1989) clarificam a relevância e o significado da Promoção da Saúde (DECLARAÇÃO DE SUNDSVAL, 1991).

11 Westphal (2006) assinala a incorporação das propostas da Promoção da Saúde na Conferência Internacional de Meio Ambiente (Brasil, 1992) – ECO 92, fórum internacional que teve a participação do conjunto de movimentos sociais ambientalistas.

12 A Declaração de Jacarta sobre Promoção da Saúde (1988) destaca que quase 20 anos se passaram desde que os estados-membros da Organização Mundial da Saúde, através da Declaração de Alma-Ata, assumiram um compromisso ambicioso para com uma estratégia mundial de Saúde para Todos no Ano 2000, e para com os princípios de atendimento primário à saúde. Conferências e reuniões internacionais subseqüentes têm deixado ainda mais clara a relevância e o significado das principais estratégias em Promoção da Saúde, incluindo políticas públicas positivas (Adelaide, 1988) e meio ambientes favoráveis à saúde (Sundsvall, 1991).

13 A consolidação do Banco Mundial na orientação das políticas de saúde em nível internacional aconteceu com a publicação do Relatório sobre o Desenvolvimento Mundial de 1993: Investindo em Saúde, cujo eixo das propostas está fundamentado na política liberal em consonância com o recomendado pelo Consenso de Washington (CORREIA, 2007).

14 Este autor afirma que em termos políticos, os novo-desenvolvimentistas, ao se guiarem pelo conceito de equidade social, defendem a promoção da igualdade de oportunidades entre os indivíduos via educação [...] supõem a competição eterna dos indivíduos no mercado de trabalho, como se a condição assalariada do trabalhador fosse algo natural e não construída socialmente [...] Assim, naturaliza-se o que deveria ser historicizado, procedimento típico da economia tradicional, seja clássica ou vulgar (CASTELO, 2010, p. 202).

15 Inicialmente, a Promoção da Saúde foi alocada na Secretaria de Políticas de Saúde do Ministério da Saúde, atualmente está sob a responsabilidade da Secretaria de Vigilância em Saúde, que instituiu a Política Nacional de Promoção da Saúde. Para o biênio 2006-2007 foram priorizadas as ações voltadas à divulgação e implementação da referida política: alimentação saudável, prática corporal e atividade física, controle do tabagismo, redução de

morbidade decorrentes do uso abusivo de álcool e drogas, redução de morbimortalidade por acidentes de trânsito, prevenção da violência e estímulo à cultura da paz, promoção do desenvolvimento saudável. Não houve novas alterações nos anos posteriores.

16 A Comissão Nacional sobre Determinantes Sociais da Saúde constituída, em 2006, por dezesseis personalidades da vida civil, científica, cultural e empresarial do país, apresentou, em 2008, o Relatório Final, no qual foi incluído recomendações para intervenção sobre os determinantes sociais em saúde, referendados nas Conferências Internacionais de Promoção da Saúde realizadas entre 1986 e 1997, destacando-se a Carta de Ottawa (RELATÓRIO FINAL. Comissão Nacional sobre Determinantes Sociais da Saúde, 2008).

17 Em relação à equidade, Escorel (2001) destaca que não é uma categoria utilizada no discurso do movimento sanitário, não fez parte do Relatório Final da 8ª Conferência Nacional de Saúde e não está plasmada em lei, exceto como equidade no acesso. Afirma que o princípio de igualdade de assistência à saúde é que está inscrito na Constituição e na Lei Orgânica de Saúde, "que se desdobra na universalização de acesso aos serviços de saúde em todos os níveis de assistência (Brasil, Lei 8080). Universal e igualitário foram os dois conceitos chaves nestes textos legais" (ESCOREL, 2001, p. 17). A autora ressalta que apenas "em textos posteriores o princípio da equidade é introduzido, ou melhor, transborda do acesso aos serviços de saúde para princípio orientador das políticas" (ESCOREL, 2001, p. 01).

18 *Reviravolta da Saúde* é uma expressão utilizada por Escorel (1998) para intitular sua obra sobre a origem e articulação do Movimento Sanitário: "*Reviravolta da Saúde* é o nome dado ao estudo das lutas sociais e dos seus fundamentos na história recente da saúde no Brasil" (p. 09).

19 Essas investigações e produções teóricas – articuladas à perspectiva histórico-dialética e vitalizadas pela efervescência do movimento operário e do movimento popular –, contribuíram para a construção de uma teoria social da saúde no Brasil que, entre 1975 e 1979, passou a ter expressão nacional, impulsionando o avanço do *Projeto de Reforma Sanitária*. Pela repercussão nas produções posteriores, destaca-se as contribuições teóricas de Cecília Donnangelo (*Saúde e Sociedade,* em 1976) e Sérgio Arouca (*O Dilema Preventivista,* em 1975) (MEDEIROS, 2008).

20 O médico militante comunista Giovanni Berlinguer dimensiona a Pro-

moção da Saúde: "a Reforma Sanitária requer um tal esforço de coerência, de tenacidade renovadora, de direção política. [...] Não é apenas constituída de normas processuais, de decretos, de mudanças institucionais. Deve ser um processo de participação popular na *Promoção da Saúde* que envolve milhões de cidadãos; deve impor mudanças sociais, ambientais e comportamentais que tornem a existência mais saudável; deve mobilizar dezenas de milhares de conselheiros de regiões, de província, de municípios, de circunscrições, de quadros de movimentos sindicais, femininos, cooperativos, juvenis e milhares de assessores e de prefeitos; deve transformar a atividade cotidiana de médicos, técnicos e enfermeiros" (BERLINGUER, 1988, p. 02-03). [Grifo Nosso]

21 Outro ângulo da análise sobre as aproximações e resistências do Movimento de Reforma Sanitária em relação à Promoção da Saúde pode ser visto em Vasconcelos e Schmaller (2012).

22 Nesse debate sustentado no campo de conhecimento e intervenção da Saúde Coletiva, não há referências às concepções de Promoção da Saúde disseminadas pelas Conferências Internacionais de Promoção da Saúde.

23 O autor sintetiza o desafio posto na trajetória paradoxal das políticas de saúde no Brasil, nos anos 80, "de um lado, impulsionadas pelo projeto da reforma sanitária, inscreveram-se nos textos jurídico-legais mandamentos inspirados no modelo institucional-redistributivo e, de outro, obedecendo às tendências estruturais organizadas pelo projeto neoliberal, concretizaram-se práticas sociais derivadas do modelo residual" (MENDES, 1999, p. 82).

24 Lei 8.080/90.

25 Escorel (1998) assinala que o segmento que deu origem ao Movimento Sanitário, a vertente da academia, passa a abandonar uma prática teórica vinculada à prática política do Movimento.

26 A Frente Nacional contra a Privatização da Saúde composta por diversas entidades, movimentos sociais, fóruns de saúde, centrais sindicais, sindicatos, partidos políticos e projetos universitários tem por objetivo defender o SUS público, estatal, gratuito e para todos, e lutar contra a privatização da saúde e pela Reforma Sanitária formulada nos anos 1980 (Agenda para a Saúde formulada pela Frente Nacional contra a Privatização da Saúde IN BRAVO, MENEZES, 2011). Esta Frente retoma como fonte unificadora de lutas, a mesma motivação que deu sustentação às lutas travadas pelo Movimento Sa-

nitário nos anos 1980: o combate à privatização da saúde, a partir do entendimento do processo mais amplo em que estão imersas as causas da negação da efetivação do direito universal à saúde e do desmonte do SUS.

27 A questão principal da Frente e dos Fóruns estaduais e municipais é a defesa intransigente do caráter público estatal da saúde, com investimento público na ampliação da rede pública de serviços. O caminho estratégico é conduzir uma ruptura com as bases privadas do setor público de saúde, pressupostos que se opõem à redução da atuação do Estado e à regulação da saúde pelo mercado (BRAVO, CORREIA, 2012).

28 De acordo com o Relatório Final da 8ª Conferência Nacional de Saúde "o principal objetivo a ser alcançado é o Sistema Único de Saúde, com expansão e fortalecimento do setor estatal em níveis federal, estadual e municipal, tendo como meta uma progressiva estatização do setor. [...] O setor privado será subordinado ao papel diretivo da ação estatal nesse setor, garantindo o controle dos usuários através dos seus segmentos organizados. Com o objetivo de garantir a prestação de serviços à população, deverá ser considerada a possibilidade de expropriação dos estabelecimentos privados nos casos de inobservância das normas estabelecidas pelo setor público" (RELATÓRIO FINAL. 8ª CNS, 1986, p.12).

A intrínseca relação entre intersetorialidade e Promoção da Saúde

Maria Dalva Horácio da Costa

1 INTRODUÇÃO

Neste texto aborda-se a intrínseca relação entre intersetorialidade e Promoção da Saúde. Parte-se da premissa de que a introdução do debate e da perspectiva da Promoção da Saúde (PS), no Brasil, tem se colocado, cada vez mais, associado à necessidade de articulação intersetorial, nos permitindo afirmar que a intersetorialidade é condição para a efetivação da promoção em saúde.

Assim, o objetivo deste artigo é refletir acerca da imbricada relação entre o conceito ampliado de saúde e a concepção de intersetorialidade implícita nas propostas do Movimento da Reforma Sanitária Brasileira (MRSB), aprovadas nas deliberações da 8ª Conferência Nacional de Saúde (CNS); na Constituição Federal de 1988 (CF 1988), incluindo Emenda Constitucional de nº 29 e Legislação Ordinária com vistas à regulamentação dos preceitos constitucionais. Busca identificar proposições concretas no processo de formulação da política de saúde no atual contexto de desenvolvimento do Sistema Único de Saúde (SUS).

Para efeito de exposição, as discussões, a seguir, estão sintetizadas em três partes: aspectos históricos acerca da vinculação entre conceito ampliado de saúde, intersetorialidade e Promoção da Saúde; Intersetorialidade e Promoção da Saúde no contexto de desenvolvimento do SUS; e, nas considerações finais, apresenta reflexões acerca tratamento dado à intersetorialidade e os desafios colocados no atual contexto de desenvolvimento do sistema de seguridade social brasileira.

1.1 Os históricos vínculos entre o conceito ampliado de saúde, intersetorialidade e Promoção da Saúde

As afirmações de que a maioria dos problemas de saúde são passíveis de proteção, prevenção e controle requerem ações que antecedem e extrapolam os serviços de saúde ofertados e prestados pelos sistemas e serviços de assistência médica (em si considerados pelo modelo médico-assistencial privatista, como sistemas de saúde) surgem, ainda que embrionariamente, nos embates e debates que produziram questionamentos e críticas à racionalidade biomédica, explicitada desde o Relatório Dawson (1920) e nas reflexões formuladas pelos movimentos de Medicina Preventiva (anos 1930 a 1940) e de Medicina Comunitária (anos 1940), que se traduziram nas linhas gerais das propostas da chamada Atenção Primária de Saúde (APS).

Entretanto, este debate só conforma uma compreensão mais estruturada na perspectiva da formulação de um conceito ampliado de saúde, que reivindica articulações e ações capazes de incidir e impactar no campo da determinação social da saúde[1], a partir das críticas formuladas à APS, as quais sinalizam para a incorporação de um conceito com sentido mais amplo, relacionado à concepção de determinação social, retomando a denominada Medicina Social do Século XIX, que elegeu a Promoção da Saúde como uma das principais tarefas dos sistemas de saúde, atribuindo e concebendo as ações de promoção como esforços coordenados e articulados de vários setores com vistas a proporcionar dignas condições de vida, trabalho, educação, etc. (WESTPHAL, 2006).

Em geral, tais críticas concentram-se no fato de os modelos de atenção à saúde exclusivamente centrados na atenção primária de saúde comumente são reduzidos a ações de prevenção, com foco nos estilos de vida (ARTMANN; RIVERA 2009) [2]. No máximo correspondem a intervenções orientadas a evitar o surgimento e o controle de doenças específicas que já se tornaram endêmicas ou epidêmicas, portanto, já identificados, quantificados e qualificados como graves problemas de saúde pública. Sobretudo, não alcançam patamares relacionados aos determinantes mais gerais dos níveis de saúde que podem ser incorporados em políticas voltadas para o que vem se convencionando denominar campo da Promoção da Saúde.

De acordo com Artmann e Rivera (2009, p.185)

> Os principais elementos que influenciam a saúde, sobre os quais se debruça a Promoção da Saúde, são: condições físicas, químicas e sociais do ambiente (moradia, renda e contato com agentes químicos perniciosos); estilos de vida de risco (como consumo de tabaco); e as características predisponentes (história de patologias cardíacas ou diabetes familiares) (Ministry of Health/ Ontário, 1993). (...) Um enfoque amplo de promoção inclui ações de reforço à saúde, voltadas para o conjunto da população, com vistas a aumentar os níveis de boa saúde, ações de prevenção do risco de adoecer, visando a comportamentos e estilos de vida de pessoas de baixo risco e sem problemas de saúde, de modo a manter a boa saúde; e de redução do risco de pessoas que vivem em condições prejudiciais ou que sustentam estilos e comportamentos perigosos. Os enfoques específicos referem-se, em linhas gerais:
>
> • A educação para a conquista de informações e de habilidades;

> • Às políticas, relacionadas a posições formais de organismos responsáveis que podem tomar a forma de leis, regulações, políticas econômicas ou procedimentos operacionais (por exemplo, a proibição do consumo de álcool, em determinados horários e para determinadas populações, regulamentação de trânsito, etc.);
>
> • e o suporte ambiental, incluindo atividades como a redução de material tóxico, a disponibilidade de boas opções de alimentos em restaurantes e mercados, de formas de recreação, melhoramento das vias públicas, entre outras. (ARTMANN; RIVERA, p. 185).

Na interpretação destes autores, esses elementos transitam no campo dos determinantes da saúde, enfatizando que "[...] dentre os determinantes da saúde, destacam-se as características do ambiente social, químico e físico, cujo impacto é decisivo sobre a saúde" (idem, p. 185). firmam que, por exemplo, o nível de renda, de educação, de escolaridade, de cultura e moradia afetam todas as dimensões da saúde. E, sobretudo que,

> "[...] como resultado, a promoção em saúde implica o planejamento de um conjunto integrado de programas, políticas e serviços nos níveis individual, comunitário e social mais amplo. **Dessa maneira, a Promoção da Saúde está caracterizada essencialmente pelo requisito da intersetorialidade".** (Ministry of Health/ Ontário, 1993, Apud. ARTMANN; RIVERA, 2009 p. 185). (grifos nossos).

Nesta direção, Costa e Riviero (1996), apud Artmann; Rivera, (2009, p.186), apontam que **a Promoção da Saúde** está diretamente relacionada à qualidade de vida e, portanto, caracteriza-se por uma **composição intersetorial.** Ademais, ressaltam a conclusões de Lefèvre e Lefèvre (2004), de que **a Promoção da Saúde só poderá representar uma mudança de paradigma** na forma de compreender e enfrentar a doença se for capaz de articular **produção e difusão de conhecimento** sobre a doença em sua **dimensão sócio histórica e sua relação com a vida individual e coletiva.** Este conhecimento seria o insumo para políticas ou projetos de intervenção na realidade que gera a morbidade, razão pela qual defendem **intervenções intersetoriais, sob a coordenação do setor saúde, no plano de uma sociedade inclusiva.**

Tais análises, além de qualificarem as articulações intersetoriais como condição essencial para efetivar as políticas voltadas para a Promoção da Saúde, as identificam como um caminho que requerem uma concepção ampliada (denominada como visão totalizante) e um novo modo de planejamento, gestão, execução e avaliação das políticas sociais numa perspectiva transsetorial que, por sua vez, requerem forte participação dos diversos atores envolvidos no processo de formulação, execução e avaliação das referidas políticas na perspectiva da gestão descentralizada, democrática e participativa.

No dizer de Artmann e Rivera (2009, p. 187):

> A interdependência da problemática e da atuação no campo da promoção exige um tipo de planejamento de ação apoiada em uma visão totalizante e sistemática, que dê conta dos vários determinantes ou das várias dimensões de causas da problemática complexa envolvida e das propostas de ação necessariamente intersetoriais e interdisciplinares.

Observe-se que Artmann e Rivera (2009), embora identifiquem a necessidade de que o planejamento seja baseado com visão totalizante, referem-se a relação entre Promoção da Saúde e intersetorialidade diretamente relacionada ao campo dos determinantes.

Para Campos (2005) e Cecílio (2006), somente ao avançar na perspectiva de análise acerca da determinação social do processo saúde e doença, referenciadas no marxismo, os estudos no campo da saúde coletiva passam a considerar a importância da inserção de classes e no sistema produtivo capitalista como explicações fundantes para o modo de adoecer e morrer de homens e mulheres. É exatamente essa forma de compreender o processo saúde e doença que distingue a perspectiva da saúde coletiva da Promoção da Saúde.

Em termos históricos, é importante registrar que o "movimento" de PS, desencadeado no Canadá nos anos 1970, sintetizado no informe Lalonde, define o conceito de campo da saúde, composto por quatro amplos elementos: a) biologia humana; b) meio ambiente; c) estilo de vida; d) organização da atenção à saúde. Não obstante, acaba por assumir a concepção de Promoção da Saúde centrada nos estilos de vida.

Segundo Carvalho (2004), nos anos de 1980, as fragilidades do projeto direcionado para estilos de vida (que ele denomina behaviorista) tornou necessária a atualização do Movimento de Promoção à Saúde, também denominada de Nova (ou Moderna) Promoção da Saúde, a qual se propõe a superar tais fragilidades, através da vertente socioambiental.

Neste sentido, Vasconcelos e Schmaller (2012), reiterando Westphal (2007), consideram que o movimento de PS se desencadeou a partir da Conferência Internacional de Alma Ata (Rússia), ocasião em que os níveis de desigualdade existente, especialmente nos países "subdesenvolvidos" foram qualificados como inaceitáveis passando-se a considerar que "la promoción y protección de la salud del pueblo es indispensable para um desarrollo económico y social sostenido y contribuye a mejorar la calidad de la vida y a alcanzar la paz mundial" (OMS, 1978, apud VASCONCELO; SCH-

MALLER, 2012). Essa compreensão, foi decisiva para que a partir de então, a saúde passasse a ser concebida como direito humano fundamental e dever do Estado, a ser efetivado através medidas sanitárias e sociais adequadas. Dessa forma, segundo estas autoras, o debate sobre os determinantes sociais da saúde (DSS) vem à tona na referida Conferência, vinculado à constatação da necessidade de intersetorialidade como associada á noção de Promoção da Saúde.

Note-se que, segundo Ferreira e Buss (2002), embora na Primeira Conferência Nacional de Saúde do Canadá, realizada em 1981, o contexto social comece a ser considerado como um importante determinante da saúde, fundamental para moldar o comportamento individual, influenciado pela questão de classe social, destaca que a concepção sobre Promoção da Saúde apontava apenas a necessidade de atuação sobre as iniqüidades sociais, direcionando seu debate aos aspectos sociais e ambientais.

De fato, conforme Restrepo (2001, apud Vasconcelos; Shmaller, 2012), somente por ocasião na I Conferência Internacional sobre Promoção da Saúde, realizada em Ottawa, vinculada a reafirmação da meta Saúde para Todos no Ano 2000, a Promoção da Saúde aparece como uma forma nova de se reafirmar a necessidade de ações intersetoriais e as intervenções no solo político, visando melhoria das condições de saúde no planeta, traduzidas nas seguintes condições e recursos fundamentais para a saúde: paz, habitação, educação, alimentação, renda, ecossistema estável, recursos sustentáveis, justiça social e eqüidade (BRASIL, 2002, apud VASCONCELOS; SCHMALLER, ibid.).

Ainda que restrita aos limites dos determinantes da saúde, a OMS só incorporou essa discussão a partir de 1984, depois de intensa negociação política, estabelecendo 5 metas na perspectiva de um novo enfoque acerca dos estilos de vida, destacando: as condições necessárias para uma conduta saudável seriam políticas públicas e entornos sociais saudáveis, informação e educação; incremento de comportamentos positivos para a saúde e redução de comportamentos negativos para a mesma; redução da desigualdade e desenvolvimento do potencial de saúde (Cf. KICKBUSCH, 1996).

A partir desse debate, de acordo com Tesser et al (2010); Westphal (2006), Sícole e Nascimento (2003), a OMS definiu 05 princípios[3] que até a atualidade norteiam a PS, dentre os quais destaca-se a Intersetorialidade – compreendida como necessidade de superar abordagens setoriais, buscando ultrapassar os cuidados de saúde, inserindo a saúde na agenda de prioridades dos políticos e dirigentes em todos os níveis e setores.

Cumpre situar que uma das tendências do movimento de PS é o das "Cidades Saudáveis"[4], que assume a intersetorialidade como uma de suas diretrizes mais importantes. Embora fuja ao objetivo desse texto uma análise mais detalhada sobre tal proposta, cumpre demarcar que há uma tendência de reduzir "(...) as desigualdades sociais à exclusão social e a uma mera questão de planejamento e gestão das políticas públicas e das cidades" (COSTA, 2010, 125). Dessa forma,

> (..)embora represente avanços importantes, tal direcionamento praticamente ignora as raízes das desigualdades sociais, conferindo um papel onipotente às políticas públicas, especialmente as políticas sociais. Além disso, não considera que as expressões da questão social se manifestam em sua totalidade e que as respostas, e/ou o seu tratamento, é que tem se dado setorialmente (Id. Ibid., p.126).

A deliberações da 8ª. CNS, enquanto expressão do Projeto da Reforma Sanitária Brasileira, bem como as suas proposições incorporadas à Constituição de 1988 e Legislação do SUS, não incorreram nessa contradição, uma vez que, enquanto expressão das influências da tradição marxista na saúde coletiva, a referida CNS e o arcabouço jurídico institucional conquistado pelo MRSB, indicam a necessidade de ir além da articulação entre políticas econômicas e sociais, avançando em direção à produção social da saúde, ao deixar clara a relação entre a saúde como direito essencial de cidadania e as necessidades de mudanças no campo da organização social da produção, apropriação das riquezas e da democratização das relações entre Estado e Sociedade, incorporando um sentido amplo à participação[5] da sociedade nos rumos das políticas sociais públicas, enquanto políticas de seguridade social.

Todavia, segundo Vasconcelos e Schmaller (2012), as referências à Promoção da Saúde, ao lado da prevenção, proteção e recuperação da saúde (como um tipo de ação) constituem evidência de que alguns elementos do ideário da PS alimentaram discussões importantes do MRSB, corroborando as afirmações de Pasche e Hennington (2006), de que **um dos elementos comuns entre a PS em Ottawa e as deliberações da 8ª é justamente, o princípio da intersetorialidade.**

Para Campos et al (2004, p.747) o ponto de comunicação mais óbvio entre a Promoção da Saúde e o SUS é justamente a incorporação do conceito ampliado de saúde e o que ele implica, sobretudo o fato de exigir que o Estado assuma a responsabilidade por uma política de saúde integrada às demais políticas sociais e econômicas e garanta a sua efetivação, ratificando o engajamento do setor saúde por condições de vida mais dignas e pelo exercício pleno da cidadania.

Ressalte-se que, os avanços conceituais formulados pelo MRSB no campo da saúde coletiva, se traduziram em importantes fundamentos no texto constitucional, e mais detalhadamente na legislação ordinária pós CF de 1988, por isso, embora a PS esteja qualificada como nível de atenção, o conjunto das proposições, fundada no conceito ampliado de saúde, cuja garantia de efetivação requer a articulação de políticas econômicas e sociais, além de associar a PS à necessidade de intersetorialidade, possibilita fazer análises e a proposição de medidas mais profundas.

Neste sentido, no item seguinte será abordado um conjunto de questões conceituais e organizativas que tem marcado a construção do SUS, destacando a importância da intersetorialidade e sua intrínseca relação com as teses do MRSB, aproximando-se do conceito de saúde coletiva e suas interfaces com as influências da perspectiva da Promoção da Saúde adotada no contexto de desenvolvimento do SUS.

2 INTERSETORIALIDADE: ELO ENTRE AS TESES DA REFORMA SANITÁRIA E DA PERSPECTIVA DE PROMOÇÃO DA SAÚDE NO PROCESSO DE FORMULAÇÃO DO SUS

Diversos estudos e análises de pesquisadores[6] vinculados ao Movimento da Reforma Sanitária Brasileira (MRSB), bem como avaliações produzidas pelo MS, constatam que, ao longo desses 20 anos de construção do SUS, a política de saúde ainda permanece sendo formulada e implementada setorialmente, dificultando a efetivação dos princípios do SUS, principalmente os da universalidade e da integralidade da atenção.

Nesse período o debate acerca da intersetorialidade vem sendo introduzido e utilizado no discurso acadêmico e governamental associado à avaliação sobre as dificuldades de articulação da política de saúde às demais políticas públicas que tem marcado esses 22 anos de construção do SUS, sinalizando para um consenso entre os defensores da Reforma Sanitária Brasileira (RSB) de que a superação de várias iniquidades, a efetivação do princípio da integralidade, e avanços em direção à reforma sanitária, em parte, dependem de medidas e ações que transitam no campo da intersetorialidade[7].

Em documento oficial, o Ministério da Saúde (MS) afirma:

> [...] a equidade encontra-se, ainda, extremamente distante de sua efetivação. A maior causa é intersetorial, com a iniquidade e desigualdade de oferta de bens e serviços geradores de qualidade de vida, tais como: renda familiar, trabalho (urbano e rural), emprego, habitação, segurança, saneamento, segurança alimentar. Equidade na qualidade do ensino, lazer e outros. O resultado do esforço do SUS seria seguramente bem melhor, caso as políticas públicas referentes aos demais setores estivessem também sob a lógica dos direitos de cidadania como o SUS. (BRASIL, 2003, p. 23-24, apud COSTA, 2010).

Ainda que muito distante da compreensão firmada na Lei 8080/90, a qual ressalta que os níveis de saúde da população expressam a organização social e econômica do país, essa análise tem o mérito de reconhecer a necessidade de reorientação da política de saúde no sentido de desencadear esforços para a construção de medidas e ações pautadas em uma concepção ampliada de saúde, da qual deriva a necessidade de articulação intersetorial entre a saúde e as demais políticas públicas.

Na presente análise, partiu-se da premissa de que mesmo um alto grau de eficiência na execução das políticas sociais moldadas pela intersetorialidade não é suficiente para superação das desigualdades sociais, mas que é possível reduzi-las. Mas, reconhece que no contexto de uma sociedade tão desigual como a brasileira, avanços no campo da intersetorialidade constituem condição estratégica para produzir impactos positivos na melhoria dos níveis de saúde e para a consolidação do SUS como política de seguridade social. Nesse sentido, parte da compreensão de que o MRSB vem tentando repolitizar[8] a saúde como questão social e política, retomando o debate acerca da determinação social das doenças e dos determinantes sociais, atribuindo papel fundamental à intersetorialidade como estratégia para a superação das iniquidades da política de saúde.

Nesse item aborda-se algumas reflexões acerca da incorporação da intersetorialidade no debate e formulação da política de saúde no contexto do SUS, buscando apreender em que consistem as principais demandas no campo da intersetorialidade no cotidiano do SUS e a sua relação com a incorporação da concepção ampliada de saúde e as influências da perspectiva da Promoção da Saúde no atual contexto de desenvolvimento do SUS.

Trata-se de uma reflexão, que considera dados do estudo realizado por Costa (2010), acerca das demandas de natureza intersetorial, mais comuns no cotidiano do SUS, frequentemente, colocadas ao Serviço Social no contexto dos Hospitais e Unidades de Urgência e Emergência da rede própria do SUS em Natal-RN.

3 OS ELOS ENTRE INTERSETORIALIDADE E O CONCEITO AMPLIADO DE SAÚDE NA FORMULAÇÃO E DESENVOLVIMENTO DO SUS

Ao conceituar a saúde como resultante das condições de vida e como resultado das formas de organização social da produção, ficou clara a compreensão do MRSB de que a conquista e a efetivação do direito à saúde, enquanto direito social e de cidadania, extrapola o âmbito do sistema de saúde e, portanto, tem caráter intersetorial.

No Brasil esse debate vem se colocando desde os anos 1970, sendo aprofundado e sistematizado nas formulações da 8ª. CNS, realizada de 17 a 21 de março de 1986, a qual deixou evidente que

> as modificações necessárias ao setor saúde transcendem aos limites de uma reforma administrativa e financeira, exigindo-se uma reforma mais profunda, ampliando-se o próprio conceito de saúde e sua correspondente ação institucional, revendo-se a legislação que diz respeito à promoção, proteção e recuperação da saúde, constituindo-se no que se está convencionando chamar Reforma Sanitária.

Embora os debates e a formulação sintetizada na 8ª CNS (BRASIL, 1986), não utilizem o termo intersetorialidade, o colocam em tela quando afirmam que, em seu sentido mais abrangente,

> a saúde é a resultante das condições de alimentação, habitação, educação, renda, meio ambiente, trabalho, transporte, emprego, lazer, liberdade, acesso e posse da terra e acesso a serviços de saúde. E, assim, antes de tudo, o resultado das formas de organização social da produção, as quais podem gerar grandes desigualdades nos níveis de vida.
>
> Direito à saúde significa a garantia, pelo Estado, de condições dignas de vida e de acesso universal e igualitário às ações de promoção, proteção e recuperação da saúde, em todos os seus níveis, a todos os habitantes do território nacional, levando ao desenvolvimento pleno do ser humano, em sua individualidade.
>
> Esse direito não se materializa simplesmente pela sua formalização no texto constitucional, **há simultaneamente, necessidade do Estado assumir uma política de saúde consequente e integrada às demais políticas econômicas e sociais,** assegurando os meios que permitam efetivá-las. Entre outras condições, isso será garantido mediante o controle do processo de formulação, gestão e

> avaliação das políticas econômicas e sociais pela população. (grifos nossos).

Essa concepção foi incorporada a Lei Orgânica da Saúde (LOS), de nº 8.080/90, a qual preconiza que a garantia do direito à saúde requer a formulação e a execução de políticas econômicas e sociais capazes de reduzir os riscos de doenças e outros agravos que **se expressem no estabelecimento de condições que assegurem a promoção,** proteção e recuperação da saúde. É nesse sentido que aponta para a necessidade da articulação intersetorial enquanto ações de governo mais amplas dirigidas ao enfrentamento dos condicionantes e determinantes dos níveis de saúde da população brasileira. Portanto, como condição essencial para a Promoção da Saúde.

Mais que uma concepção ampliada de saúde, essa convicção foi devidamente incorporada à CF de 1988 (Título VIII, Capítulo II, Seção II, Artigos 196 ao 200, regulamentados na LOS nº 8.080/90), nos seguintes artigos e respectivos parágrafos:

> Art. 2º - A saúde é um direito fundamental do ser humano, devendo o Estado prover condições indispensáveis ao seu pleno exercício.
>
> §1º - O dever do Estado de garantir a saúde consiste na reformulação e execução de **políticas econômicas e sociais que visem à redução dos riscos de doenças e de outros agravos e no estabelecimento de condições que assegurem o acesso universal e igualitário às ações e aos serviços para a sua promoção**, proteção e recuperação.
>
> Art. 3º - A saúde tem como fatores determinantes e condicionantes, entre outros, a alimentação, a moradia, o saneamento básico, o meio ambiente, o trabalho, a renda, a

> educação, o transporte, o lazer e o acesso a bens e serviços essenciais; os níveis de saúde da população expressam a organização social e econômica do país.

Tais preceitos legais sinalizam para uma ampla responsabilidade do Estado brasileiro, no sentido de assegurar condições para a efetivação do direito à saúde. No dizer de Paim (2009), como política de Estado, a saúde não é apenas uma questão de governo ou do Poder Executivo. É obrigação do Poder Executivo, Legislativo e do Judiciário assegurar esse direito, propiciando os meios para a sua concretização.

Tanto as proposições do Movimento da Reforma Sanitária Brasileira (MRSB), quanto os preceitos legais conquistados preconizam que a saúde como direito essencial, para ser efetivada, requer ações, medidas e articulações para além da política de saúde, perpassando questões relacionadas ao padrão de desenvolvimento, ao aprofundamento da democracia institucional e às próprias relações entre Estado e sociedade.

Nesta perspectiva, parte do pressuposto de que a efetivação do direito à saúde requer que o Estado brasileiro, no caso da política de saúde, através do SUS, desenvolva a capacidade de realizar a articulação e a interface entre as políticas econômicas e sociais, bem como a integração entre os diversos eixos e níveis de intervenção.

Esta concepção desenvolvida pelo MRSB embora tenha influências dos debates e as deliberações da I Conferência Internacional sobre Promoção da Saúde, conseguiu ser mais avançada e superar a compreensão de Atenção Primária de Saúde (APS) desencadeada a partir da Conferência de Alma Ata e a própria concepção de Promoção da Saúde formulada em Ottawa, que afirmou uma indissociável relação entre Promoção da Saúde e intersetorialidade.

Pode-se afirmar que a perspectiva da Promoção da Saúde conceitua a intersetorialidade como necessidade de superar abordagens setoriais. Nessa perspectiva, segundo Vasconcelos e Schmaller (2012), a OMS, em suas recomendações, incorpora a Promoção da Saúde como uma forma de reajuste dos preceitos da Atenção Primária à Saúde, especialmente no que se refere aos preceitos de políticas intersetoriais e de participação social. Atribui-lhe um sentido de continuidade da Declaração de Alma-Ata, como recurso para não dar visibilidade ao "criticismo" acerca do não cumprimento da meta Saúde para Todos no ano 2000. Nesses termos, conferiu destaque à estreita relação entre intersetorialidade e o conceito ampliado de saúde, **recomendando** a sua inclusão na agenda governamental.

Para além de uma recomendação, o MRSB incorporou a intersetorialidade como elemento concreto implícito à compreensão da saúde como política de seguridade social, influenciando a CF de 1988 de forma mais ampla (conforme explicitado no Capítulo II da Seguridade Social - Seção I – Disposições Gerais, Art. 194 e 195):

> Art. 194. A seguridade social compreende um **conjunto integrado** de ações de iniciativa dos Poderes Públicos e da sociedade, destinadas a assegurar os direitos relativos à saúde, à previdência e à assistência social.
>
> Art. 195. § 2º - A proposta de orçamento da seguridade social será elaborada de **forma integrada** pelos órgãos responsáveis pela saúde, previdência social e assistência social, tendo em vista as metas e prioridades estabelecidas na lei de diretrizes orçamentárias, assegurada a cada área a gestão de seus recursos.

Na atualidade diversos estudos, autores, incluindo avaliações produzidas pelo Ministério da Saúde, afirmam que o desenvolvimento de políticas moldadas pela intersetorialidade constitui um grande desafio à gestão das políticas sociais públicas, inclusive apontando para um novo modo de governar, capaz de superar a lógica setorial. Segundo Costa, Pontes e Rocha (2006),

> [...] A mudança da lógica de governar setorialmente para uma lógica intersetorial é praticamente uma exigência dos projetos de governo voltados ao atendimento das necessidades populares. Para que um novo modelo de atenção, centrado na integralidade, se manifeste concretamente, será necessário que cada serviço de assistência se transforme em uma Unidade de Atenção a Saúde. Isso requer mudança de cultura na instituição e nas vidas e valores dos trabalhadores e usuários do SUS. Envolve modificar consagrados conceitos de fazer saúde e a consciência de cada trabalhador, fazendo-o incorporar, na concepção que vai mediar seu trabalho, valores libertários, humanitários e de solidariedade (Franco,1997). Portanto é tarefa para longos anos à frente, quanto se desconstruirá o saber e fazer fragmentados substituindo-os pelas práticas integrais. (COSTA; PONTES; ROCHA, 2006; p. 103).

Este entendimento, formulado na 8ª CNS, dado o avanço das propostas neoliberais, ficou marginalizado dos debates e formulações da política de saúde no Brasil até a 12ª CNS, ocasião em que, ao se avaliar os avanços do SUS constatou-se uma evidente ampliação dos serviços de saúde, cujo impacto é inferior ao volume de serviços ofertados, tendo como uma das principais causas a patente desarticulação das políticas sociais, principalmente as que integram o tripé da seguridade. A partir de então a intersetorialidade[9], vem se destacando como questão central dos debates colocando-se como estratégia fundamental para reduzir as iniqüidades da política de saúde no Brasil.

Conforme Costa, Pontes e Rocha (2006, p. 103), um sistema de atenção integral deve ser constituído de práticas sanitárias e sociais, de forma a intervir em diversos níveis e nas múltiplas dimensões e determinações do processo saúde/doença. Também deve satisfazer necessidades sociais e individuais tal como sentidas e demandadas por pessoas, assim como as necessidades coletivas passíveis de serem detectadas coletivamente e processadas técnica e politicamente. Nesse sentido, atenção integral pressupõe articulação de ações intra e intersetoriais com participação social.

Nessa linha de raciocínio, o acesso integral ao direito à saúde é mais que acesso a serviços de saúde. Refere-se à garantia das condições necessárias para viver com saúde e qualidade de vida. E, não apenas acesso a ações e serviços nos níveis de complexidade do SUS. Tal constatação requer avançar na perspectiva do desenvolvimento de ações intersetoriais com conexão de redes com vistas a articular promoção, proteção e reparação no vistas à segurança social do cidadão.

Para Bidarra (2009, p. 495), a integralidade deve ser expressão das capacidades combinadas do Sistema de Garantia de Direitos (SGD), efetivadas por meio do conjunto dos serviços desenvolvidos pelas diversas políticas sociais. Portanto, demanda a construção de diálogos e pactuações entre aqueles que estão encarregados de gerenciar e operacionalizar tais políticas[10], as quais, isoladas ou justapostas, não alcançam a cobertura e a resolutividade necessárias, nem mesmo no interior de seus próprios campos de atuação.

Nesse sentido, atuar intersetorialmente requer desenvolver a capacidade de combinar, articular, conectar ações e serviços no sistema de proteção social e de seguridade social a partir de objetos e objetivos comuns, à luz do Projeto da Reforma Sanitária, da concepção ampliada de saúde. Assim, constitui-se estratégia para efetivar direitos e especialmente, para assegurar a integralidade da atenção, a ponto de estar sendo identificada como integralidade ampliada.

A partir desse entendimento, passa-se a inferir que a promoção, a proteção e recuperação da saúde podem ser praticadas simultaneamente por todos os profissionais de saúde, em qualquer nível de atenção (complexidade) do SUS, sobretudo exigindo ações e articulações para além do SUS, o que requer no mínimo articulação intersetorial.

Observe-se que a Lei 8.080/90, no Capitulo III, que trata da Organização, da Direção e da Gestão, especialmente no Art. 12, explicita claramente a necessidade de articulação intersetorial ao propor a criação de comissões intersetoriais:

> Art. 12. Serão criadas comissões intersetoriais de âmbito nacional, subordinadas ao Conselho Nacional de Saúde, integradas pelos Ministérios e órgãos competentes e por entidades representativas da sociedade civil.
>
> Parágrafo único. As comissões intersetoriais terão a finalidade de articular políticas e programas de interesse para a saúde, cuja execução envolva áreas não compreendidas no âmbito do Sistema Único de Saúde (SUS).

Ao definir a criação de comissões intersetoriais como questão afeta a organização, direção e gestão do sistema de saúde, a LOS sinaliza no sentido de que a articulação intersetorial constitui estratégia de gestão para articular as políticas de saúde com as demais políticas e programas de interesse para a saúde, onde as ações com impactos na Promoção da Saúde ocupam um lugar central na conformação das ações e intervenções moldadas pela intersetorialidade.

Aqui, a intersetorialidade é concebida como estratégia de gestão que compreende a articulação e combinação de ações, medidas e atividades, tanto no campo da macropolítica de saúde, quanto no campo da micropolítica do processo coletivo de trabalho em saúde, constituindo uma das formas de dar materialidade à necessidade de uma nova forma de abordar, atuar e responder a necessidades de saúde, considerando a determinação social do processo saúde/doença, os determinantes e condicionantes da saúde. Esta é a razão pela qual, mais que uma estratégia, a intersetorialidade configura uma nova forma de abordar, organizar serviços e conceber a gestão pública.

Na interpretação de Junqueira (1997, p.37), a intersetorialidade não é um conceito que engloba somente as políticas sociais, mas também a sua interface com outras dimensões da cidade, como sua infraestrutura, ambiente, que também determinam a sua organização e regulam como se dão as relações entre os diversos segmentos sociais.

Por isso, incorporar essa concepção no modo de organizar, planejar, gerenciar e prestar os serviços de saúde, implica o desenvolvimento de modos de intervir na realidade voltados para superar a cultura institucional marcada pela fragmentação, desarticulação e superposição das ações, políticas, saberes e práticas institucionais e profissionais. Nesse sentido, também se relaciona com o desenvolvimento de saberes e práticas inter/transdisciplinares.

Note-se que, uma vez fundada no conceito ampliado de saúde, a intersetorialidade no campo da saúde coletiva relaciona-se a uma visão de totalidade na leitura da realidade, bem como no planejamento e gestão das políticas públicas, podendo adquirir um papel fundamental no enfrentamento dos determinantes e condicionantes da produção social da saúde. Por isso, cumpre um papel estratégico para a efetivação do direito à saúde, especialmente no que se refere à promoção, proteção e recuperação da saúde, componentes pertinentes ao conceito de integralidade da atenção.

Segundo Comerlatto (et al.),

> as formas tradicionais de conceber e operacionalizar a intervenção no campo das políticas públicas provoca a desarticulação interinstitucional e a falta de integralidade na atenção ao conjunto dos direitos sociais, não respondendo mais aos graves problemas sociais historicamente vivenciados por uma parcela significativa da população brasileira. Nesse sentido a intersetorialidade, alinhada à descentralização das políticas públicas em vigência no Brasil, coloca-se como alternativa capaz de encontrar novos arranjos e articulações para o enfrentamento desses problemas. (COMERLATTO, et al. 2007, p.267).

De fato, as formas tradicionais de conceber e operacionalizar a políticas e as ações de saúde têm configurado um verdadeiro sistema de desatenção. Face a essa realidade, prevalece um alto grau de exposição da população a doenças passíveis de prevenção por ações básicas de saúde, e principalmente de Promoção da Saúde, que, necessariamente, requerem articulação intersetorial, sobretudo no campo da macroeconomia, desde que estruturadas com o objetivo de, no mínimo, reduzir as desigualdades sociais.

Conforme explicita o relatório da 8ª. CNS, as limitações e obstáculos ao desenvolvimento e aplicação do direito à saúde são de natureza estrutural. Nesse sentido o referido relatório destaca:

> A sociedade brasileira, extremamente estratificada e hierarquizada, caracteriza-se pela alta concentração de renda e da propriedade fundiária, observando-se a coexistência de formas rudimentares de organização do trabalho produtivo com a mais avançada tecnologia da economia capitalista. As desi-

> gualdades sociais e regionais existentes refletem estas condições estruturais que vêm atuando como fatores limitantes ao pleno desenvolvimento de um nível satisfatório de saúde e de uma organização de serviços socialmente adequada.

Nesta direção, recentemente, o Ministério da Saúde (MS) avaliou que, em uma sociedade tão desigual como a brasileira, saúde e doença também se manifestam desigualmente, entre homens, mulheres, brancos e negros, pobres e ricos, em diferentes situações de vulnerabilidades e de acesso a ações e serviços de saúde e de qualidade de vida (BRASIL, 2007, p.16).

Desta forma, o MS vem reconhecendo oficialmente que os determinantes das desigualdades sociais impactam diretamente no perfil epidemiológico da população brasileira, concluindo que a mudança desse quadro passa, necessariamente, pela ação intersetorial, pela participação e mobilização da sociedade e pelo enfrentamento das iniquidades (BRASIL, 2007).

Contudo, é necessário ir além, compreendendo que a superação desse quadro requer profundas transformações sociais na perspectiva de enfrentamento das desigualdades que concorrem decisivamente para a determinação social das doenças, impactando tanto no quadro de morbidade quanto de mortalidade no Brasil. Portanto, mais que políticas eficientes e eficazes de seguridade social, moldadas pelas intersetorialdiade, requerem a superação das relações de produção e reprodução capitalista. Todavia, se considerada a realidade de fragmentação das ações, das políticas e dos saberes, promover a saúde também requer desenvolver estratégias de articulação intersetorial.

A flagrante timidez nesse campo e a manutenção dos principais determinantes da produção social das doenças se expressam em um perfil epidemiológico que, além de manter o histórico quadro marcado por doenças transmissíveis, vinculadas à pobreza, desnutrição, falta de saneamento básico, somam-se as doenças crônicas e as patologias sócioambientais, resultantes da degradação do ambiente, das condições de trabalho, do uso de drogas, acidentes, violência urbana, no trânsito e doméstica, dentre outras, conformando um quadro combinado, onde convivem doenças transmissíveis, morbidade e mortalidade por diversas formas de violências, mortalidade infantil, perinatal e aumento da expectativa de vida. (Cf. MOTTA; AGUIAR, 2007, p. 364).

Em recente documento, o Conselho Nacional de Secretários de Saúde (CONASS), avaliou que

> a crise do modelo de atenção à saúde do SUS se explicita na incoerência entre uma situação epidemiológica de dupla carga das doenças, em que 75% das causas dessa carga é composta por condições crônicas, e um modelo de atenção à saúde voltado para a atenção às condições agudas. A Organização Mundial de Saúde – OMS (2003) explica essa crise em uma frase-síntese: '**Quando os problemas são crônicos, o modelo de atenção às condições agudas não funciona. Devem ser desenvolvidos os cuidados inovadores para as condições crônicas'** (BRASIL, 2006, p.121). (grifos nossos).

A implantação do SUS, em um contexto de ascensão neoliberal, e a respectiva forma de tratar a crise fiscal, as políticas de ajuste macroeconômico e a Reforma do Estado concorreram decisivamente para que as mudanças implementadas, ao longo desses 22 anos de sua construção, não tenham avançado no sentido de efetivamente superar a fragmentação das ações e a desarticulação intersetorial[11].

Alem de continuar sendo hegemonicamente organizado com base no modelo médico-centrado que historicamente tem sustentado o Projeto Privatista, esse processo vem se aprofundando através de sofisticadas estratégias que combinam cessão, terceirização, contratualização e outras formas de compra e venda de serviços, em geral, priorizando ações curativas individuais focadas em assistência médica, incluindo a privatização da gestão de serviços próprios do SUS, tendo como exemplo o estímulo e a disseminação em âmbito nacional de prestação de serviços através de Organizações Sociais (O.S).

As Organizações Sociais, "modelo" de gestão[12] nacionalmente disseminado no processo de implantação das Unidades de Pronto Atendimento (UPAS) [13], têm se ampliado inclusive para as redes de atenção básica e de clínicas especializadas e programas de políticas específicas, com claros impactos na redução das ações à atendimento clínico ambulatorial, no máximo incorporando eventuais ações educativas junto a grupos de riscoA marca das UPAS e dos serviços ambulatoriais especializados gerenciadas por O.S. tem sido a mais completa desarticualação com a rede assistencial, inclusive com os sistemas de regulação dos municípios, portanto, sequer assegura articulação intrasetorial.

A esta situação agrega-se o fato de que, refém dos cartéis dos prestadores privados de serviços/procedimentos de média e alta complexidade, os Estados e Municípios retiram recursos, que deveriam ser prioritariamente utilizados na atenção básica e em ações de Promoção da Saúde, para o pagamento de valores extra-tabela SUS, incrementando o aporte de recursos (contrapartida) repassados pela união, conformando bilionárias fontes de recursos que saem direto dos cofres públicos para o setor privado contratualizado.

Ainda que tais estratégias possam viabilizar a ampliação do acesso a procedimentos e serviços de saúde, tal direcionamento tem propiciado a ampliação das ações curativas individuais, consumindo a maior parte dos recursos do SUS, através dos quais vem se expandindo o setor privado, tanto através de contratos de prestação de serviços, quanto das compras prioritariamente concentradas em insumos, medicamentos e equipamentos de alto custo, em detrimento de ações, programas e políticas focados na Promoção da Saúde.

Portanto, tem reiterado o modelo de atenção médico-procedimento-centrado com foco nas condições agudas, em geral refém de ações curativas e emergenciais, cada vez mais distantes de intervenções sobre os determinantes e condicionantes da saúde, que em grande parte imputam ao SUS um processo de construção e desenvolvimento marcado por permanentes crises. De acordo com o Ministério da Saúde

> [...] um dos problemas centrais da crise dos sistemas de serviços de saúde contemporâneos, inclusive o SUS, consiste no enfentamento das condições crônicas na mesma lógica das condições agudas, ou seja, por meio de tecnologias destinadas a responder os momentos agudos dos agravos – normalmente autopercebidos pelas pessoas – pela atenção à demanda espontânea, principalmente em unidades ambulatoriais de pronto atendimento ou de internações hospitalares. E desconhecendo a necessidade imperiosa de uma atenção contínua nos momentos silenciosos dos agravos, quando as condições crônicas insidiosamente evoluem, e com intervenções que se façam, equlibradamente sobre os fatores de risco e sobre as doenças e agravos. (BRASIL, 2006; p.121).

Acrescente-se que a manutenção dessa lógica, prioritariamente voltada para atender condições crônicas, tem representado a continuidade das ações fragmentadas, emergenciais e curativas individuais com foco exclusivo e prioritário nas consequências, ignorando os determinantes e condicionantes. Por isso, a construção da intersetorialidade assume extrema relevância para o processo de consolidação do SUS e condição para a implementação da politica nacional de Promoção da Saúde, inclusive, constituindo um grande desafio para gestores e trabalhadores do SUS no sentido de ser incorporada como diretriz estratégica, como concepção e como prática cotidiana. Ressalve-se que para ser praticada exige profundas transformações na conformação dos processos de trabalho em saúde, no modelo assistencial, modelo gerencial e na própria relação Estado/sociedade.

Para Junqueira (1997, p. 38), "sem mudar concepções, valores e práticas não é possível transformar o processo de trabalho setorial e fragmentado, como tem sido a prática das organizações públicas, por uma prática organizacional moldada pela intersetorialidade".

Mais que mudar concepções, valores e práticas, a construção da intersetorialidade exige mudanças na estrutura e na cultura organizacional que, em última instância, se relaciona com a correlação de forças entre as classes sociais na defesa dos projetos em disputa. Por isso a luta pela sua construção, em uma realidade de profundas desigualdades como a brasileira, agrega um potencial de questionamento ao modelo médico hegemônico e ao Projeto Privatista.

Embora haja consenso acerca da necessidade de mudanças no modelo gerencial e assistencial, portanto, na organização e gestão dos processos de trabalho que comportem capacidade de viabilizar as ações e articulações intersetoriais para enfrentar o grave quadro epidemiológico e sanitário brasileiro, pode-se afirmar que, até o presente estágio de desenvolvimento do SUS, a utilização de estratégias, voltadas para efetivar tais articulações, ainda são absolutamente incipientes, deficientes e insuficientes. Mesmo após implantação do Pacto 2006 e da PNPS(2006).

Na realidade, "a intersetorialidade na saúde envolve uma complexa discussão e, por isso mesmo, sua implementação é um grande desafio, por envolver necessidades de mudanças nas formas de atuação política e gestão das instituições e das pessoas que as integram" (COSTA; PONTES; ROCHA, 2006, p. 105).

Conforme explicita a OMS (apud Costa; Pontes; Rocha, 2008, p. 105), "a intersetorialidade na saúde se constitui em estratégia que busca superar a ótica fragmentada que orientou a formação do setor". Para tais autores,

> A intersetorialidade se caracteriza pela atuação em conjunto com outros setores ou partes desses tendo em vista resultados mais afetivos do que poderiam ser alcançados pela saúde isoladamente. Ressalta-se nesse conceito que a prática da intersetorialidade está referida aos modos de atuação entre os setores, não eximindo as responsabilidades de cada um dos setores nem anulando a importância da singularidade da ação e das práticas setoriais. O reconhecimento do domínio e das especificidades dos setores interligados em intenções e práticas comuns talvez constitua um dos princípios para a relação intersetorial.
>
> O que caracteriza a intersetorialidade é a possibilidade de síntese de práticas. No entanto, sua possibilidade está na faculdade de reconhecimento dos limites do poder e de atuação dos setores, pessoas e instituições. Este reconhecimento de insuficiência não é propriamente uma facilidade para os humanos, especialmente para quem goza das condições oferecidas pelo poder institucional. A implementação da intersetorialidade depende, mesmo que circunstancialmente, de uma organização matricial, na qual a referência seja a lógica de atuação dos problemas. (COSTA; PONTES; ROCHA, 2006, p. 106-107).

Portanto, pode-se concluir que a intersetorialidade refere-se ao que pode e deve ser feito em conjunto pelos diversos setores que têm interface com a saúde. Não é um mero somatório de partes, mas ação coordenada, conjugada e compartilhada sobre um objeto comum com base determinada, direção social e/ou intencionalidade, aqui, compreendida na perspectiva do Projeto da Reforma Sanitária, que segundo Bravo (2007), se vincula a um projeto societário com vistas a uma democracia de massas[14]

Por isso, além dessas questões e ponderações, se faz necessário levar em conta que, no espaço institucional, as mudanças necessárias estão também relacionadas à prática e ao aperfeiçoamento para a gestão participativa. Entre estas, a valorização dos profissionais, o rendimento da lógica de organização dos serviços centrado nos usuários e a consideração de que tais mudanças envolvem trabalhadores e usuários, enquanto sujeitos de direitos, na condição de atores sociais e políticos capazes de realizar mudanças, conforme bem colocam Costa, Pontes e Rocha (2008, p. 105-106).

Requer considerar a indissociável relação entre intersetorialidade e a necessidade da cooperação simultânea entre saberes, poderes, setores, segmentos (gestores, trabalhadores e usuários). Para tanto, se faz absolutamente necessário criar e fortalecer os espaços de participação social.

4 PACTO DA SAÚDE E INTERSETORIALIDADE NO ATUAL CONTEXTO DO SUS

Inúmeras análises produzidas por entidades e intelectuais defensores da Reforma Sanitária Brasileira têm influenciado diversos eventos[15] realizados no Brasil entre 2003 e 2011, afirmando que a evidente ampliação da oferta e do consumo de serviços e procedimentos não tem produzido impacto correspondente nos níveis de saúde da nossa população e que uma das principais razões reside na desarticulação intersetorial, inclusive entre as políticas sociais que integram o tripé da seguridade.

Após a realização da 12ª CNS, o MS, em parceria com o Conselho Nacional de Saúde (CNS), o Conselho Nacional de Secretários Estaduais de Saúde (CONASS) e o Conselho Nacional de Secretários Municipais de Saúde (CONASEMS), desencadearam um grande debate nacional, realizando oficinas e seminários de âmbito nacional e regional, entre 2004 e 2005, que resultaram no Pacto da Saúde, qualificado como um conjunto de reformas institucionais pactuadas entre as três esferas de gestão do SUS (União, Estados e Municípios), cujo objetivo é promover inovações no processo e instrumentos de gestão, passando a vigorar no primeiro semestre de 2006, redefinindo a forma de repasse dos recursos por blocos de atenção[16] e de avaliação das ações[17] destacando as articulações intersetoriais como essenciais para o alcance das metas pactuadas. (Cf. BRASIL, 2006).

A influência desse debate se traduziu também nos preparativos e na própria realização da 13ª CNS, em novembro de 2007, ao eleger o tema "**Saúde e Qualidade de Vida: Políticas de Estado e Desenvolvimento**", ficando mais incisiva na IV Conferência Nacional de Saúde Mental – **Intersetorial**, realizada em 2010, cujas deliberações, reforçaram a lógica apontada pelo Pacto da Saúde no sentido de incorporar ações e articulações intersetoriais nos Planos Plurianuais de Saúde e Planos de Saúde nos três níveis de Governo (Federal, Estadual e Municipal), bem como em políticas específicas de: Saúde Mental; Saúde do Trabalhador; Promoção da Saúde e a Política de Segurança Alimentar e Nutricional.

Uma breve incursão sobre o pacto, especialmente no item 3, que trata acerca das Responsabilidades no planejamento e programação, destaca a necessidade de ações intersetoriais como estratégia para efetivar politicas e ações de Promoção da Saúde, conforme explicita o item 3.2, ao preconizar que "todo município deve formular, no Plano Municipal de Saúde, a política municipal de atenção à saúde, incluindo ações intersetoriais voltadas para a Promoção da Saúde" (BRASIL, 2006, P.8, vol. 5).

Ressalte-se que, desde o seu processo de formulação em 2005 e 2006, o Pacto da Saúde vem conferindo especial destaque para que a intersetorialidade integre as diretrizes de algumas políticas especificas, dentre as quais tem se destacado as Políticas de Saúde Mental; Saúde do Trabalhador; Política Nacional de Promoção da Saúde (PNPS-2006); e a Política Nacional de Segurança Alimentar e Nutricional(PNSAN).

Ao longo da portaria de criação do Pacto da Saúde (BRASIL, 2006, vol. 5), a intersetorialidade é explicitada. Nas suas diretrizes preconiza o estímulo às ações intersetoriais, visando a integralidade da atenção. Especialmente no Pacto de Gestão coloca-se ênfase na intersetorialidade como responsabilidade do planejamento[18].

Observe-se que ao avaliar os diversos problemas vivenciados pelos três entes federados (União, Estados e Municípios) em relação ao processo da Programação Pactuada e Integrada (2001-2005), a proposta de Pacto (Id. Ibid.) enfatiza que um dos grandes desafios colocados para o gestor federal do SUS consiste em propor uma política transversal, integrada e **intersetorial, que faça dialogar as diversas áreas do setor sanitário, outros setores do Governo, setores privados e não-governamental e a sociedade**, compondo redes de compromisso e corresponsabilidade quanto à qualidade de vida da população em que todos sejam partícipes no cuidado com a saúde.

Essa proposição oficialmente reconhece que

> o processo saúde-adoecimento tem evidenciado que a saúde é resultado dos modos de organização da produção, do trabalho e da sociedade em determinado contexto histórico em que o aparato biomédico não consegue modificar os condicionantes nem determinantes mais amplos desse processo, operando um modelo de atenção e cuidado marcado, na maior parte das vezes, pela centralidade dos sintomas (BRASIL, 2006, vol. 5, p.9).

Não obstante, essa compreensão, concretamente, não tem se traduzido na efetivação de políticas sociais articuladas, sobretudo no que se refere ao seu planejamento e financiamento da saúde como política de seguridade.

Note-se que a concepção de Promoção da Saúde - que permeia o Pacto da Saúde (2006) e a PNPS (2006) – é qualificada como uma das estratégias de produção de saúde, enquanto um modo de pensar e de operar articulado às demais políticas e tecnologias desenvolvidas no sistema de saúde brasileiro, como fundamentais para a construção de ações que possibilitam responder às necessidades sociais em saúde. (idem, p.10). Em linhas gerais, o referido Pacto advoga que, no SUS, a estratégia de Promoção da Saúde seja retomada como uma possibilidade de enfocar os aspectos que determinam o processo saúde-adoecimento em nosso País, propondo que

> [...] as intervenções em saúde ampliem seu escopo, tomando como objeto os problemas e as necessidades de saúde e seus determinantes e condicionantes, de modo que a organização da atenção e do cuidado envolva, ao mesmo tempo, as ações e os serviços que operem sobre os efeitos do adoecer e aqueles que visem ao espaço para além dos muros das unidades de saúde e do sistema de saúde, incidindo sobre as condições de vida e favorecendo a ampliação de escolhas

> saudáveis por parte dos sujeitos e das coletividades no território onde vivem e trabalham (BRASIL, v. 5, p.11).

A partir dessa compreensão, destaca ao setor Saúde o desafio de construir a intersetorialidade, concebida como uma articulação das possibilidades dos distintos setores de pensar a questão da saúde, de co-responsabilizar-se pela garantia da saúde como direito humano e de cidadania, e de mobilizar-se na formulação de intervenções que a propiciem. (idem, p. 13). Nesse sentido, afirma que:

> O processo de construção de ações intersetoriais implica na troca e na construção coletiva de saberes, linguagens e práticas entre os diversos setores envolvidos na tentativa de equacionar determinada questão sanitária, de modo que nele torna-se possível produzir soluções inovadoras quanto à melhoria da qualidade de vida. Tal processo propicia a cada setor a ampliação de sua capacidade de analisar e de transformar seu modo de operar a partir do convívio com a perspectiva dos outros setores, abrindo caminho para que os esforços de todos sejam mais efetivos e eficazes. [...] O compromisso do setor Saúde na articulação intersetorial é tornar cada vez mais visível que o processo saúde-adoecimento é efeito de múltiplos aspectos, sendo pertinente a todos os setores da sociedade e devendo compor suas agendas. Dessa maneira, é tarefa do setor Saúde nas várias esferas de decisão convocar os outros setores a considerar a avaliação e os parâmetros sanitários quanto à melhoria da qualidade de vida da população quando forem construir suas políticas específicas. (BRASIL, 2006, v. 7, p.13-14).

Esta compreensão aparece claramente nas diretrizes da Política Nacional de Promoção da Saúde (PNPS-2006), definidas pelo Ministério da Saúde: integralidade, equidade, responsabilidade sanitária, mobilização e participação social, intersetorialidade, informação, educação, comunicação e sustentabilidade (BRASIL, 2006, v. 7, p.14).

Do ponto de vista conceitual, explicitado nas considerações gerais constantes na PNPS, a **Promoção da Saúde:**

a) Apresenta-se como **um mecanismo de fortalecimento e implantação de uma política transversal, integrada e intersetorial**, que faça dialogar as diversas áreas do setor sanitário, os outros setores do Governo, o setor privado e não governamental, e a sociedade, compondo redes de compromisso e corresponsabilidade quanto à qualidade de vida da população em que todos sejam partícipes na proteção e no cuidado com a vida (Cf. BRASIL, 2006, v. 7, 15).

b) Realiza-se na articulação sujeito/coletivo, público/privado, Estado/sociedade, clínica/política, setor sanitário/outros setores, visando romper com a excessiva fragmentação na abordagem do processo saúde-adoecimento e reduzir a vulnerabilidade, os riscos e os danos que nele se produzem, a PNPS propõe um grande esforço para superar a cultura administrativa fragmentada e desfocada dos interesses e das necessidades da sociedade, ressaltando que a "(...) **interação entre o setor sanitário e os demais setores das políticas públicas e da sociedade – provoca a mudança no modo de organizar, planejar, realizar, analisar e avaliar o trabalho em saúde".** Razões pelas quais, que essa interação, corroboraria decisivamente para "evitar desperdícios de recursos públicos, reduzir a superposição de ações e, conseqüentemente, aumentar a eficiência e a efetividade das políticas públicas existentes". (Cf. BRASIL, 2006, v. 7, 15).

Nesta direção, a PNPS (2006) incorpora a intersetorialidade nas suas diretrizes, explicitada no item II – "Estimular as ações intersetoriais, buscando parcerias que propiciem o desenvolvimento integral das ações de Promoção da Saúde" (BRASIl,2006, v7, 16) E, também, como um dos seus objetivos específicos: "Valorizar e ampliar a cooperação do setor Saúde com outras áreas e governos, setores e atores sociais para a gestão de políticas públicas e a criação e/ou o fortalecimento de iniciativas que signifiquem redução das situações de desigualdade". (BRASIl,2006, v7, 16)

Ressalte-se que a PNPS (2006), a exemplo das deliberações de Ottawa, trata como indissociável intersetorialidade e participação social, ambas compreendidas como fundamentais para a consecução de resultados de Promoção da Saúde. Sobretudo, enfatiza a necessidade de promover mudanças na cultura organizacional, com vistas à adoção de práticas horizontais de gestão e estabelecimento de redes de cooperação intersetoriais, priorizando o estímulo à articulação entre os setores da saúde, meio ambiente, saneamento e planejamento urbano a fim de prevenir e/ou reduzir os danos provocados à saúde e ao meio ambiente, por meio do manejo adequado de mananciais hídricos e resíduos sólidos, uso racional das fontes de energia, produção de fontes de energia alternativas e menos poluentes; bem como a inclusão da saúde e de seus múltiplos determinantes e condicionantes na formulação dos instrumentos ordenadores do planejamento urbano e/ou agrário (planos diretores, agendas 21 locais, entre outros) (BRASIL, 2006, v. 7, p. 20-21). [19]

Além disto, a PNPS também propõe claramente articulação intersetorial como condição para efetivar ações específicas, como no campo da alimentação saudável[20] e da prática corporal/atividade fisica[21].

A própria Portaria nº 1.409, de 13 de junho de 2007, levando em consideração as diretrizes da Política Nacional de Promoção da Saúde, cria o Comitê Gestor da Política Nacional de Promoção da Saúde (CGPNPS), tendo como uma das suas seguintes atribuições: "(...) IV - coordenar a implantação da Política Nacional de Promoção da Saúde no SUS e em sua articulação com os demais setores governamentais e não-governamentais".

Na opinião de Campos et al (2004), a Promoção da Saúde constitui uma importante resposta à medida que destaca ações intersetoriais como estratégia de enfrentamento dos problemas quanto ao meio ambiente, à urbanização, à segurança alimentar e nutricional, ao desemprego, à moradia, ao uso de drogas lícitas e ilícitas, etc. Entretanto, ressalta que é necessário ter cuidado para não as considerar soluções acabadas e definitivas e que é muito importante indagarmos "de que se trata quando falamos de ações intersetoriais? Como podemos construí-las de maneira que signifiquem algo diferente que a soma de olhares sobre um objeto?".

Observe-se que a PNPS inclui a intersetorialidade como eixo de atuação comum a todos os eixos temáticos, classificados por Campos et al (2004) como: 1) Modos de Viver[22]; 2) Condições e Relações de Trabalho[23]; 3) Ambiente[24]. No entanto, as linhas de financiamento do Ministério da Saúde se concentram nas ações relacionadas aos estilos de vida, sendo os principais programas voltados para a alimentação saudável e práticas corporais /atividades físicas (vinculados às academias de saúde), ambos focados em ações de educação em saúde [25].

Portanto, do ponto de vista das suas considerações gerias, ainda que com algumas contradições busca aproximar-se das teses da RSB, porém as seus objetivos e metas se reduzem a ações voltadas para os estilos de vida.

É importante mencionar que o Termo de Compromisso pertinente à adesão de Estados e Municípios ao Pacto da Saúde, no que se refere a responsabilidades gerais da gestão do SUS, embora defina que todo município deve garantir a integralidade das ações de saúde prestadas de forma interdisciplinar, por meio da abordagem integral e contínua do indivíduo no seu contexto familiar, social e do trabalho, nas quais, **dentre outras atividades**, englobando atividades de Promoção da Saúde, prevenção de riscos, danos e agravos à saúde, destaca as ações interseotriais. No que se refere às responsabilidades no planejamento e programação, define claramente que todo município deve formular, no Plano Municipal de Saúde, a política municipal de atenção à saúde, incluindo ações intersetoriais voltadas para a Promoção da Saúde. Porém, constata-se que as reais exigências aos municípios, expressas no anexo Portaria Nº 2.669 (de 3 de novembro de 2009), praticamente ignora tais premissas à medida em que, de fato, a única meta qualificada como de Promoção da Saúde refere-se ao objetivo de reduzir os níveis de sedentarismo na população. Assim, sequer contempla metas acerca da alimentação saudável. Dessa forma, se pode imaginar que as ações de promoção, especialmente as articulações intersetoriais tendem a ficar a mercê de iniciativas locais de algumas equipes, que por acaso reúnam profissionais comprometidos com a saúde em sentido ampliado.

Observe-se que tanto o Pacto da Saúde, quanto a PNPS incorporam significativamente influências das deliberações de Ottawa acerca da Promoção da Saúde e da própria noção de intersetorialidade como questão afeta à articulação entre setores e a ações cujo locus transita no campo dos determinantes da saúde, termo amplamente utilizado no Pacto da Saúde e, especialmente, na PNPS. Nesse sentido, pode-se afirmar que a concepção acerca da Promoção da Saúde adotada na PNPS (2006), ainda que resgate elementos centrais das teses do MRSB e da 8ª. CNS, não avança no sentido de indução de ações, medidas e políticas públicas concretamente fundadas no conceito de determinação social nos termos formulados pelo MRSB, restringindo-se aos fatores determinantes.

Ainda assim, tais proposições, especialmente metas e ações concretas relativas à intersetorialidade e Promoção da Saúde, apesar do começarem a constar nos planos de saúde nos três níveis de governo, pouco tem se traduzido em efetiva incorporação nas políticas levadas a efeito pelos entres federados (União, Estados e Municípios), sobretudo no que se refere à macro ações que requerem intervenção simultânea tripartite no campo da intersetorialidade. Conforme se pode constatar nos Relatórios de Gestão do Ministério da Saúde (2010 e 2011); na avaliação acerca da Pactuação Unificada de Indicadores: avaliação 2007[26] (BRASIL, 2007, vol.11) e, na Pactuação Unificada de indicadores: avaliação 2008 (BRASIL, 2008, vol.14), em geral, limitam-se a demonstrar aspectos formais relativos ao grau de adesão dos Estados e Municípios[27] e ao avaliar o comportamento das metas pactuadas não prioriza e enfatiza a intersetorialidade e as ações de de Promoção da Saúde.

As estratégias da PNSP com maior inserção nacional, como a Política Nacional de Alimentação e Nutrição (PNAN), o Programa Saúde na Escola (PSE) e Academias Saudáveis, no que se refere a intersetorialidade, encontram-se na seguinte situação:

a) PNAN - embora a tenha o propósito de promover práticas alimentares saudáveis e de garantir a qualidade dos alimentos disponíveis par consumo no país, observa-se que trata-se de uma ação restrita aos limites setoriais do próprio SUS, expressão da evidente desarticulação entre os Ministérios, sobretudo órgão responsáveis pela políticas de segurança alimentar mais amplas, restringindo-se a práticas educativas afetas aos estilos de vida e a ações assistenciais seletivas;

b) PSE – apesar de oficialmente ser uma política intersetorial dos Ministérios da Saúde e da Educação, tem se realizado como ações locais, pontuais e setorializadas, fragilmente como um programa á parte da própria rede básica de saúde, que em geral colabora com as equipe responsáveis pelo PSE. Inclusive em alguns municípios, trata-se de um programa realizado por serviços terceirizados, com ações e metas a serem cumpridas de acordo com o contrato, portanto, indiferente à dinâmica real das unidades de atenção primária/básicas de saúde;

c) O Programa Academia da Saúde tem sido utilizado pelas equipes de saúde, majoritariamente da rede básica, abordagem restrita a grupos de risco, como diabéticos e hipertensos.

Em outros termos, mesmo projetos claramente concebidos com medidas para dar concretude à politica de Promoção da Saúde se inserem de forma desarticulada e, assim, são parcialmente apropriadas pelos profissionais e usuários do SUS.

4.1 A intersetorialidade no cotidiano dos serviços de saúde

Em relação à forma como a intersetorialidade tem sido tratada no cotidiano dos serviços de saúde, em recente pesquisa realizada por Costa (2010), constatou-se que a intersetorialidade não tem sido incorporada como estratégia fundamental inerente ao planejamento e a gestão em saúde no atual contexto do SUS.

Isso pode ser expresso no fato de que as necessidades de saúde e/ou qualquer necessidade dos usuários, que ultrapassem o que está previsto nos procedimentos autorizados e parâmetros de produtividade, não é percebido, salvo raras exceções, como necessidades e demandas colocadas ao sistema de saúde que devem ser apreendidas pela equipe de saúde em sentido amplo. Entre essas necessidades, destacam-se as demandas de natureza intersetorial, as quais, dada a efetiva falta de articulação intersetorial como estratégia de gestão do sistema, geralmente são tratadas como atividades (no sentido de procedimentos) dos Assistentes Sociais. É nesse sentido, que necessidades sociais e de saúde mais amplas, vem sendo recortada em demandas, transformadas em atividades de uma categoria, e assim vem sendo incorporadas pela equipe de Serviço social.

Isto indica, que no dia-a-dia dos serviços de saúde, a intersetorialidade tem se reduzido a ações isoladas, pontuais e subsidiárias à lógica do modelo médico-hegemônico e ao seu *modus operandi* – centrado em procedimentos curativos individuais. E que, em geral, não constitui objeto de interesse e de ação das profissões tradicionais de saúde. Ao contrário, acabam não sendo vistas como demandas de saúde, mas como "problemas sociais" que dizem respeito apenas aos profissionais da área social, devendo ser simplesmente encaminhados e/ou repassadas a profissionais tradicionalmente reconhecidos da área social, principalmente os(as) assistentes sociais.

Deste modo, no atual contexto do SUS, diversas necessidades de saúde não atendidas e/ou não incorporadas pela política de saúde, em geral, transformam-se em demandas ao Serviço Social, dentre as quais as ações de natureza intersetorial que, embora não constituam demandas exclusivamente colocadas a tal profissão, vêm sendo assumidas por assistentes sociais.

Na interpretação de Costa (2010), a maioria absoluta das demandas colocadas aos citados(as) profissionais, envolve necessidades em saúde que se vinculam à precária qualidade de vida[28] a que está submetida a maioria da população usuária do SUS, que não depende exclusivamente da competência dos serviços de saúde, requerendo articulações de natureza intersetorial, as quais, dadas as condições históricas e estruturais da organização dos serviços de saúde no Brasil, no contexto do SUS, geralmente se transformam em demandas ao Serviço Social. No dia-a-dia, essas demandas aparecem como urgências sociais que, em geral, perpassam e transcendem as urgências médicas. Neste sentido, acabam sendo tratadas caso a caso de forma emergencial, fragmentadas e restritas ao campo da micropolítica do processo de trabalho em saúde.

Conforme constatou Costa (2010), as principais demandas que frequentemente chegam ao Serviço Social requerendo articulação intersetorial, relacionam-se a:

a) Demandas no campo da Assistência Social[29];

b) Demandas no campo do Trabalho, Previdência Social e Seguro Social30;

c) Demandas no campo sociojurídico e Defesa Social[31].

O quadro atual é de aprofundamento das desigualdades sociais e limitados avanços na seguridade social brasileira, marcada pela falta de financiamento, pelo aprofundamento do processo de privatização e o fato de não serem efetivamente incorporadas ao planejamento e à gestão do sistema de seguridade. Neste sentido, de acordo com Costa (2010), não é à toa que no cotidiano do SUS, dentre as mediações realizadas pelos assistentes sociais, a maioria envolve ações e atividades que podem ser qualificadas de natureza intersetorial, geralmente relacionadas a orientações, encaminhamentos e articulações junto a outros sistemas e serviços sociais, dentre os quais se destacam os sistemas e políticas de previdência, assistência social, habitação, defesa social, entre outras e ainda a redes socioassistenciais filantrópicas e privadas e, face as inúmeras violações de direitos, muitas vezes, também precisam acionar o Ministério Público e ao Poder Judiciário.

Na interpretação de Costa (2010), ao responder necessidades que transitam no campo da intersetorialidade, o Serviço Social se vê impelido a responder, como atividade, demandas que deveriam ser objeto prioritário do planejamento em saúde, como fruto de ações planejadas em parceria com as demais políticas que têm maior interface com a saúde. De certa forma, isso revela que no atual contexto do SUS, as ações no campo da intersetorialidade, desenvolvidas pelos assistentes sociais, e/ou as respostas dadas pelo Serviço Social, ao conjunto das demandas colocadas, vêm se constituindo a principal e mais rotineira forma de articulação entre o SUS e as demais políticas sociais. Mas, também, revelam que ao não constituir-se diretriz da política de saúde, as articulações intersetoriais ficam resumidas a atividades, que não superam o conjunto das ações fragmentadas; ao contrário, têm se ajustado a tal fragmentação, suprindo emergencialmente as lacunas de tal processo.

Costa (2010) afirma que, apesar das lutas e resistências desencadeadas pelo MRSB, que incluem a luta dos conselhos de direitos e de políticas setoriais, plenárias de conselheiros, fóruns em defesa do SUS e contra a privatização da saúde, frente nacional contra a privatização da saúde, bem como algumas pontuais experiências exitosas, a análise de tais demandas revela que:

a) O sistema de seguridade social brasileiro não vem se constituindo um sistema de proteção social integrado e universal. Ao contrário, tem sido marcado pela expansão fragmentada, conjugando/combinando duas estratégias distintas: a mercantilização dos serviços sociais para os cidadãos-consumidores e a expansão de políticas sociais compensatórias, para os cidadãos-pobres, cujo acesso se dá por condicionalidades, conforme destaca Mota (2008);

b) A concepção ampliada de saúde não tem sido efetivamente incorporada ao planejamento e ao conjunto das práticas em saúde, reduzindo as possibilidades de abordagens, na perspectiva da totalidade, que considerem e atuem sobre os determinantes e condicionantes da saúde, as quais, por sua vez, exigiriam abordagem intersetorial;

c) A intersetorialidade não constitui uma efetiva diretriz política, planejamento e práticas em saúde no contexto do SUS. Ao contrário, se reduz a ações emergenciais, muitas vezes improvisadas, não consideradas como objeto de atuação da maioria dos profissionais da equipe de saúde. Por isso, as principais necessidades de saúde que requerem abordagem intersetorial são respondidas com atividades dirigidas a indivíduos, caso a caso. E, dessa forma, vêm sendo assumidas por determinados profissionais – especialmente os(as) assistentes sociais - como atividade e não como diretriz estratégica.

Esta situação revela ainda que exceto experiências exitosas de algumas equipes ou municípios, no seu conjunto, as ações de natureza intersetorial e, portanto, de Promoção da Saúde desencadeadas, mesmo pós Pacto da Saúde(2006) e PNPS(2006), sequer alcançam o patamar dos determinantes da saúde.

Assim, pode-se afirmar que apesar de no seu conjunto, o Pacto da Saúde e a PNPS (2006) definirem a intersetorialidade como condição essencial para avançar na perspectiva da Promoção da Saúde, observa-se que o SUS ainda se constitui uma politica eminentemente setorial, com grandes dificuldades de articulação no próprio sistema de seguridade social constitucionalmente assegurado, portanto muito longe de articulações mais amplas, no campo organização da produção e da gestão das cidades alinhadas à reais e significativas transformações capazes de impactar no campo da determinação social das doenças.

CONSIDERAÇÕES FINAIS

Embora nos anos 1980 e até meados dos anos de 1990, o conceito de intersetorialidade não tenha sido claramente formulado pelo Movimento da Reforma Sanitária Brasileira (MRSB) e o conceito de Promoção da Saúde (PS), não tenha assumido um lugar importante nas elaborações teórico-conceituais da Saúde Coletiva, o conjunto das suas proposições sinalizou e incorporou a intersetorialidade como uma das condições essenciais para produzir as grandes mudanças preconizadas pelo Projeto da Reforma Sanitária Brasileira e, portanto para efetivar a saúde como direito de cidadania.

Sem uma nítida precisão conceitual, apesar da postura de reserva-política de alguns intelectuais do MRSB à concepção de P.S, pode-se supor que a utilização do termo intersetorialidade sinaliza a influência dos debates internacionais sobre P.S.

Na primeira década de implantação do SUS (anos 1990), sob forte impacto das influências e medidas de corte neoliberal, não foram dados passos concretos no campo da intersetorialidade, nem em termos de ações, nem nas discussões produzidas pelo MRSB. Concretamente, só passa a ser incorporada como eixo transversal da política nacional de saúde, a partir do Pacto pela Saúde (2006) e na PNPS (2006), cujas proposições, apesar da tentativa de maior aproximação com as teses do MRSB, em geral, do ponto de vista conceitual, das diretrizes, objetivos e especialmente das metas incorporadas, constata-se uma evidente influência da perspectiva de P.S adotada pela OMS e OPAS.

Essa influência aparece, sobretudo, na incorporação dos debates acerca da construção de políticas públicas saudáveis, no tratamento dado à intersetorialidade como articulação entre setores e da participação social como componente da governança e governabilidade. Na atualidade vem se traduzindo, no âmbito do SUS, em algumas medidas e programas em processo de implementação, como foco central os estilos de vida, dentre o quais se destacam o Programa Saúde na Escola (PSE); Academias e o Programa de Alimentação Saudável.

Entretanto, para além das perspectivas adotadas, quer seja mais afinada com as tese do MRSB, quer seja com a perspectiva internacional de PS, no cotidiano do SUS, as diversas necessidades de saúde cuja resposta transita no campo da intersetorialidade, frequentemente sentidas e expressas no estado de saúde e quadro de morbi-mortalidade da população brasileira, revelam que, em geral, as políticas sociais e particularmente a política de saúde, embora já tenha alcançado significativos avanços em nível intrassetorial, ainda não funcionam em rede intersetorialmente articulada e/ou não avançaram, significativamente, no que se refere ao papel da politica de saúde na indução de politicas intersetoriais conforme preconiza a legislação vigente e as diretrizes e objetivos do Pacto pela Saúde e da própria PNPS (2006).

Esta situação fica bem evidente ao se proceder a uma breve análise nos Relatórios de Gestão apresentados pelo Ministério da Saúde, 2010 e 2011. Sobretudo a comparação entre tais relatórios e as metas previstas no Plano Nacional de Saúde (2010; 2011) permite afirmar que a intersetorialidade - como componente do Pacto e da PNPS, incluindo políticas específicas – aparece de forma simbólica nos citados planos: de fato não constitui objeto de relato nos referidos relatórios, praticamente mencionando apenas as adesões aos Programas Alimentação Saudável e Saúde na Escola ou citando aspectos relativos à inclusões no Bolsa Família. Em geral, os dados apresentados, ainda que tentando analisar o alcance de metas e resultados, limitam-se a descrever e analisar a quantidade de consultas, exames, internações e procedimentos realizados e a relação com os recursos gastos. Portanto, pouco se refere à concreta importância/relevância e impactos das articulações e medidas intersetoriais mais amplas como a Lei Seca, Programa de Erradicação do Trabalho Infantil (PETI) e algumas ações desencadeadas pelo próprio M.S. Sobretudo, ignora esses aspectos na avaliação acerca dessa questão na realidade dos estados e municípios, cujos relatórios são ainda mais distantes.

Do ponto de vista setorial, sem dúvidas o Pacto da Saúde representou um avanço em termos de aprofundamento da autonomia dos Estados e municípios e de efetiva politica voltada para alterar a lógica de financiamento convenial e procedimento-centrada. Todavia, a implantação do Pacto não se fez acompanhada de uma vigorosa política de qualificação da gestão pública e, tampouco, de aumentos no financiamento do SUS, não garante nem o orçamento previsto na carta magna[32].

A implantação do Pacto da Saúde (2006), mesmo sendo portador de potenciais avanços no próprio campo da PS e da intersetorialidade, na prática tem suas bases teóricas minadas. Isso por conta da combinação entre uma maior autonomia e flexibilidade nos gastos, o subfinanciamento do setor orientado/hegemonizado por uma lógica de racionamento do gasto público, com políticas sociais fundadas na concepção de universalidade do acesso reduzida ao consumo de serviços (leia-se procedimentos).

Tratam-se das bases filosóficas necessárias ao avassalador processo de privatização, centrado nas terceirizações, generalizando o que deveria ser complementar, incluindo a privatização da gestão de serviços próprios do SUS, enredando os destinos do SUS e demais políticas sociais, que cada vez mais encurraladas por grupos de interesses privatistas, têm sido presididas pela necessidade de constituir-se espaço dinâmico de reprodução ampliada do capital, que em tempos de crise de acumulação não sobrevive sem apropriação do fundo público[33]. Por isso cria e recria mecanismos, inclusive sob o fetiche da noção de parcerias, descamba para o campo da assistencialização no lugar da universalização da seguridade.

Ainda assim, dadas às resistências do MRSB[34], o SUS, que com todas as dificuldades vivenciadas, é a maior, mais acessível e avançada política social brasileira, vem literalmente pagando um altíssimo preço por ter que responder com assistência médica, curativa e individual, necessidades de saúde que só serão de fato atendidas através do enfrentamento das desigualdades sociais, que no mínimo requer significativos avanços no campo da seguridade social compreendida para além da saúde, assistência e previdência.

A maioria das demandas de natureza intersetorial colocadas ao Serviço Social no cotidiano do SUS, conforme Costa (2010), indicam que a grande maioria da população usuária do SUS, ainda chega aos serviços de saúde sem ter conseguido acessar direitos humanos e sociais básicos. Revelando o quanto o cidadão brasileiro ainda é visto e tratado de forma fragmentada, sem o considerar na sua integralidade/totalidade.

Portanto, dada a relevância do SUS no sistema de seguridade, quanto mais refém do modelo privatista- procedimento centrado e distante do modelo assistencial da produção da saúde, maiores serão as dificuldades de se construir práticas moldadas pela intersetorialidade na perspectiva de apreensão e enfrentamento da determinação social do processo saúde-doença, e também maior será a tendência de reduzir a intersetorialidade a ações e atividades esporádicas, pontuais e emergenciais para atender recorte de demandas colocadas para outras políticas[35].

Ocorre que o fato do sistema de seguridade não estar estruturado intersetorialmente não impede que as necessidades se manifestem, até mesmo como obstáculos ao pleno desenvolvimento da política de saúde, como por exemplo: ocupar um leito, pós-alta clínica, não ter moradia, alimentação, etc. requerem respostas institucionais imediatas.

Na realidade do SUS, conforme Costa (2010), as demandas de natureza intersetorial vêm sendo parcial e emergencialmente atendidas como atividades realizadas por profissionais de Serviço Social, cujo trabalho tem consistido em identificar e contatar instituições, articular redes institucionais e sociais, muitas vezes, a partir de contatos pessoais, destarte, ainda muito dependentes da experiência e compromisso profissional, bem como do conhecimento e capacidade de articulação pessoal dos assistentes socais e da equipe de Serviço Social.

Em alguns casos, também dependem da experiência dos usuários e familiares, adquirida da sua própria condição de nômades[36] dos serviços sociais ao longo de sua vida e luta pela sobrevivência, marcada por uma história de negação dos seus direitos e, consequentemente, de verdadeira romaria pelos serviços sociais sejam públicos e/ou filantrópicos.

Esse trabalho tem sido tão presente no cotidiano do Serviço Social que chega a configurar uma das particularidades do trabalho dos assistentes sociais no campo da saúde. (COSTA, 1998). Isso ocorre mesmo em relação à implementação de algumas políticas específicas, cuja experiência em alguns Estados e Municípios, ainda que com dificuldades e limitações, vêm desencadeando esforços para considerar a intersetorialidade como diretriz estratégica na construção de políticas, como a saúde mental e a saúde do trabalhador.

Mesmo nestas experiências, como mostra Costa (2010), o trabalho concreto de articulação com outras políticas sociais ainda é majoritariamente repassado ou atribuído ao Serviço Social, revelando que a própria equipe de saúde, também, ainda não reconhece as ações intersetoriais como objeto de suas práticas cotidianas.

É preciso disseminar a compreensão de que o dever do Estado brasileiro, na garantia da saúde, não se resume aos deveres e responsabilidades exclusivas do SUS. Por isso, diante das necessidades de saúde de um indivíduo ou coletividade que dependem de respostas que não seja estrita obrigação do SUS, cabe às equipes de saúde, aos gestores do SUS, ao Ministério Público, aos Conselhos de Saúde, às entidades dos usuários, etc, invocar o dever do Estado de garantir a saúde, o direito à vida através de outros serviços, instituições e medidas provedores das ações necessárias[37], sendo fundamental que sejam planejadas e articuladas na perspectiva do Projeto da Reforma Sanitária Brasileira, com a garantia do pleno acesso de todos aos direitos sociais necessários para viver dignamente, o que inclui a efetiva participação de trabalhadores e usuários.

A rigor, uma breve análise acerca do conjunto das demandas de natureza intersetorial, indica que alguns nós críticos - que mais incidem no cotidiano do SUS - deveriam, no mínimo, constituir-se objeto de análise da gestão do sistema de seguridade social nos três níveis de governo, na perspectiva desencadear um processo de incorporação de medidas que possam deslocar o atual tratamento dispensado à intersetorialidade - reduzido à ação ou atividade - em direção à construção de ações estratégicas incorporadas ao planejamento em saúde, como política de seguridade, no campo da macro política de saúde e das cidades, como responsabilidade da gestão dos três entes federados.

Não por acaso, isto ocorre concomitante ao subfinanciamento das políticas de seguridade, associado ao aprofundamento das privatizações, onde a compra/contratualização de serviços, ainda que com base em metas, tende a reduzir as ações à oferta de procedimentos, consome os recursos nas ações curativas individuais. Assim, cada vez mais longe da concepção de que o dever do Estado brasileiro de garantir a saúde requer ações amplas para além do próprio campo da seguridade social legalmente instituído, vincula-se à garantia de dignas condições de vida em sentido amplo, e efetiva ampliação e universalização do sistema de seguridade social.

Essas seriam as condições macro para que, no plano da micropolítica dos serviços de saúde, se possa avançar na perspectiva da articulação entre saberes, órgãos, redes institucionais, redes socioassistenciais e, portanto, superar o patamar de atividades, circunscritas ao saber/fazer, de uma profissão e alçar o âmbito da gestão do sistema.

Isso requer que, na atual fase de construção do SUS, a gestão em saúde, as instâncias de controle social e os trabalhadores em saúde sejam capazes de fazer articulações orgânicas com os movimentos sociais, populares e com as instâncias de controle social, incluindo Conselhos, Conferências e Ministério Público na perspectiva de profundas mudanças nos modelos assistencial e gerencial não apenas do SUS, mas do próprio sistema de seguridade social e da gestão mais ampla dos entre federados.

De acordo com Costa (2010), essas determinações macro não eximem gestores e profissionais de saúde de, no cotidiano do SUS, dar passos concretos no sentido de buscar articulações intersetoriais. Para assim proceder é necessário buscar sistematizar e problematizar as principais demandas no campo da intersetorialidade, bem como procurar desenvolver estratégias que potencializem a sua publicização através de debates e de movimentos com vistas à sua possível inclusão na agenda política do SUS e das demais políticas setoriais, o que sem dúvidas requer conjugar e articular algumas iniciativas voltadas para incorporá-las, destacando-se:

a) Os processos de formulação, avaliação e fiscalização, enquanto componente de processos de efetiva gestão participativa, incluindo estratégias de negociação e definição de políticas públicas, potencializando a aplicação da legislação e ampliando direitos através de forças e poderes intersetoriais, em diferentes níveis de gestão e espaços de negociação interinstitucional[38], apontando na perspectiva de conselhos gestores interinstitucionais[39];
b) Nos debates e decisões das instâncias interinstitucionais de gestão e pactuação e/ou negociação política, tais como Comissões Intergestoras (bipartite e tripartite) (CIB), colegiados de gestão, comissões, grupos gestores e câmaras técnicas e no poder legislativo, com vistas à discussão, negociação, nos planos de saúde (PPA e PMS), previsão e programação orçamentária do SUS articulada às demais políticas etc.;
c) Nos debates e decisões das instâncias deliberativas – espaços de democracia direta: Conselhos, Conferências (Plenárias conjunta de conselhos e conselheiros e Conferências Intersetoriais). E, espaços de democracia representativa: Poder Legislativo (Câmaras, Assembleias Legislativa e Senado), de forma a provocar amplo debate, discussão e articulação político-social subsidiando a deliberação acerca do PPA, PMS, previsão e programação orçamentária, alocação de

recursos, monitoramento, acompanhamento, avaliação e fiscalização;

d) Produção de conhecimento, de documentos tais como relatórios e outros instrumentos de informação e comunicação que possam subsidiar o debate junto às instâncias de condução política e técnicas, para articular ações de planejamento e avaliação das políticas públicas como espaço permanente de incorporação das reivindicações e proposições das lutas sociais. Em um movimento capaz de fortalecer a articulação das forças que atualmente integram o MRSB, nos espaços formais e informais das lutas sociais e políticas em prol de uma sociedade mais justa e igualitária.

Do ponto de vista político e institucional, avançar em direção à construção de práticas moldadas pela intersetorialidade requer democratizar as relações entre Estado e sociedade, com efetiva gestão participativa, em amplos debates públicos buscando problematizar os grandes nós críticos e interesses que envolvem os problemas de saúde e as desigualdades em saúde, para que as reais necessidades de saúde e a lógica intersetorial esteja cada vez mais presente no conjunto dos processos decisórios e nas políticas públicas que têm interface direta com saúde coletiva e individual.

Em suma, para que as proposições e medidas de natureza intersetorial com vistas à Promoção da Saúde no Brasil, possam se alinhar às teses do MRSB, teriam que transitar no campo da determinação social, da produção social da saúde, implicando politicas com vistas a reais alterações no modelo de desenvolvimento adotado no país, apontar para a construção de condições dignas de vida para que as pessoas vivam mais e melhor, o que envolve também atuar sobre determinantes e condicionantes da saúde, portanto um conjunto de medidas moldadas por práticas intersetoriais, o que requer um forte movimento em prol de transformações no modelo e no padrão de desenvolvimento e nas relações Estado e sociedade na perspectiva de uma democracia de massas, tendo como eixo central a defesa de um sistema universal de seguridade social no Brasil. Para tanto, requer resgatar uma condição central deliberada na 8ª CNS, que é a necessidade de estatização progressiva do SUS.

Avançar nessa direção requer um conjunto de medidas e estratégias capazes de identificar, estimular e fortalecer sujeitos coletivos com potencial para impulsionar as grandes transformações necessárias, obviamente, considerando as múltiplas expressões e determinações da questão social e determinação social da saúde.

Conclui-se que, incorporar a intersetorialidade, mais que uma decisão política, constitui uma necessidade e condição fundamental para a efetivação do direito à saúde em sentido amplo. Seu papel estratégico vincula-se ao requisito de ir além dos aspectos restritos aos estilos de vida e avançar em medidas capazes de produzir efetivos impactos nas condições de vida de uma dada população. Certamente, aqueles que não a incorporam não avançam na perspectiva do conceito ampliado de saúde e, destarte, sequer poderão reunir condições para enfrentar iniquidades e implementar politicas públicas capazes de efetivar a saúde conforme preconiza a legislação vigente e o Projeto da Reforma Sanitária Brasileira.

Por isso, incorporar a intersetorialidade, necessariamente, requer efetiva mudança do modelo assistencial e gerencial, de forma que, no mínimo, no campo da seguridade se estabeleçam pactuações conjuntas nos momentos de formulação e aprovação dos planos anuais, plurianuais e previsão orçamentária.

Caminhar nesta direção indica também, a todos aqueles que defendem a saúde como direto social e de cidadania em sentido ampliado - sobretudo aos gestores, movimentos e profissionais comprometidos com a Reforma Sanitária -, a necessidade de buscar maior articulação de suas práticas na perspectiva de engajamento e fortalecimento dos espaços de controle social, fóruns em defesa do SUS, Frente Nacional contra a Privatização da Saúde e das políticas públicas, movimento social, popular e sindical.

Repolitizar a saúde, fortalecendo o debate e os sujeitos coletivos no campo da R.S constitui condição estratégica para dar eco e visibilidade aos grandes dilemas/paradoxos, problemas e formulações e acumulação de forças na disputas, capazes de contribuir para avançar na perspectiva de práticas moldadas pela intersetorialidade com vistas à consolidação do SUS como sistema e política universal de seguridade social, na particularidade da sociedade brasileira. Demanda mais que repolitizar e projetar a politica de saúde para além do SUS, requer acirrar as lutas em prol de profundas alterações nas relações de poder e de apropriação das riquezas socialmente produzidas.

REFERÊNCIAS

AKERMAN, M. A construção de indicadores compostos para projetos de cidades saudáveis: um convite ao pacto transsetorial. In: VILAÇA, E. (Org.). *A organização da saúde no nível local*. São Paulo: Hucitec, 1998, v. 1.

__.; DUHLI, Leonardo; BOGUS, Cláudia Maria. A questão urbana e a saúde: impactos e respostas necessárias. CASTRO, Adriana; MALO, Miguel (orgs.). *SUS: ressignificando a Promoção da Saúde*. São Paulo: Hucitec: Opas, 2006.

__.; RIGHI, L.B.; PASCHE, D.F.; TRUFELLI, D.; LOPES, P.R. Saúde e Desenvolvimento: que conexões? In.: CAMPOS,

G.W.S. *et al. Tratado de Saúde Coletiva.* São Paulo: HUCITEC; Rio de Janeiro, FIOCRUZ, 2007.

DECLARAÇÃO DE ALMA-ATA. *Conferência internacional sobre cuidados primários de Saúde.* [1978?] Disponível em: <http://www.opas.org.br/coletiva/uploadArq/Alma-Ata.pdf>. Acesso em 30-06-08.

almeida, Célia Maria de. Reforma do estado e reforma de sistemas de saúde: experiências internacionais e tendências de mudança. In: *Revista Ciência & Saúde Coletiva.* v. 2. Rio de Janeiro: ABRASCO; FIOCRUZ; ISC; UFBA. 1999.

__. *As reformas sanitárias nos anos 80: crise ou transição?* Tese (Doutorado em Saúde Pública) – Escola Nacional de Saúde Pública, Fiocruz, Rio de Janeiro, 1995.

ALMEIDA Filho, Naomar de. Intersetorialidade, transdiciplinaridade e saúde coletiva: atualizando um debate aberto. *Revista Administração Pública*; 34(6):11-34, nov-dez. 2000.

__. Trandisciplinaridade e saúde coletiva. *Ciência & Saúde Coletiva.* Rio de Janeiro, nº. 11, 1997.

ANDRADE, Luiz Odorico Monteiro de.; BARRETO, Ivana Cristina de Holanda Cunha et al. *As causas sociais das iniquidades em saúde no Brasil.* Rio de Janeiro: Fiocruz, 2008.

AROUCA, Antônio Sérgio da Silva. *O dilema preventivista: contribuição para a compreensão e crítica da Medicina Preventiva.* São Paulo: UNESP; Rio de Janeiro: Fiocruz, 2003. 268 p.

__. Democracia é saúde. In: *Conferência nacional de saúde*, Brasília. (Anais).Brasília: Centro de Documentação do Ministério da Saúde, 1987. p. 35–42.

__. Antônio Sérgio da Silva. Introdução à crítica do setor saúde. *Revista Nêmesis*, n. 1, p. 17–24, 1975.

ARRETCHE, Marta. RODRIGUEZ, Vicente. *Descentralização das políticas sociais no Brasil.* São Paulo: Fundap, FAPESP; Brasília: IPEA, 1999.

ARTMANN, Elizabeth; RIVERA, Francisco Javier Uribe. Promoção da Saúde e planejamento estratégico situacional: intersetorialidade na governabilidade. In. *Promoção da Saúde: conceitos, reflexões, tendências.* 2ª.ed.rev.e amp / organizador por Dina Czeresnia e Carlos Machado Freitas. – Rio de Jeneiro, Editora Fiocruz, 2009.

BIDARRA, Zelimar Soares. Pactuar Intersetorialidade e tramar as redes para consolidar o sistema de garantia de direitos. In. *Revista Serviço Social & Sociedade.* Nº 99. Jul./Set. São Paulo: Cortez, 2009.

BERLINGUER, G. Uma reforma para a saúde. In. TEIXEIRA, S.M.F; CAMPOS, G.W. de S. *Reforma Sanitária: Itália e Brasil.* São Paulo: Hucitec, 1988.

BANCO MUNDIAL. *Relatório sobre o desenvolvimento mundial de 2006: equidade e desenvolvimento.* disponível em: <http://www.worldbank.org>. Acesso em 19-06-2007.

BARRETO, Mauricio Lima. CARMO, Eduardo Hage. Padrões de adoecimento e de morte da população brasileira: os renovados desafios para o Sistema Único de Saúde. *Ciência & Saúde Coletiva*, v.12, sup:1779-1790, 2007.

__. Determinantes das condições de saúde e problemas prioritários no país. In: BRASIL. Ministério da Saúde, (Org). *Caderno da 11ª Conferência Nacional de Saúde. Brasília*: Ministério da Saúde, 2000.

___. Situação da saúde da população brasileira: tendências históricas, determinantes e implicações para as políticas de saúde. *Informe Epidemiológico do SUS*, [s.l.: s.n.] 1994.

BARRETO M.L., Carmo E.H. Tendências recentes das doenças crônicas no Brasil. In: Lessa I. (org.). *O adulto brasileiro e as doenças da modernidade: epidemiologia das doenças crônicas não transmissíveis.* São Paulo: Hucitec; Rio de Janeiro: Abrasco; 1998.

BEHRING, Elaine Rossetti. *A contra-reforma do Estado no Brasil.* São Paulo: Cortez. Rio de Janeiro: UERJ, 2003.

BOURGUIGNON, J.A. *Concepção de rede intersetorial.* Disponível em: <www.uepg.br/nupes/intersetor.htm>. Acesso em: 20-06-2008.

___. *Saúde da família: uma estratégia para reorientação do modelo assistencial.* Brasília: [s.n.], 1997.

BRASIL. *Constituição da República Federativa do Brasil: promulgada em 05 de outubro de 1988, atualizada pelas emendas constitucionais n.1, de 31 de março de 1992, e n.2, de agosto de 1992.* Organização dos textos, notas remissivas e índices por Juarez de Oliveira. 8ª ed. São Paulo:[s.d.]. (Coleção Saraiva de legislação).

___. *Lei Orgânica da Saúde de nº. 8080/90.* 2ª. Ed. Brasília: Assessoria de Comunicação Social. MS, 1991.

___. *Lei complementar de nº. 8142/90.* 2ª. Ed. Brasília: Assessoria de Comunicação Social. MS, 1991.

BRASIL. Ministério da Saúde, Secretaria de Atenção à Saúde. *Relatório de Gestão – Exercício 2011*. Brasília: Ministério da Saúde. Disponível em: < http://portal.saude.gov.br/portal/arquivos/pdf/SAS_Relatorio_de_Gestao_2011.pdf >. Acesso: 14-03-2012 .

BRASIL. Ministério da Saúde. Secretaria de Atenção à Saúde. *Relatório de Gestão – Exercício 2010*. Brasília: Ministério da Saúde. Disponível em: <http://portal.saude.gov.br/portal/arquivos/pdf/relatorio_gestao_2010.pdf>. Acesso em: 15 -03- 2011.

__.Ministério da Saúde. Secretaria-Executiva. Departamento de Apoio à Gestão Descentralizada. *Pactuação unificada de indicadores de avaliação 2008*. Brasília: Editora do Ministério da Saúde, 2010. (Série Pactos pela Saúde 2006 ; v. 11) Disponível em: <http://bvsms.saude.gov.br/bvs/publicacoes/pacto_saude_volume14.pdf.>.

__. Ministério da Saúde. Secretaria-Executiva. Departamento de Apoio à Gestão Descentralizada. *Pactuação unificada de indicadores de avaliação 2007*. Brasília : Editora do Ministério da Saúde, 2010. (Série Pactos pela Saúde 2006; v. 11) Disponível em: <http://bvsms.saude.gov.br/bvs/publicacoes/pacto_saude_volume11.pdf>.

__. Ministério da Saúde. Secretaria de Políticas de Saúde. *Projeto Promoção da Saúde. As Cartas da Promoção da Saúde* / Ministério da Saúde, Secretaria de Políticas de Saúde, Projeto Promoção da Saúde. – Brasília: Ministério da Saúde, 2002. Disponível em: <http://bvsms.saude.gov.br/bvs/publicacoes/cartas_promocao.pdf>.

__. Ministério da Saúde. *Situação epidemiológica da malária no Brasil, ano de 2006*. Ministério da Saúde, 2007. Disponível: <http:// portal.saude.gov.br>.

__.*Rede Interagencial de Informações para a Saúde*. Disponível em: <http://tabnet. datasus.gov.br>. Acesso em: ?-08-2007.

__. *Saúde Brasil 2006: uma análise da desigualdade em saúde*. Brasília: Ministério da Saúde; 2006(a).

__. GABINETE DO MINISTRO. *Portaria GM nº 2048 de 03 de setembro de 2009*. Brasília: MS, setembro 2009.

__.Ministério da Saúde. Secretaria de Atenção à Saúde. Departamento de Regulação, Avaliação e Controle de Sistemas. *Diretrizes para a programação pactuada e integrada da assistência à saúde*. Ministério da Saúde, Secretaria de Atenção à Saúde, Departamento de Regulação, Avaliação e Controle de Sistemas. – Brasília : Ministério da Saúde, 2006. (Série Pacto pela Saúde v. 5 2ª ed)

__.Ministério da Saúde. Secretaria de Vigilância em Saúde. Secretaria de Atenção à Saúde. *Política Nacional de Promoção da Saúde* / Ministério da Saúde, Secretaria de Vigilância em Saúde, Secretaria de Atenção à Saúde. – 2. ed.–Brasília: Ministério da Saúde, 2007. 56 p. – (Série B. Textos Básicos de Saúde) (Série Pactos pela Saúde 2006; v. 7)

__.*Pactos pela saúde: pacto pela vida e de gestão*. Portaria N° 699/GM de 30 de Março de 2006(b). MS, Volume 2. 2006. Revisado em 2007.

__.*Portaria GM nº 399 , de 22 de fevereiro de 2006. Divulga o Pacto pela Saúde 2006 – Consolidação do SUS e aprova as Diretrizes*

Operacionais do referido Pacto. Brasília/DF: Diário Oficial da União, n. 39, seção 1, p. 43-51, 23 fev. 2006.

__.*Portaria GM nº 486 de 31 de março de 2005. Institui a Política Nacional de Procedimentos Cirúrgicos Eletivos de Média Complexidade e dá outras providências.* Brasília: MS, março de 2005.

__.*Portaria GM n° 627, de 26 de abril de 2001 - DO 82-E, de 27/4/01*. Brasília-DF: MS, 2001.

__.Secretaria de assistência à saúde. *Portaria SAS nº 136 de 10 de março de 2005*. Brasília: MS, março de 2005.

__.*Saúde Brasil 2004 – uma análise da situação de saúde.* Brasília: Ministério da Saúde; 2004.

__.*Saúde no Brasil. Contribuições para a agenda de prioridades de Pesquisa.* Ministério da Saúde – Brasília, DF: Ministério da Saúde, 2004.

__.Secretaria Executiva. Coordenação Nacional de DST e AIDS. *A política do ministério da saúde para a atenção integral a usuários de álcool e outras drogas*. Série B.Textos Básicos de Saúde. Brasília – DF, 2003.

__.*Relatório 8ª. Conferência Nacional de Saúde.* Brasília-DF: MS, Março de 1986.

__. Ministério da Saúde. Conselho Nacional de Saúde. *O Desenvolvimento do Sistema Único de Saúde: avanços e reafirmação dos seus princípios e diretrizes.* 2ª. Ed.Atual. Brasília-DF: Ministério da Saúde, 2003.

__.*Relatório 12ª. Conferência Nacional de Saúde.* Brasília-DF:MS, 2003.

__.*Relatório 13ª. Conferência Nacional de Saúde.* Brasília-DF:MS, 2007.

__. Secretaria de Assistência à Saúde. *Regionalização da assistência à saúde: aprofundando a descentralização com equidade no acesso - Norma Operacional da Assistência à Saúde: NOAS-SUS 01/01 e Portaria MS/GM n.° 95, de 26 de janeiro de 2001 e regulamentação complementar.* Brasília-DF: Ministério da Saúde, 2001.

BRAVO, Maria Inês de Souza. *Serviço social e reforma sanitária: lutas sociais e práticas profissionais.* 2ª. Ed. São Paulo: Cortez, 2007.

__. Política de Saúde no Brasil. In. [Org.] MOTA, Ana Elizabete et.al. *Serviço Social e Saúde:formação e trabalho profissional.* São Paulo: Cortez, 2006.

__. A política de saúde no governo Lula: algumas reflexões. In. *Revista Inscrita nº.9.* Brasília: CEFESS, 2004.

__. Inovações na gestão de sistema de saúde. In: ANDREAZZI, Maria de Fátima Siliansky de; RANGEL, Luiz Fernando. *Financiamento e Gestão do Setor Saúde: Novos Modelos.* (Organizadores) Rio de Janeiro: UERJ,1989.

__. et. Al. *Saúde e serviço social.* São Paulo: Cortez; Rio de Janeiro: UERJ, 2004.

__.; MENEZES, Juliana Souza Bravo de. Política de Saúde no governo Lula. In: __.; PEREIRA, Débora de Sales; MENEZES, Juliana Souza Bravo de.; OLIVEIRA, Marina Maciel do Nascimento. (Orgs.). *Política de saúde na atual conjuntura: modelos de gestão e agenda para a saúde.* Rio de Janeiro: Faculdade de Serviço Social da UERJ; ADUFRJ – seção sindical, 2008. Série Projeto Políticas Pública de Saúde.

__.; POTYARA, Amazoneida Pereira. [Org.]. *Política social e democracia*. São Paulo: Cortez; Rio de Janeiro: UERJ, 2001.

__. ; MATOS, Maurílio de. *A saúde no Brasil: reforma sanitária e ofensiva neoliberal*. In. __. Política social e democracia. São Paulo: Cortez; Rio de Janeiro: UERJ, 2001.

BRESSER, Pereira Luiz Carlos. *A Reforma do Estado dos anos 90: lógica e mecanismos de controle social*. Brasília-DF: MARE, 1997.

BUSS, P. M. *Globalização, pobreza e saúde. Conferência Leavell apresentada no VIII Congresso Brasileiro de Saúde Coletiva e XI Congresso Mundial de Saúde Pública*. Rio de Janeiro: agosto de 2006. Disponível em: <www.fiocruz.br>. Acesso em: 20-10-09.

__. Uma introdução ao conceito de Promoção da Saúde. In: CZERESNIA, D; FREITAS, C.M de. (orgs). *Promoção da Saúde: conceitos, reflexões, tendências*. Rio de Janeiro, Fiocruz, 2003.

__. Promoção da Saúde da Família. *Revista Brasileira de Saúde da Família*, 2002; 2(6):50-63.

__.; Carvalho, Antônio Ivo de. Desenvolvimento da Promoção da Saúde no Brasil nos últimos vinte anos (1988-2008). *Ciência & Saúde Coletiva*, v.14, n.6, p.2305-2316, 2009

__. ; PELLEGRINI FILHO, Alberto. A Saúde e seus Determinantes Sociais. *PHYSIS: Rev. Saúde Coletiva*. Rio de Janeiro, v.17, n.1, p.77-93, 2007.

__. Saúde e qualidade de vida. In: COSTA, N.R.; RIBEIRO, J.M. (org.). *Política de saúde e inovação institucional*. Rio de Janeiro: Sde/Ensr, 1996.

BONZO, C.;VEIGA, L da. Intersetorialidade de políticas de superação da pobreza: desafios para a prática. In. *Revista Serviço Social & Sociedade.* n. 92. ano XXVIII. São Paulo: Cortez, 2007.

CAMPAGNONE, M.C. Gerente municipal: um profissional da gestão local. In: CENTRO de estudos e pesquisas de administração municipal (CEPAM). *O município no século XXI: cenários e perspectivas.* São Paulo, 1999. p.25-38.

CAMPOS, C. E. A. Os princípios da medicina de família e comunidade. *Revista de atenção primária em saúde.* v. 8. n.2, jul/dez. 2005.

CAMPOS, Gastão Wagner de Sousa. *Tratado de saúde coletiva (Portuguese Edition).*[s.l.]: Hucitec; Hardcover, 2006.

__. *Reforma da reforma: repensando a saúde.* São Paulo: Hucitec, 1997.

__. Prefácio. In.: CASTRO, A.; MALO, M. (orgs.). *SUS: ressignificando a Promoção da Saúde.* São Paulo: Hucitec; Washington (DC): OPAS, 2006.

__.Prefácio. In.: CARVALHO, S. R. *Saúde Coletiva e Promoção da Saúde: sujeito e mudança.* São Paulo: Hucitec; Washington (DC):OPAS, 2005.

__.; MERHY E.E.; CECILIO, L.C.Q. *Inventando a mudança na saúde.* São Paulo: Hucitec, 1994.

__.; BARROS, R. B.; CASTRO, Adriana Miranda de. Avaliação de política nacional de Promoção da Saúde. *Ciência & Saúde Coletiva,* v.9, n.3 p.745-749, 2004

CAMPOS, Rosana Onocko. Planejamento e razão instrumental: uma análise da produção teórica sobre o planejamento estratégico em saúde nos anos noventa no Brasil. *Cadernos de Saúde Pública*, Rio de Janeiro, v.16, n. 3, p.723-731, jul-set. 2000.

CARVALHO, I.; BUSS, P.M. Determinantes sociais na saúde, na doença e na intervenção. In.: GIOVANELLA, L. et al. (orgs). *Políticas e sistemas de saúde no Brasil.* Rio de Janeiro: Fiocruz, 2008.

CARVALHO, S.R. As contradições da promoção à saúde em relação à produção de sujeitos e a mudança social. *Ciência & Saúde Coletiva.* [s.l.]: v.9 n.3. p.669-678, 2004

__.*Saúde Coletiva e Promoção da Saúde: sujeito e mudança.* São Paulo: Hucitec; Washington (DC): OPAS, 2005.

CASTRO, Adriana; MALO, Miguel (orgs.). *SUS: ressignificando a Promoção da Saúde.* São Paulo: Hucitec: OPAS, 2006.

__.; MALO, Miguel. Apresentação. In: __. (orgs.). *SUS: ressignificando a Promoção da Saúde.* São Paulo: Hucitec; Washington (DC): OPAS, 2006.

CARMO, E.H.; BARRETO, M.L., SILVA Jr, J.B. *Mudanças nos padrões de morbi-mortalidade da população brasileira: os desafios para um novo século.* Epidemiologia Serviços de Saúde, 2003.

CARTA DO RIO DE JANEIRO. *Seminário "seguridade social e cidadania".* Realização - Centro Brasileiro de Estudos de Saúde (CEBES). Rio de Janeiro: Setembro, 2008.

CARVALHO, G. Saúde: o tudo para todos que sonhamos e o tudo que nos impigem os que com ela lucram. *Saúde em Debate,* v. 29, n. 69, p. 99-104, 2006.

CEBES. Vinte anos do SUS: celebrar o conquistado, repudiar o inaceitável. *Saúde em Debate,* Rio de Janeiro, v. 33, n. 81, p. 185-188, jan./abr. 2009.

__. Fórum da reforma sanitária brasileira. O SUS pra valer: universalizado, humanizado e de qualidade. *Saúde em Debate.* v. 29, n. 71, p. 385-396, 2006.

__. *Proposições sobre Determinantes Sociais elaboradas pela diretoria do CEBES para o 1º Simpósio de Políticas e Saúde (UFF).* [s.d.]. Disponível em: <www.cebes.org.br/.../DETERMINANTES%20SOCIAIS_ok.pdf>. Acesso em: 10-09-2012.

CECÍLIO, L. C de O. As necessidades de saúde como conceito estruturante na luta pela integralidade e equidade na atenção à saúde. In: Pinheiro, R & Mattos, R. A de. (Org.) *Os sentidos da integralidade na atenção e no cuidado à saúde.* Rio de Janeiro: UERJ; IMS; ABRASCO, 2001.

CEPAL. *Enfrentando o futuro da proteção social: acesso, financiamento e solidariedade. Documento elaborado para o trigésimo primeiro período de sessões da CEPAL.* Montevidéu, Uruguai, 20 a 24 de março, 2006.

COMISSÃO NACIONAL SOBRE OS DETERMINANTES SOCIAIS DA SAÚDE (CNDSS). *As causas das iniquidades sociais em saúde no Brasil.* Relatório CNDSS: Brasília, DF, 2008.

COMISSÃO NACIONAL SOBRE OS DETERMINANTES SOCIAIS DA SAÚDE (CNDSS). *Carta aberta aos candidatos à Presidência da República.* Disponível em: <www.determinantes.fiocruz.br>. Acesso em [?]-09- 2006.

CONSELHO NACIONAL DE SAÚDE (CNS). Brasil sediará 1ª conferência mundial sobre desenvolvimento de sistemas universais de seguridade social e de saúde. *In Jornal do CNS*, ano 5, Brasília, p.5, 2009.

COMISSÃO NACIONAL SOBRE DETERMINANTES SOCIAIS DA SAÚDE. *As causas das iniqüidades em saúde no Brasil*. Rio de Janeiro: Fiocruz, 2008.

COMERLATTO, Dunia; COLLISELLI, Liane; KLEBA, Elizabeth Maria; MARTIELLO, Alexandre; RENK, Elisônia Carin. Gestão de políticas públicas e intersetorialidade: diálogo e construções essenciais para os conselhos municipais. *Revista Katál*. Florianópolis v. 10 n. 2 p. 265-271 jul./dez. 2007.

CONTANDRIOPOULOS, Andre-Pierre et al. Avaliação na área da saúde: conceitos e métodos. In: HARTZ, Zulmira Maria de Araújo (Org.). *Avaliação em Saúde: dos modelos conceituais às práticas*. Rio de Janeiro: Fiocruz,1997.

COSTA, Ana Maria. PONTES, Anna Claúdia Romano. ROCHA, Dias Gonçalves. Intersetorialidade na produção e Promoção da Saúde. In: *SUS: Ressignificando a Promoção da Saúde*. CASTRO, Adriana; MALO; Miguel. (Org.). *Saúde em Debate*; v. 175 - São Paulo: Hucitec; Opas, 2006.

COSTA, Maria Dalva Horácio da. *Serviço social e intersetorialidade: a contribuição dos assistentes sociais para a construção da intersetorialidade no cotidiano do Sistema Único de Saúde*. UFPE: Tese de Doutorado (Serviço Social). Recife: PPGSS/UFPE, 2010.

__. *Participação como condição central para a conquista da reforma sanitária*. Texto para discussão apresentado na V Conferência Municipal de Saúde – Natal(RN), 2007.

__. *Os elos invisíveis do processo de trabalho em saúde: um estudo sobre as particularidades do trabalho dos assistentes sociais nos serviços públicos de saúde nos anos 90.* UFPE: Dissertação de Mestrado (Serviço Social). Recife: PPGSS/UFPE, 1998.

CZERESNIA, Dina. Conceito de saúde e a diferença entre prevenção e promoção. In.: __.; FREITAS, Carlos Machado de. (Org.). *Promoção da Saúde: conceitos, reflexões, tendências.* 4ª. Reimpressão. Fiocruz, 2008.

DECLARACION RIO. *11º Congreso mundial de salud pública. 8º congreso brasileño de salud colectivo.* Rio de Janeiro, 21 a 25 de Agosto de 2008.

DRAIBE, Sônia Miriam. As políticas sociais e o neoliberalismo: reflexões suscitadas pelas experiências latino-americanas. São Paulo: *Revista USP*, p. 86 – 101, 1993.

__. Avaliação de implementação: esboço de uma metodologia de trabalho em políticas públicas. In: Barreira, M.C.R.N.; Carvalho, M.C.B. (Org.). *Tendências e perspectivas na avaliação de políticas e programas sociais.* São Paulo: IEI/PUC-SP, 2001. p.13 - 42.

__. *Avaliação da descentralização das políticas sociais no Brasil - saúde e educação fundamental: Informe Final do Projeto Estudios de Descentralización de Servicios Sociales da División de Desarrollo Económico da CEPAL.* Campinas: Núcleo de Estudos de Políticas Públicas - Universidade Estadual de Campinas. 1997.

DOWBOR, Ladislau. *Gestão social e transformação da sociedade.* São Paulo: PUC/SP, 1999. Disponível em: <http://www4.pucsp.br/pos/ecopol/downloads/ecopol/1999/gestao.pdf>.

EDLER , F.C.; Suare z, J.M. (Org.). *Saúde e democracia: história e perspectivas do SUS.* Rio de Janeiro: Fiocruz, 2005.

ESCOREL, Sarah; BLOCH, Renata Arruda de. As conferências nacionais de saúde na construção do SUS. In: LIMA, Nísia Trindade et al. (Org.). *Saúde e democracia: história e perspectivas do SUS.* Rio de Janeiro: Ed. Fiocruz, 2005. p. 83-119.

FAVERET, Filho, P.; Oliveira, P. A universalização excludente: reflexões sobre as tendências do sistema de saúde. Dados, Rio de Janeiro, v. 33, n. 2, 1990.

FEE, E. *Disease and discovery: a history of the johns school of hygiene and public health.* Baltimore: The Johns Hopkins University Press, 1987.

FIORI, José Luís. O veto do Império. In: *Revista Carta Capital*, Ano IX, n° 244 de 11 de Junho de 2003.

FLEURY, Maria Sônia. Revisitando "a questão democrática na área da saúde": quase 30 anos depois. *Saúde em Debate,* v. 33, n. 81, p. 156-164. Rio de Janeiro: Cebes, jan./abr. 2009.

__. O PAC e a saúde. *Boletim Cebes*, n. 3, p.1-2, 2007.

__. Proteção social em um mundo globalizado. *Saúde em Debate,* v. 29, n. 71, p. 305-314, Rio de Janeiro: CEBES, 2006.

__. Reshaping health care systems in Latin America: Toward fairness? In:__.; BELMARTINO, S.; BARIS, E. (Org.). *Reshaping health care systems in Latin America: a comparative analysis of health care reform in Argentina, Brazil, and Mexico.* Canada: International Development Research Centre, 2000. p. 225-262.

__. Iniqüidades nas políticas de saúde pública: o caso da América Latina. *Revista Saúde Pública,* 1995.

__. *Saúde: coletiva? Questionando a onipotência do social.* Rio de Janeiro: Relume Dumará, 1992.

__. A reforma sanitária brasileira. In: BERLINGUER , G.; TEIXEIRA, S.; CAMPOS, G.W.S. *Reforma sanitária: Itália e Brasil.* São Paulo, Hucitec/Cebes,1988.

__. (Org.) *Reforma sanitária em busca de uma teoria.* São Paulo: Cortez; Rio de Janeiro: ABRASCO, 1989.

FERREIRA, J. R.; BUSS, P. M. Atenção primária e Promoção da Saúde. In: BRASIL. Ministério da Saúde. Secretaria de Políticas de Saúde. *As Cartas da Promoção da Saúde.* Brasília: Ministério da Saúde, 2002. (Série B. Textos Básicos em Saúde).

FLEURY-TEIXEIRA, P. Uma introdução conceitual à determinação social da saúde. *Saúde em Debate.* Rio de Janeiro: v.33, n.83, set-dez.2009.

FLEURY, Maria Sônia; BAHIA, Lígia.; AMARANTE, Paulo. *Saúde em debate – fundamentos da reforma sanitária. A questão democrática na área da saúde.* Rio de Janeiro: CEBES, 2007.

__. *Programa de saúde da família (PSF): contradições de um programa destinado à mudança do modelo tecnoassistencial. O trabalho em saúde: olhando e experienciando o SUS no cotidiano.* São Paulo: Hucitec, 2007.

FRANCO, T. B.; MERHY, E. E. Programa saúde da família: somos contra ou a favor? *Saúde em debate.* v. 26. n. 60. p. 118-122. jan/abr. Rio de Janeiro, 2002.

GIOVANELLA, Lígia; ESCOREL, Sara; LOBATO, Lenaura de Vasconcelos Costa; NORONHA, José de Carvalho; CARVALHO, Antonio Ivo de. (Orgs.) *Políticas e sistema de saúde no Brasil.* Rio de Janeiro: CEBES, 2008.

KICKBUSCH, I. Promoción de la salud: una perspectiva mundial. In.: ORGANIZACIÓN Panamericana de la Salud. *Promoción de la salud: uma antología.* Washington (DC): OPAS; 1996.

KISSS, Ligia Bittencourt; SCHRAIBER, Lilia Blima; D' OLIVEIRA, Ana Flávia; PIRES Lucas. Possibilidades de uma rede intersetorial de atendimento a mulheres em situação de violência. *Interface: Comunicação, Saúde, Educação.* v.11, nº.23, p.485-501, set/dez 2007.

LABONTE, Ronald. Estratégias para la promoción de la salud en la comunidad.In: ORGANIZACIÓN Panamericana de la Salud. *Promoción de la salud: uma antología.*Washington (DC):OPAS; 1996.

LALONDE, M. El concepto de "campo de la salud": una perspectiva canadiense. In.: __. *Promoción de la salud: uma antología.* Washington (DC): OPAS; 1996.

LAUREL, A. C. Avançando em direção ao passado: políticas sociais no neoliberalismo. In.: __. (org). *Estado e políticas sociais no neoliberalismo.* 4ª Ed. São Paulo: Cortez, 2008.

LEAVELL; H.R; CLARK, E.G. Níveis de aplicação da Medicina Preventiva. In.: __. *Medicina Preventiva.* São Paulo: Ed. McGraw-Hill, 1977.

LEFÉVRE, F. & LEFÉVRE, A.M.C. *Promoção de saúde: a negação da negação.* Rio de Janeiro:Vieira & Lent Casa Editorial, 2004

LEVCOVITZ, E.; LIMA, L. D. de; MACHADO, C.V. Política de saúde nos anos 90: relações intergovernamentais e o papel das Normas Operacionais Básicas. *Ciência & Saúde Coletiva,* Rio de Janeiro: Abrasco, Col. 2001.

__. *Transição x Consolidação: o dilema estratégico da construção do SUS. mm estudo sobre as reformas da política nacional de saúde - 1974/1996.* Tese de Doutorado (Saúde Coletiva). Rio de Janeiro: Instituto de Medicina Social da Universidade do Estado do Rio de Janeiro, 1997.

LIMA, Julio Cesar França (orgs.). *Estado, sociedade e formação profissional em saúde: contradições e desafios em 20 anos de SUS.* Rio de Janeiro: FIOCRUZ, 2008, p. 91–122.

LIMA, J. de C.; AZOURY, E.B; BASTOS, L.H.de C.V.; COUTINHO, M. de M.; PEREIRA, N. do N.; FERREIRA, S.C. da C. Desigualdades no acesso e utilização de serviços de saúde no Brasil. *Saúde em Debate,* v. 26, n.60, p.62-70, 2002.

LIPIETZ, Alain. Rediploiment et le space economique. *Travaux et Recherches de Prospectives,* Paris, set, 1982.

LOPES, Roseli Esquerdo & MALFITANO, Ana Paula Serrata Malfitano. Ação social e intersetorialidade: relato de uma experiência na interface entre saúde, educação e cultura. *Revista Interface. Comunicação, Saúde, Educação.* v.10, nº.20, 2006

LUCHESI, Geraldo. Burocracia e política de saúde: arena ou ator?. In: FLEURY, Sonia (org.). *Reforma Sanitária: em busca de uma teoria.* 2.ed. Rio de Janeiro: ABRASCO, 1995. (Coleção Pensamento Social e Saúde).

LUZ, Madel T. *Saúde coletiva e Promoção da Saúde: sujeito e mudança.* São Paulo: Hucitec, 2005

INOJOSA, Rose Marie. Intersetorialidade e a configuração de um novo paradigma organizacional. *Revista de Administração Pública,* v. 32, n.2, p.35-48, mar.-abr. 1998.

JUNQUEIRA Luciano A. Prates. A gestão intersetorial das políticas sociais e o terceiro setor. *Revista Saúde e Sociedade,* v. 13, n. 1, p. 25-36, jan./abr. 2004.

__. Intersetorialidade, transetorialidade e redes sociais na saúde *Revista Administração Pública, v.*34, n.6, p.35-45, nov.-dez. 2000.

__. Descentralização, intersetorialidade e rede como estratégias de gestão da cidade. *Revista FEA-PUC/SP*, São Paulo, v. 1, p. 57-72, nov. 1999.

__. *Descentralização e Intersetorialidade: um novo modelo de gestão municipal.* Venezuela, 1997. [Texto apresentado no II Congresso Interamericano *del CLAD, [Isla Margarita*]. 1997.

MACHADO, Cristiani Vieira; NORONHA, José Carvalho de; LIMA, Luciana Dias de. A Gestão do Sistema Único de Saúde: Características e tendências. In. BRASIL. Ministério da Saúde. *Saúde no Brasil: Contribuições para a Agenda de Prioridades de Pesquisa.* Brasília: Ministério da Saúde, 2004.

MACHADO Jorge Mesquita Huet; PORTO, Marcelo Firpo de Souza. *Promoção da Saúde e intersetorialidade: a experiência da vigilância em saúde do trabalhador na construção de redes. Epidemiologia Serviços de Saúde,* vol.12 no.3 Brasília Sept. 2003

MARQUES, Rosa Maria; MENDES, Áquilas. Desvendando o social no governo Lula: a construção de uma nova base de apoio. In: PAULA, João Antônio de. [Org.]. *Adeus as Desenvolvimento – a opção do governo Lula*. Belo Horizonte: Autêntica, 2005.

MARQUES, R. M.; MENDES, A. A política de incentivos do Ministério da Saúde para a atenção básica: uma ameaça à autonomia dos gestores municipais e ao princípio da integralidade? *Cadernos Saúde Pública,* Rio de Janeiro, p. 163-171, 2002.

MATTOS, Ruben Araújo de. Os sentidos da integralidade: algumas reflexões acerca de valores que merecem ser defendidos. In: MATTOS, R.A de.; PINHEIRO, R. (Org.) *Os Sentidos da Integralidade na Atenção e no Cuidado à Saúde*. Rio de Janeiro: UERJ, IMS; ABRASCO, 2001.

__. Integralidade e a formulação de políticas de saúde. In: __.(Org.) *Construção da Integralidade: cotidiano, saberes e práticas em saúde.* Rio de Janeiro: UERJ, IMS: ABRASCO, 2003.

__.; PINHEIRO, Roseni (Org.) *Razões públicas para a integralidade em saúde - o cuidado como valor.* 2ª Ed. CEPSC; IMS; UERJ; ABRASCO, 2009.

__ . *Os sentidos da integralidade na atenção e no cuidado à saúde*. Rio de Janeiro: UERJ, IMS: ABRASCO, 2001.

MENDES, Rosilda.; BOGUS, Cláudia Maria.; AKERMAN, Marco. Agendas urbanas intersetoriais em quatro cidades de São Paulo. *Saúde soc.* [online]. V.13, n.1, 2004, pp. 47-55. ISSN 0104-1290.

MENDES, R. *Determinantes Sociais do Processo Saúde/Doença e Trabalho.* Rio de Janeiro, 2007. Disponível em <www.ensp.fiocruz.br/biblioteca/dados/txt_599997478.ppt>.

MENDES, E.V. *Uma agenda para a saúde.* São Paulo: Hucitec, 1996.

__. As políticas de saúde no Brasil nos anos 80: a conformação da reforma sanitária e a construção da hegemonia no projeto neoliberal. In: __. (org.) *Distrito Sanitário: O processo social de mudança das práticas sanitárias do Sistema Único de Saúde.* São Paulo: Hucitec; Rio de Janeiro: ABRASCO, 1993. p. 19-91.

MÉSZÁROS. István. *A crise estrutural do capital.* Tradução: Francisco Raul Cornejo e outros. São Paulo: Boitempo, 2009.

__ . *Para além do capital: rumo a uma teoria da transição.* São Paulo: Boitempo, 2002.

MINAYO, Maria Cecília de Souza. A inclusão da violência na agenda da saúde: trajetória histórica. *Ciência & Saúde Coletiva* [online]. vol.11, suppl., 2006, p. 1259-1267.

MOTA, Ana Elisabete. A centralidade da assistência social na Seguridade Social brasileira nos anos 2000. In: __. *O Mito da assistência social: ensaios sobre Estado, política e sociedade.* – 2. ed. rev. ampl. São Paulo: Cortez, 2008.

__. Seguridade social no cenário brasileiro. *Revista Ágora,* ano I, n.1, outubro de 2004. Rio de janeiro: p. 1-20, 2004 Disponivel em: <www.assistentesocial.com.br>.

__.; MARANHÃO, Cezar.; SITCOVSKY, Marcelo. As tendências da política de assistência social: o Suas e a formação profissional. In: __. *O Mito da assistência social: ensaios sobre Estado, política e sociedade.* – 2. ed. rev. ampl. São Paulo: Cortez, 2008.

MOTTA, Luciana Branco da; AGUIAR, Adriana Cavalcanti de. Novas competências profissionais em saúde e o envelhecimento populacional brasileiro: integralidade, interdisciplinaridade e intersetorialidade. *Ciência & Saúde Coletiva,* v.12 n.2, Rio de Janeiro Mar.-Abr. 2007.

NETTO, José Paulo. *Democracia e transição socialista: escritos de teoria e política.* Belo Horizonte: Oficina de Livros, 1990.

NOGUEIRA, Roberto Passos. *A saúde pelo avesso.* Natal, RN: Seminário, 2003.

NORONHA, Ana Beatriz de. Compreendendo o temário da Conferência: seis décadas de história. *Revista RADIS.* FIOCRUZ, 2003.

NORONHA, José de Carvalho; LIMA, Luciana Dias de.; MACHADO, Cristiane Vieira. A gestão do sistema de saúde: características e tendências. In. *Saúde no Brasil. Contribuições para a agenda de prioridades de Pesquisa.* Brasília, DF: Ministério da Saúde, 2004.

ONOCKO CAMPOS, R. A promoção à saúde e a clínica: o dilema promocionista. CASTRO, Adriana; MALO, Miguel (orgs.). *SUS: ressignificando a Promoção da Saúde.* São Paulo: Hucitec: Opas, 2006.

__. *O planejamento no divã ou análise crítica de uma ferramenta na gênese de uma mudança institucional.* Dissertação Mestrado (Saúde Coletiva). Campinas: Departamento de Medicina Preventiva e Social, Faculdade de Ciências Médicas - UNICAMP, 1998.

ORGANIZAÇÃO MUNDIAL DE SAÚDE (OMS). *Salud mundial.* Genebra: OMS, 2003.

__. *Relatório mundial sobre violência e saúde.* Brasília: OMS/OPAS, 2002.

PAIM, Jainilson Silva. Uma análise sobre o processo da reforma sanitária brasileira. Rio de Janeiro: *Revista Saúde em Debate*, v. 33, n. 81, p. 27-37, jan./abr. 2009.

__. *Reforma sanitária brasileira: contribuição para a compreensão e a crítica*. Salvador: EDUFBA; Rio de Janeiro: Fiocruz, 2008.

__.A reforma sanitária brasileira e o sistema único de saúde: dialogando com hipóteses concorrentes. *Revista de Saúde Coletiva Physis,* v.18, n.4, Rio de Janeiro, 2008.

__. *Atenção a saúde no Brasil.: contribuições para a agenda de prioridades de Pesquisa*. Brasília, DF: Ministério da Saúde, 2004.

__. Políticas de saúde no Brasil. In: Rouquayrol, M.Z.; Almeida Filho, N. *Epidemiologia & Saúde*. Rio de Janeiro: Medsi, 2003.

__. *Modelos assistenciais: Reformulando o pensamento e incorporando a Proteção e a Promoção da Saúde.* Disponível em <http://www.anvisa.gov.br/institucional/snvs/coprh/seminario/modelo.htm.> S/d. Acesso em 17-09-2007.

__.Uma análise sobre o processo da reforma sanitária brasileira. In: BRASIL. Ministério da Saúde. *Carta de Brasília. Documento final do 8º. Simpósio sobre Política Nacional de Saúde.* Brasília-DF: CFM, n. 156, p. 12-13, ago.-out. 2005.

PAIVA, B.A. de. O SUAS e os direitos socioassistenciais: a universalização da seguridade social em debate. *Revista Serviço Social & Sociedade,* nº87. São Paulo: Cortez, 2006.

PERDOMO, G. *Financiamiento de los sistemas de salud. exposición en el segundo foro internacional: reforma de Salud "alternativas para un modelo tradicional agotado". Hacia una mejor atención de los asegurados.* Lima-Peru: 26 de Set. 2008.

PEREIRA, Potyara Amazoneida P. A saúde no sistema de proteção social brasileiro. In. *Ser Social: revista do Programa de Pós-graduação em Política Social*, Universidade de Brasília. Departamento de Serviço Social – v.1, n.1 (1º semestre, 1998). Brasília, SER Social UnB Janeiro a Junho, 2002.

__.*Necessidades humanas: subsídios a critica dos mínimos sociais.* São Paulo: Cortez, 2000.

__. Como conjugar especificidade e intersetorialidade na construção e implementação das políticas de assistência social. *Revista Serviço Social & Sociedade.* Nº 74. São Paulo: Cortez, mar. 2004

REIS, Carlos Octávio. Co-pagamento nos hospitais universitários. In ANDREAZZI, Maria de Fátima Siliansky de; RANGEL, Luiz Fernando. *Financiamento e Gestão do Setor Saúde: Novos Modelos.* (Organizadores) Rio de Janeiro: UERJ,1989.

RESTREPO, H. E. Conceptos y definiciones. In.: RESTREPO, H; MÀLAGA, H. *Promoción de la salud: cómo construir vida saludable.* Bogotá: Editorial Medica Panamericana Ltada, 2001.

RIBEIRO, Regina Celia. A construção de um município saudável: descentralização e intersetorialidade – experiência de Fortaleza. *Revista Saúde e Sociedade*, v.6, n.2, p.47-54, 1997.

RIVERA, F. Javier Uribe [Org]. *Planejamento e programação em saúde: um enfoque estratégico.* São Paulo, Cortez,1989.

RODRIGUES. Paulo Henrique. *Do triunfalismo à burocratização: a despolitização da reforma sanitária brasileira.* Dissertação de Mestrado (Saúde Coletiva). IMS/RJ. Rio de Janeiro, 1999.

SANTOS, Nelson Rodrigues dos. A Reforma sanitária e o sistema único de saúde: tendências e desafios após 20 anos. *Saúde em Debate,* v. 33, n. 81, p. 13-26, Rio de Janeiro, jan./abr. 2009

SANTOS, W. G. dos. *Cidadania e justiça: a política social na ordem brasileira.* 2. Ed. Revista Amp. Rio de Janeiro: Campus, 1987.

SCHRAMM, José Mendes de Andrade [et al]. Transição epidemiológica e o estudo de carga de doença no Brasil. *Revista Ciência & Saúde Coletiva* v. 9, n.4, p. 897-908, 2004.

SILVA, Jacinta de Fátima Senna da; SILVEIRA, Rosa Maria Godoy; VASCONCELLOS, Luiz Carlos Fadel de. *A Construção do SUS: Histórias da Reforma Sanitária e do Processo Participativo.* Brasília: MS, 2006.

SILVA, Jarbas Barbosa da; BARROS, Marilisa Berti Azevedo. Epidemiologia e desigualdade: notas sobre a teoria e a história. *Rev Panam Salud Publica,* v.12, n.6, Washington DC, 2002.

SILVA JUNIOR, A. G. da. *Modelos tecnoassistenciais em saúde: O debate no campo da saúde coletiva.* São Paulo: Hucitec, 1998.

SILVA, J. P.V.da; LIMA, J. de C. Sistema único de saúde: reafirmando seus princípios e diretrizes para fazer avançar a Reforma Sanitária brasileira. In: ESCOLA Técnica de Saúde Joaquim Venâncio (org). *Textos de apoio em política de saúde.* Rio de janeiro: FIOCRUZ, 2005.

SILVA, Ricardo Toledo. *Eficiência e eficácia na ação governamental: uma análise comparativa de sistemas de avaliação: relatório técnico.* Brasília, DF: IPEA, 2002.

SILVA, Silvio Fernandes da. Sistema único de saúde 20 anos: avanços e dilemas de um processo em construção. *Saúde em Debate*, v. 33, n. 81, p. 38-46. Rio de Janeiro, jan./abr. 2009.

SMALLMAN-RAYNOR, M.; PHILLIPS, D. Late stages of epidemiological transition: Health status in developed world. *Health Place*, v.5, p.209-222. 1999.

STIGLITZ, Joseph E. *A globalização e seus malefícios.* 3. Ed. São Paulo: Futura, 2002.

SUSSER, M. Does risk factor epidemiology put epidemiology at risk? Peering into the future. *J Epidemiol Community Health*, n. 52, p. 608-611, 1998.

TARLOV, A. Social determinants of health: the sociobiological translation. In. BLANE, D.; BRUNER, E.; WILKSON, R. (Eds.) *health social organization*. London: Routledge. P. 71-93, 1996.

TEXEIRA, C.F.; Solla, J.P. Modelo de atenção à saúde no SUS: trajetória do debate conceitual, situação atual, desafios e perspectivas. In: LIMA, N.T.; GERSHMAN, S.; EDLER , F.C.; SUAREZ, J.M. (Org.). *Saúde e democracia: história e perspectivas do SUS.* Rio de Janeiro: FIOCRUZ, 2005.

TEIXEIRA, C.F; Paim, J.S. A política de saúde no governo Lula e a dialética do menos pior. *Saúde em Debate,* v.29, n. 31, p. 268-283. Rio de Janeiro, 2005.

TEIXEIRA, M. da G. L. C. *Seminário nacional de vigilância epidemiológica, 1993.* Brasília. Anais. Brasília, DF: Centro Nacional de Epidemiologia, 1993.

TESSER, C. D.; GARCIA, A.V.; ARGENTA, C. E.; VENDRUSCOLO, C. Concepções de Promoção da Saúde que permeiam o ideário de equipes da Estratégia Saúde da Família da Grande Florianópolis. *Revista de Saúde Pública de Santa Catarina*, v. 3, n. 1, 2010. Disponível em: <http://esp.saude.sc.gov.br/sistemas/revista/index.php/inicio/article/viewFile/68/111>, acesso em 17 -01-2011.

VASCONCELOS, C. M. de; PASCHE, D. F. O Sistema Único de Saúde. In: CAMPOS, G.W.S. et al (orgs). *Tratado de Saúde Coletiva.* São Paulo: Hucitec; Rio de Janeiro: Ed. Fiocruz, 2006.

VASCONCELOS, Kathleen Elane Leal; SCHMALLER, Valdilene Viana. Promoção da Saúde: considerações ideopolíticas e conceituais. *In.*: VASCONCELOS, K.E.L.; COSTA, M.D.C (ORGS). *Para uma crítica da Promoção da Saúde: contradições e potencialidade no SUS.* Campinas: Hucitec, 2012.

VIANA, Ana Luiza D'Avila. Novos riscos, a cidade e a intersetorialidade das políticas públicas *Rev. adm. Pública,* v.32, n.2, p.23-33, mar.-abr. 1998.

VIANNA, Maria Lúcia T. Werneck. *A revolução passiva: iberismo e americanismo no Brasil.* 2. Ed. (revista e ampliada). Rio de Janeiro: Revan, 2004.

__.Reforma da previdência: missão ou oportunidade perdida? In: MORHY, Lauro [Org.]. *Reforma da Previdência em questão.* Brasília: UnB, P. 317-336, 2003.

__. As armas secretas que abateram a seguridade social. In: LESBAUPIN, Ivo [Org.]. *O Desmonte da Nação: balanço do governo FHC.* Petrópolis, RJ: Vozes, 1999.

WESTPHAL, M.F. Promoção da Saúde e a qualidade de vida. In: FERNANDEZ,J.C; MENDES, R. (orgs). *Promoção da Saúde e gestão local.* São Paulo: Aderaldo & Rothschild, 2007. (Série Saúde em Debate).

__. Promoção da Saúde e prevenção de doenças. In.: CAMPOS, G.W.S. et al (orgs). *Tratado de Saúde Coletiva.* São Paulo: Hucitec; Rio de Janeiro: Ed. Fiocruz, 2006.

NOTAS

1 Adotamos a compreensão formulada pelo CEBES de que determinação se refere às várias formas possíveis de conhecer, de modo mais concreto ou específico, as relações entre saúde e sociedade, abrangendo a noção de causalidade, mas sem se restringir a ela, o que a distingue radicalmente do conceito de determinantes, uma vez que este conceito nivela a um mesmo patamar de importância, todos os determinantes, não destacando a primazia da determinação social, que exige considerar as formas de organização social da produção, portanto, o modo capitalista de organização social. (Cf. MIOTO; NOGUEIRA, 2009), Apud.VASCONCELOS, (2012)

2 Esses autores resgatam as diferenças entre prevenção e promoção presente na literatura, destacando as formulações de Stachtchtcheenko e Jenicek (1990), reiteradas por Buss (2003) e Freitas (2003), sintetizando-as em dois campos: 1) A prevenção tendo um conceito de saúde como ausência de doença, predominando um modelo médico, cujas ações estão direcionadas principalmente à doenças específicas em grupos populacionais de alto risco (ARTMANN; RIVERA, op.cit, p. 183-185); 2) a promoção como um conceito positivo e multidimensional, preponderando um modelo participativo de saúde, cujas ações está direcionadas à população em seu ambiente global, envolvendo uma rede de questões de saúde (Id Ibid., p. 183-185).

3 Sobre os 05 princípios da PS, consultar Vasconcelos; Schmaller (2012).

4 Para melhor compreensão sobre seu significado, ver Schmaller, Silva e Franco de Sá (2012).

5 Para Costa (2007), o MRSB, compreendendo que a luta pela plena

implementação da reforma sanitária e efetivação do direito à saúde, na particularidade da sociedade brasileira, marcada por profundas desigualdades, herança autoritária, tendo que se enfrentar com poderosos interesses que hegemonizam a área da saúde, jamais teria êxito sem uma vigorosa participação da sociedade. Concebendo-a como condição estratégica fundamental para assegurar a RS, enquanto processo de natureza essencialmente assentado em relações radicalmente democráticas. Para tanto, defendeu e, com muita clareza, definiu os conselhos e as conferências como espaços privilegiados de participação com caráter autônomo, deliberativo, permanente e paritário, incorporando maior potencia à participação dos usuários nos espaços de deliberação do SUS, tendo influenciado decisivamente para que essa compreensão também fosse incorporada nas instâncias de deliberação de outras politicas sociais, especialmente nas políticas de seguridade, enquanto tradução de seu direito de influenciar de forma mais ampla nos destinos da própria sociedade.

6 Fleury (2008), Paim(2009), Bravo(2006).

7 A esse respeito conferir FLEURY (1985), BRAVO; MATOS (2001), COSTA; PONTES e ROCHA (2006).

8 O aniversário dos 20 anos do SUS foi marcado por iniciativas de rearticulação do MRSB, expressando-se na criação de comissões, fóruns, grupos de discussão, fóruns de debates e realização de eventos, envolvendo os Núcleos de Estudos em Saúde Coletiva (NESC), Conselhos e Conselheiros de Saúde, movimentos em defesa do SUS e entidades históricas da luta em prol da Reforma Sanitária, tais como o CEBES e a ABRASCO, que faz uma autocrítica acerca do quase abandono da temática da Reforma Sanitária em suas publicações.

9 A partir de 2005, a intersetorialidade vem sendo incorporada às diretrizes de algumas políticas especificas: Saúde Mental; Saúde do Trabalhador; Segurança Alimentar e Nutricional.

10 Por exemplo, ao discutir a intersetorialidade na política de atendimento à criança e ao adolescente, refere-se às políticas de saúde, educação, assistência, cultura, segurança pública e de justiça. (BIDARRA, 2009, p.495).

11 Subsumida a uma "quase instintiva" luta pela sobrevivência, expressa no processo de regulamentação em separado de cada uma das políticas de segu-

ridade, conforme peso conquistado pelos movimentos sociais e institucionais que sustentavam na conformação da correlação de forças em disputa. E, dessa mesma forma prosseguiu a luta pela seu financiamento. Dentre as três politicas de seguridade, a luta pela saúde tem conseguido reunir mais forças ao contar com o MRSB, que nos anos 1980 além de ter clareza do que deveria ser o SUS, enquanto parte de um projeto mais amplo: a Reforma Sanitária Brasileira, constituindo-se no maior movimento social organizado no Brasil naquele contexto, nos anos 1990 foi capaz de incorporar os interesses municipalistas, expressos no fundamental apoio do CONASS e COSEMES para a regulamentação do SUS e mais recentemente nas lutas relativas à EC 29.

12 "Modelo" de gestão que contrária frontalmente às teses da RSB, às deliberações da 8ª. CNS na perspectiva de estatização progressiva e à Lei 8.142/90, que define o caráter paritário dos conselhos de saúde, substituindo por outra lógica privada de conselhos de administração. Sobre modelos de gestão consultar BRAVO; MENEZES, 2008.

13 Cuja implantação na maioria das capitais brasileiras não estavam previstas nos seus Planos Municipais de Saúde (PMS) e previsões orçamentárias. Em geral implicando em desmonte de outros pronto atendimentos e serviços existentes.

14 Na acepção formulada por Netto (1990).

15 Essa avaliação vem sendo colocadas em conferências, congressos e seminários nacionais e internacionais, dentre os quais se destacam os seguintes realizados no Brasil: a) Conferências Nacionais de Saúde: 12ª e 13ª; b) Seminário "Seguridade Social e Cidadania", realizado pelo Centro Brasileiro de Estudos de Saúde (CEBES), em setembro de 2008 que aprovou a **Carta do Rio de Janeiro: em defesa da Seguridade Social**; c) 11° Congreso Mundial de Salud Pública. 8° Congreso Brasileño de Salud Colectivo. Rio de Janeiro, 21 a 25 de Agosto de 2008, que aprovou a **Declaracion Rio;** d) Seminário Nacional Preparatório I Conferência Mundial Sobre o Desenvolvimento de Sistemas Universais de Seguridade Social, realizado nos dias 4, 5 e 6 de dezembro de 2009, em Brasília-DF, o qual foi precedido de seminários e conferências estaduais; e) IV Conferência Nacional de Saúde Mental – Intersetorial, realizada em junho 2010; 14ª CNS, 2011.

16 A Portaria N° 698/GM, de 30 de Março de 2006, define que o custeio das ações de saúde é de responsabilidade das três esferas de gestão do SUS,

observado o disposto na Constituição Federal e na Lei Orgânica do SUS, instituindo o repasse por Blocos: a) o Bloco da Atenção Básica (Art. 7º); b) o Bloco da Atenção de Média e Alta Complexidade Ambulatorial e Hospitalar (Art. 10); c) o Bloco de Financiamento para a Vigilância em Saúde (Art. 13); d) o Bloco de Financiamento para a Assistência Farmacêutica (Art. 16); e) e o Bloco de Financiamento para a Gestão do SUS (Art. 21).

17 Substitui a avaliação feita com base no número de procedimentos pelo alcance de metas (resultados) pactuadas.

18 No item 4 (Planejamento do SUS), particularmente nos subitens 4.1 e 4.2 afirma o seguinte: 4.1 - O trabalho com o Planejamento do SUS deve seguir as seguintes diretrizes "(...) Como parte integrante do ciclo de gestão, o sistema de planejamento buscará, de forma tripartite, a pactuação de bases funcionais do planejamento, monitoramento e avaliação do SUS, bem como promoverá a participação social e a **integração intra e intersetorial,** considerando os determinantes e condicionantes de saúde"; 4.2 - Objetivos do Sistema de Planejamento do SUS: "(...) **Promover a integração do processo de planejamento e orçamento** no âmbito do SUS, **bem como a sua intersetorialidade**, de forma articulada com as diversas etapas do ciclo de planejamento"; 4.3 - Pontos de pactuação priorizados para o Planejamento: "(...) Integração dos instrumentos de planejamento, tanto no contexto de cada esfera de gestão, quanto do SUS como um todo. Esse é o mesmo sentido incorporado no modelo de termo de compromisso. Por exemplo, no item 1.7 explicita que "todo município deve, com apoio dos estados, identificar as necessidades da população do seu território, fazer um reconhecimento das iniqüidades, oportunidades e recursos" (BRASIL, 2006, p. 15-26 vol. 5).

19 É importante destacar que, para alcançar tais objetivos e diretrizes a PNPS define as r**esponsabilidades das esferas de gestão** (Cf. BRASIL, 2006, v. 7, p. 23-25)**:** Gestor Federal: (...) "XI – Definir ações de Promoção da Saúde intersetoriais e pluriinstitucionais de abrangência nacional que possam impactar positivamente nos indicadores de saúde da população"(...); Gestor Estadual: "(...) XI – Promover articulação intersetorial para a efetivação da Política de Promoção da Saúde; XII – Buscar parcerias governamentais e não-governamentais para potencializar a implementação das ações de Promoção da Saúde no âmbito do SUS (..)"; Gestor municipal: "(...) a) XIII – Promover articulação intersetorial para a efetivação da Política de

Promoção da Saúde; [...] b) XIV – Buscar parcerias governamentais e não-governamentais para potencializar a implementação das ações de Promoção da Saúde no âmbito do SUS; c) XV – ênfase ao planejamento participativo envolvendo todos os setores do governo municipal e representantes da sociedade civil, no qual os determinantes e condicionantes da saúde sejam instrumentos para formulação das ações de intervenção" (...).

20 1) Alimentação Saudável:"(...) II – Promover articulação intra e intersetorial visando à implementação da Política Nacional de Promoção da Saúde por meio do reforço à implementação das diretrizes da Política Nacional de Alimentação e Nutrição e da Estratégia Global: a) com a formulação, implementação e avaliação de políticas públicas que garantam o acesso à alimentação saudável, considerando as especificidades culturais, regionais e locais; b) mobilização de instituições públicas, privadas e de setores da sociedade civil organizada visando ratificar a implementação de ações de combate à fome e de aumento do acesso ao alimento saudável pelas comunidades e pelos grupos populacionais mais pobres; c) articulação intersetorial no âmbito dos conselhos de segurança alimentar, para que o crédito e o financiamento da agricultura familiar incorpore ações de fomento à produção de frutas, legumes e verduras visando ao aumento da oferta e ao conseqüente aumento do consumo destes alimentos no país, de forma segura e sustentável, associado às ações de geração de renda; d) firmar agenda/pacto/compromisso social com diferentes setores (Poder Legislativo, setor produtivo, órgãos governamentais e não-governamentais, organismos internacionais, setor de comunicação e outros), definindo os compromissos e as responsabilidades sociais de cada setor, com o objetivo de favorecer/garantir hábitos alimentares mais saudáveis na população, possibilitando a redução e o controle das taxas das DCNT no Brasil; e) articulação e mobilização dos setores público e privado para a adoção de ambientes que favoreçam a alimentação saudável, o que inclui: espaços propícios à amamentação pelas nutrizes trabalhadoras, oferta de refeições saudáveis nos locais de trabalho, nas escolas e para as populações institucionalizadas; f) articulação e mobilização intersetorial para a proposição e elaboração de medidas regulatórias que visem promover a alimentação saudável e reduzir o risco do DCNT, com especial ênfase para a regulamentação a propaganda e publicidade de alimentos.

21 "(...) III – Ações de intersetorialidade e mobilização de parceiros: a) pactuar com os gestores do SUS e outros setores nos três níveis de gestão

a importância de desenvolver ações voltadas para estilos de vida saudáveis, mobilizando recursos existentes. (...) 3) Prevenção e controle do trabagismo; [...] 4) Prevenção da violência e estímulo à cultura de paz: (...) III – Estímulo à articulação intersetorial que envolva a redução e o controle de situações de abuso, exploração e turismo sexual; IV – Implementação da ficha de notificação de violência interpessoal.

22 Os "modos de viver" são compostos pelas seguintes áreas de trabalho: alimentação e nutrição; atividade física e lazer; redução de danos decorrentes do consumo de álcool, tabaco e outras drogas; direito ao exercício autônomo da sexualidade; respeito à diversidade sexual; eqüidade de gênero, raça/etnia e cor; eqüidade de gênero, raça/etnia e cor; e envelhecimento (Cf. CAMPOS, et al, 2004)

23 O eixo das "condições e relações de trabalho" é composto pelas seguintes áreas de trabalho: melhoria dos ambientes de trabalho; redução da prevalência das doenças ocupacionais e dos acidentes de trabalho; serviços de saúde humanizados com ênfase na cogestão dos processos de trabalho (Cf. CAMPOS, et al, 2004).

24 O eixo "ambiente" é composto pelas seguintes áreas de trabalho: violência; redução da morbimortalidade por acidentes de trânsito; convergência de agendas intersetoriais (Agenda 21, o Desenvolvimento Territorial Sustentável, Planos Diretores das Cidades); saneamento e qualidade das águas; saúde nas escolas (formação dos professores, sexualidade; alimentação e nutrição). . (Cf. CAMPOS, et al, 2004).

25 Vale registar que nesse período Estratégia Global proposta pela OMS (da qual o Brasil é signatária), envolve justamente essas duas áreas e requisitava ações concretas.

26 O referido documento constitui um consolidado sobre o comportamento das metas pactuadas, de modo que possam ser analisados pelas Secretarias Estaduais e Municipais de Saúde, conselheiros de saúde, órgãos de controle interno e externo ao Poder Executivo, bem como a população em geral. Este documento trata da organização e funcionamento dos Colegiados de Gestão Regional (CGR) nas Regiões de Saúde intraestaduais, compostas por mais de um município, dentro do mesmo estado.

27 O referido documento constitui duas dimensões de análise: 1- monito-

ramento da adesão de estados e municípios ao Pacto pela Saúde e responsabilidades nos Termos de Compromisso de Gestão; 2- monitoramento das Prioridades do Pacto pela Vida e de Gestão.

28 Relaciona-se às políticas capazes de eliminar a pobreza, ao reconhecimento dos direitos econômicos e sociais da população, à justiça social e suporte ambiental, ou seja, ao enfrentamento das iniquidades sociais.

29 Em geral, relacionam-se a necessidades básicas, tais como: habitação, alimentação/segurança alimentar, deslocamento/transporte/locomoção, cidadania civil/acesso a documentos pessoais; renda mínima /trabalho e renda; e a necessidades especiais, tais como acesso a cadeira de rodas, cadeira de banho, colchão d'água, etc. Geralmente tais demandas requerem articulações com serviços socioassistenciais, especialmente a rede integrante do Sistema Único de Assistência Social (SUAS).

30 As demandas no campo do trabalho, previdência e seguro social vão desde questões concernentes às relações entre trabalho e saúde, envolvendo acidentes de trabalho, a incapacidade para o trabalho, auxílio-doença, auxílio-natalidade, auxílio-funeral; quanto envolvendo desemprego e doença, exigindo providências junto à **previdência social** (orientações e encaminhamentos para acesso a benefícios permanentes e benefícios transitórios). Inclui também articulações com **seguradoras**, sendo que em geral relacionam-se a orientações para obtenção de Seguro Obrigatório de Danos Pessoais Causados por Veículos Automotores de Via Terrestre (DPVAT), em caso de acidentes de trânsito, seguros de vida, dentre outros. Há também demandas relacionadas com o **Ministério do Trabalho**, que geralmente referem-se a encaminhamento a DRT, aos Sindicatos e a Justiça do Trabalho (consistem em encaminhamentos e contatos com vistas a esclarecer e dirimir questões trabalhistas, emissão e providências de documentos, preenchimento de formulários, etc). (COSTA, 2010).

31 Constituem-se demandas relacionadas às violências em saúde, enquanto expressão das mais diversas formas de violação dos direitos humanos, envolvendo omissões, violência interpessoal, institucional, social, no trabalho, criminal e de resistência. Muitas vezes há violações cruzadas: discriminação racial associada à homofobia, gênero, raça e condições socioeconômicas. Em geral constituem-se violações de direitos e violências: contra os direitos humanos (especialmente abandono, rejeição, cárcere privado, maus-tratos

contra idosos, mulheres e crianças); violência de gênero (agressões físicas e psicológicas contra mulheres - agressões conjugais, mutilações, abusos sexuais, homicídios e uma série de sintomas físicos e psicossomáticos associados); violência no trânsito; violência patrocinada pelo Tráfico de Drogas (assaltos, overdoses, chacinas); provocadas por consumo abusivo de álcool e outras drogas; transtornos mentais causados por assédio moral e sexual no trabalho – suicídios, queimaduras, etc... (COSTA, 2010).

32 Mesmo que 100% previstos fossem aplicados ainda seriam insuficientes. A situação agrava-se com a perda de 20% dos recursos, por força da DRU e com incerteza nos valores da contrapartida federal ratificada com a simultânea derrota da proposta contrapartida da união, em 10% na Emenda Constitucional 29 na sua regulamentação. Enquanto isso, o COSEMS e o CONASS tem sinalizado a necessidade de triplicar o atual orçamento, a frente nacional contra a privatização defende a fixação do repasse de 10% das receitas correntes brutas da União para a saúde, que na atualidade significaria, o acréscimo de aproximadamente R$ 33,5 bilhões no orçamento do Ministério da Saúde.

33 Nos termos discutidos por Istvan Mészaros (2009; 2002).

34 Inclusive contanto com alguns técnicos e gestores que, resistem, insistem e tencionam dentro dos espaços governamentais nos três níveis de governo e com novos sujeitos coletivos como as plenárias de conselheiros e mais recentemente a frente nacional contra a privatização da saúde.

35 No dia-dia dos serviços quase todos (gestores e trabalhadores) concordam com a idéia de promoção. Porém, destes, poucos tem a efetiva compreensão do que seja buscar articulação intersetorial e menos ainda, que essa busca deve fazer parte de suas práticas de gestão e de atenção, sendo indissociáveis no campo da macro e micro-politica do trabalho em saúde.

36 Os usuários deslocam-se de uma unidade para outra, de uma política social, um serviço socioassistencial para outro à procura de atendimento, que além da certeza da longa demora, amarga reduzidas e restritas chances de acesso. Expressando que o sistema de seguridade além de não avançar na perspectiva da universalidade, não funciona como rede efetivamente capaz de dá seguimento e/ou atender ao conjunto das necessidades sociais e de saúde da população brasileira.

37 Não é possível que se continue a agir fundamentado na compreensão de que, pós alta-clínica, o SUS pode devolver usuários para a rua ou para habitações tão insalubres e sem alimentação que implicam em graves riscos à saúde, quanto "morar" na rua, sem ter a garantia de que lhe será assegurada a devida segurança. O SUS recebe moradores de rua, mas não deve devolve--lo para a rua. Na impossibilidade de entregar a familiares e/ou cuidadores afetivos, deve acionar as instituições cabíveis operadoras do Estado no cumprimento de seu dever. Essa lógica presidida por necessidades de saúde/sociais, se choca com a lógica do setor privado, cujo objetivo realizar serviços/procedimentos autorizados, tendo como base diagnóstico e conduta clínica.

38 No caso da saúde do trabalhador envolve: saúde, trabalho, meio ambiente, previdência social, Ministério Público, articulações com comissões de saúde do poder legislativos, etc.

39 Que podem subsidiar as análises dos conselhos de políticas setoriais, os colegiados de gestão das macro regiões, as comissões intergestoras (CIB e CIT) e sobretudo podem ajudar a desenvolver formas de organização popular capaz de compreender e fazer reivindicações com base no conceito ampliado de saúde, superando a hegemonia das reclamações ainda muito restritas a apenas a insuficiência de médicos, medicamentos e leitos e consultas. E, ainda com a vantagem de poderem ser organizados em diversos espaços geográficos (bairro, distrito, município, Estadual e nacional), envolvendo autoridades instituídas e Movimento social, popular, sindical, comunitário, ONGS,etc.

Política Nacional de Resíduos Sólidos: Interfaces com Promoção da Saúde, Municípios Saudáveis e Saúde Urbana

Valdilene P.Viana Schmaller[1]
Maria das Graças e Silva[2]
Ronice Franco de Sá[3]

1 INTRODUÇÃO

A 8ª Conferência Nacional de Saúde (CNS) realizada em agosto de 1986, com tema "Saúde é Democracia", introduziu o conceito ampliado de saúde, definindo-a como resultante das condições de alimentação, habitação, educação, renda, meio ambiente, transporte, emprego, lazer, liberdade, acesso e posse da terra e acesso aos serviços de saúde (BRASIL, 1986, p.4). Com base nessa concepção, adotamos o paradigma segundo o qual a saúde é resultante do modo de organização da produção social da sociedade, portanto, a de que o setor saúde isoladamente não consegue responder às necessidades sociais por saúde e nem às desigualdades sociais geradas pela apropriação privada da riqueza socialmente produzida.

Os debates que tem posto em evidência a questão dos determinantes e condicionantes da saúde no Brasil nas décadas que se seguiram à realização da 8ª CNS, a incorporação de parte significativa de suas deliberações na Constituição de 1988 e na Legislação Ordinária no campo da saúde vem conclamando o desenvolvimento de ações e políticas nas quais a Promoção da Saúde tem sido mencionada como questão estratégica.

Ressalte-se que em 2006, foi aprovada, no Brasil, a Política Nacional de Promoção da Saúde (PNPS), a qual já previa como ação prioritária o Desenvolvimento Sustentável e acenava para o cuidado especial com o ambiente e com a sustentabilidade das ações de promoção de saúde (BRASIL, 2006).

Ao mesmo tempo em que a questão a questão saúde e ambiente[4] se torna, nos últimos anos, motivo de grande preocupação no que se refere à saúde individual, coletiva e planetária, conforme nos alerta Santos "a cidade está ameaçada de privatização, o que vai ser um grande problema nas questões de saúde pública" (2003, p.314). O autor aprofunda suas reflexões advertindo que

> [...] está faltando [...] uma análise prospectiva desse processo de privatização que vai agravar ainda mais questões de saúde pública: a privatização da água, dos esgotos, e tudo mais que concerne à vida urbana. No mundo em que a cidade, tendo crescido de tamanho, tem nas empresas filiadas aos grandes bancos a solução para as questões urbanas, na medida em que são cegos para a vida social e para as questões humanitárias, os problemas vão se avolumar contra os que não podem pagar (SANTOS, 2003, p.314).

No mesmo caminho afirma Guimarães:

> Considerando a saúde urbana uma espécie de ideologia do cotidiano (Silva, 1997a) e, ao mesmo tempo, um movimento político de construção de um projeto de autonomia (Souza, 2000), a tarefa é identificá-la no plano do discurso ideológico, sem perder de vista as suas cadeias de mediações [...]. Isto exigiria o aprofundamento da discussão da epistemologia do lugar social e do campo de forças no interior do qual os atores sociais se enfrentam numa luta permanente pela imposição de discursos legítimos a respeito do mundo urbano (2001, p.167).

A partir de tais afirmações, compreendemos o quanto a saúde urbana e seu ideário possuem um lugar central na estratégia da Promoção da Saúde, porém esta interface é fundada por conflitos e resistências. Dessa forma, faz-se necessário considerarmos saúde e ambiente como síntese de múltiplas determinações[5] do real, ou seja, campo de conhecimento, de intervenção interdisciplinar e intersetorial que interage entre si e com outras políticas setoriais - educação, cultura, infraestrutura, lazer, alimentação, habitação, transporte, portanto, requer compreendê-las, "[...] como processo de síntese, como resultado, e não como ponto de partida, embora seja o verdadeiro ponto de partida, e, portanto, também, o ponto de partida da intuição e da representação" (MARX, 1999, p. 39), o que nos leva a refletir sobre as reais possibilidades dessas interfaces.

Saúde e ambiente, enquanto objeto de estudo e categorias de análises, apresentam diversas contradições, pois historicamente a sociedade capitalista produtora de riqueza, extrai da natureza as condições materiais objetivas para o desenvolvimento econômico e acumulação do valor e bens socialmente produzidos. Ao fazê-lo, quase sempre desconsidera os impactos da atividade econômica sobre o meio ambiente e, sobretudo, para a saúde da população.

A saúde urbana preconizada na Carta de Ottawa é referendada nas conferências internacionais de Promoção da Saúde, cujo termo foi resgatado mundialmente, assim como aconteceu também com o nascimento do movimento internacional por cidades saudáveis.

Nesse contexto de debates, também na sociedade brasileira a vida nas metrópoles e cidades passa a se constituir objeto de reflexões, principalmente nos aspectos que dizem respeito à saúde urbana na sua interface com o ambiente. Destarte, analisar as interfaces entre saúde e ambiente, ou seja, a construção de ambientes saudáveis com o modelo de desenvolvimento econômico atual não é uma tarefa das mais fáceis.

Vários estudos e pesquisas de autores internacionais e nacionais, de diversas áreas de conhecimento como Belinguer (1993); Westphal (2000; 1997); Buss (2009); Czeresnia (2009); Franco de Sá (2008a; 2008b; 2006; 2011); Akerman et al (2002; 2006); Cohen et al (2004) abordam saúde, ambientes e municípios saudáveis. Estes autores refletem sobre a Promoção da Saúde, relacionando-a com determinantes sociais e iniquidades da saúde.

Desta forma concordamos com Westphal (1997, p. 11) quando afirma que,

> Um modelo econômico de desenvolvimento excludente, ancorado na estabilização monetária vem agravando a situação brasileira, a semelhança do que vem ocorrendo em outros países da América Latina. O aumento do desemprego e da pobreza decorrente deste mesmo modelo econômico, eficiente em aumentar o produto interno bruto (PIB), por exemplo, tem provocado um aumento das desigualdades sociais e consequentemente uma deterioração das condições de saúde. Esta estratégia pressupõe um fortalecimento e uma reação da população a estas condições adversa.

Assim, refletir sobre a relação entre saúde e ambiente requer incorporar o conceito de Promoção da Saúde, aqui compreendida como a "[...] articulação de saberes técnicos e populares e a mobilização de recursos institucionais e comunitários, públicos e privados, para o enfrentamento e resolução de problemas de saúde e seus determinantes" (BUSS, 2009, p. 19).

Esta compreensão ainda demanda criar estratégias para a Promoção da Saúde, tais como participação social e comunitária, intersetorialidade, interdisciplinaridade, construção de políticas públicas saudáveis, desenvolvimento individual e coletivo de hábitos e estilos de vida saudáveis, reorientação de serviços, entre outras. Para tal, a noção de Promoção da Saúde necessita priorizar a articulação e organização de lutas coletivas que congregue diferentes sujeitos políticos, segmentos sociais, saberes e práticas no enfrentamento dos determinantes sociais que geram as iniquidades em saúde,

Deste modo, para melhor apreender a relação entre a saúde urbana e ambiente é inevitável que seja considerada a intensa produção de resíduos sólidos como uma das expressões mais evidentes da questão ambiental no tempo presente, a qual envolve uma reflexão sobre a saúde das/nas cidades e, consequentemente, sobre qual a contribuição da Promoção da Saúde sobre a temática, considerando o movimento de cidades e municípios em torno da construção de políticas públicas e ambientes saudáveis.

A emergência desta temática deve-se ao fato de que o planeta vem demonstrando evidentes sinais de esgotamento de sua capacidade de absorver os dejetos da produção humana. A contribuição brasileira no montante global de lixo[6] foi, no ano de 2009, de 182 mil toneladas/dia[7], sendo que mais da metade destes resíduos tiveram destinação inadequada, contaminando o solo, a água, com repercussões diretas sobre as condições de saúde da população. Doenças como leptospirose, leishmaniose, cólera, salmonelose, disenteria, dentre outras, estão associadas à disposição inadequada dos resíduos sólidos.

A instituição da descartabilidade como norma para a produção e o consumo vem sendo apontada por estudiosos como fator essencial para o aumento exponencial do lixo, sobretudo nas médias e grandes cidades. Decerto que o incremento do consumo constitui uma das marcas mais relevantes da dinâmica societária atual, com larga presença no debate ambiental, em razão dos impactos que produz sobre o meio ambiente, tanto no que diz respeito à crescente dilapidação dos recursos naturais, quanto pela incomensurável produção de dejetos e resíduos diversos.

Enfrentar tais questões implica acionar articulação e interfaces entre diferentes setores – as chamadas ações intersetoriais. Esse tipo de ação deve ser realizado em grande parte no nível das políticas e das legislações nacionais e pode também ser realizado por atores ou setores isolados. Contudo, quando se trata de objetivos comuns, as ações intersetoriais são essenciais para que esses benefícios compartilhados sejam obtidos, assim como relacionar ações realizadas sobre problemas diferentes e complexos e, de preferência, por meio de políticas públicas específicas consideradas saudáveis.

Dessa forma, a aprovação, pelo legislativo brasileiro, da Política Nacional de Resíduos Sólidos - PNRS (Lei 12.305/2010) e sua posterior regulamentação pelo decreto 7.404/2010, é recebida como um importante passo em direção às necessárias ações intersetoriais para enfrentamento dos problemas já descritos. A PNRS institui a regulação pública desta problemática, ultrapassando a mera responsabilidade dos governantes com a coleta e disposição final do lixo. A despeito de seus limites, esta lei representa a um só tempo uma conquista – embora tardia – das lutas ambientalistas e um desafio no sentido de assegurar a sua implementação, posto que neste campo se entrecruzem um conjunto de interesses econômicos, políticos e culturais em conflito.

É necessário dialogar no sentido da compreensão dos setores sobre o mesmo problema, uma vez que expressam interesses distintos, por vezes antagônicos e usam linguagem diferente para enfrentar a mesma problemática. Além de identificar cada um dos setores que têm interesses reais em realizar ações para resolver os problemas, se faz necessário mobilizar esforços para elaborar propostas comuns e modelos conceituais que dinamizem e fortaleçam a interface entre os vários setores envolvidos. Devemos lembrar que geralmente conflitos entre os interesses de setores diferentes são inevitáveis. Ademais, é fundamental se ter transparência e entender que as questões intersetoriais afeitas à equidade social devem visar os benefícios coletivos a curto, médio e longo prazo e incentivar a negociação clara entre os diferentes setores. Neste sentido, o Estado tem um papel essencial na construção dos Acordos Setoriais e dos Termos de Compromisso previstos em lei.

Por considerar, de fato, a questão do lixo urbano como um desafiador problema intersetorial, este artigo tem como objetivo oferecer algumas reflexões sobre a questão, destacando a importância da PNRS para a Promoção da Saúde no Brasil e os desafios postos aos estudiosos, profissionais da área e aos movimentos sociais nesta conjuntura de implantação da referida política.

2 CIDADES, MUNICÍPIOS SAUDÁVEIS E PROMOÇÃO DA SAÚDE URBANA: DISCUSSÃO CONCEITUAL

Desde a discussão do conceito de Promoção da Saúde expresso na *Carta de Ottawa*, em 1986, que acadêmicos, gestores, governantes e técnicos estão estabelecendo uma relação conceitual entre Promoção da Saúde e a questão ambiental. A interface entre estes temas é considerada estratégica para consolidação do direito à cidade, ou seja, o direito dos indivíduos de viver em ambientes saudáveis.

O mundo mudou bastante desde a Carta de Ottawa. Porém, a Carta de Bangkok[8] (WHO, 2006) ainda se apóia nos princípios, valores, estratégias e ações de Promoção da Saúde, preconizadas em Ottawa. Porém, alguns avanços podem ser observados, ou seja, os integrantes, ao final da Conferência de Bangkok, nos advertem que a economia e a demografia interferem nas condições de trabalho, nas relações familiares, na cultura, nas comunidades, nas relações de gênero, na vulnerabilidade das crianças, portanto, são fatores sociais determinantes que influenciam a saúde. Afirmam que é necessário considerar os cenários locais, as culturas nacionais, o meio ambiente e a distribuição de renda, além disso, incorporar nas práticas e ações de Promoção da Saúde as demandas sociais de gênero, geração, participação, democracia, educação, diversidade sexual e cultural, entre outras, o que foi avaliado como um avanço para aqueles que participaram do encontro.

Na Carta de Bangkok ainda encontram-se argumentos sobre a importância e o papel chave que o setor saúde possui de prover a liderança na construção de políticas e parcerias intersetoriais e interinstitucionais para difundir e implementar a Promoção da Saúde nas cidades e municípios, bem como para setores governamentais e segmentos sociais. Esta Carta preconiza também um enfoque político integrado entre governo e organizações internacionais, e um compromisso de trabalho com a sociedade civil e o setor privado, através dos diferentes meios como essenciais para o progresso na abordagem dos determinantes de saúde.

Nesse sentido, apresenta alguns dos fatores críticos que atualmente influenciam a saúde e que incluem:

a) Aumento crescente das desigualdades dentro dos países e também entre os países;

b) Novos padrões de consumo e comunicação;

c) Os procedimentos globais de comercialização;

d) Mudanças globais no meio ambiente e

e) O processo crescente de urbanização.

Outros desafios hão de ser enfrentados e incluem as rápidas mudanças sociais, econômicas e demográficas e frequentemente adversas, que afetam as condições de trabalho, os ambientes de aprendizado, os padrões familiares, a cultura e o tecido social das comunidades. Mulheres e homens são tangenciados desigualmente e a vulnerabilidade das crianças, dos grupos de excluídos, dos deficientes e dos povos indígenas aumentou.

Segundo afirmam Akerman et al (2002, p. 639), em 1986, Hancock e Duhl, definem que uma " [...] 'cidade saudável' é aquela que está continuamente criando e melhorando o ambiente físico e social, fortalecendo os recursos comunitários que possibilitam às pessoas se apoiarem mutuamente no sentido de desenvolverem seu potencial e melhorarem sua qualidade de vida [...]".

O conceito de cidades saudáveis está associado à importância histórica do processo de tomada de decisão dos governos locais no estabelecimento de condições para a saúde, para interferir nos determinantes sociais, econômicos e ambientais, por meio de estratégias como planejamento urbano, "*empowerment*" comunitário e participação da população.

Já Westphal (1997, p.14) afirma em seu estudo que "os países, na maioria do mundo desenvolvido, signatários da Carta de Otawa, [...] vêm, todos estes anos, experimentando com sucesso a estratégia de 'Municípios Saudáveis'". Para a autora, esta estratégia "[...] muitas vezes começa pelo setor saúde, depende basicamente do envolvimento dos outros setores da sociedade; dos atores sociais de governos, das empresas, das organizações não governamentais, das famílias e dos indivíduos em particular, que assumem a tarefa de consecução de objetivos de melhoria da qualidade de vida".

Akerman, et al consideram, em suas pesquisas sobre o tema, que no caso do Brasil[9]

> [...] O termo foi debatido no 'I Fórum Brasileiro de Municípios Saudáveis' ocorrido em Sobral, em 1998. A denominação 'Cidade Saudável' foi defendida porque 'cidade' estaria relacionada a *polis,* local onde as pessoas assumem sua condição de cidadão, e pode, além disso, melhor representar a intensa urbanização que o país vive e os novos problemas de saúde que advém do atual estágio de desenvolvimento dos aglomerados humanos, caracterizados na forma de cidades, da vida urbana. Já o termo 'Município Saudável' foi defendido por refletir a organização de grande parte dos aglomerados no país, que contém núcleos habitacionais estruturados economicamente na produção rural localizado em torno de um núcleo principal de características urbanas mais evidentes (ibidem).

Segundo ainda os autores, "Mendes foi um dos primeiros autores brasileiros a abordar o tema [...] *Cidades/Municípios Saudáveis* como um '*projeto estruturante do campo da saúde'*, em que os atores sociais (governo, organizações da sociedade civil, organizações não governamentais) procuram, por meio da '*gestão social'*, transformar a cidade em um espaço de '*produção social da saúde'*" [...] (grifos dos autores) (p. 639).

Nestes termos, Westphal considera que "[...] os esforços iniciais da discussão de uma estratégia intersetorial para dar conta da mediação saúde - determinantes socioeconômicos, políticos e culturais não foi muito longe. A discussão acabou restrita ao estabelecimento do Sistema Único de Saúde (SUS) e nele à prestação de Serviços de Saúde" (1997, p.14).

Destarte, o setor saúde fica responsável, para a implantação da estratégia de municípios saudáveis interligado ao conceito de Promoção da Saúde no âmbito das cidades, de questões importantes para saúde humana, tais como: "[...] poluição do ar, água e solo, mais recentemente vem sendo atribuída ao âmbito da Vigilância Sanitária das Secretarias de Saúde ou órgãos de Saneamento Básico, encarregados da aplicação de multa a instituições ou empresas infratoras de normas. Muito poucas vezes, a discussão deslocou-se para os setores educação, planejamento urbano, transporte e ampliando-se e adotando uma perspectiva mais preventiva" (WESTPHAL, 1997, p.13).

Ressaltamos que a estratégia acima só é indutora de políticas públicas saudáveis se for fundamentada numa concepção de Promoção da Saúde que analise os fatores que interferem nas condições de saúde urbana que sejam ambiental, biológico, químico, físico, bem como os determinantes econômico, social e cultural. Portanto, entendemos que viver em ambientes saudáveis é um direito social e se expressa além de estilo de vida urbana, mas principalmente expressa como na sociedade capitalista contemporânea esse direito da coletividade está sendo vivenciado e/ou exercido.

Consideramos que viver em ambientes saudáveis requer, enquanto direito social à vida, ser informado sobre os riscos e danos causados à sua saúde quando da insalubridade e contaminação do solo, água e do ar. O que nos leva a afirma que o Estado deve apresentar políticas públicas para gerir os resíduos produzidos nas cidades no processo de urbanização e aceleração de produção de lixo eletrônico como consequência do surgimento de novas tecnologias. Assim sendo, é fundamental refletir sobre os agravos à saúde dos indivíduos, formas de gestão das cidades e o controle social sobre a produção, descarte, reaproveitamento do lixo nas cidades/municípios brasileiros do ponto de vista da Promoção da Saúde.

3 OS RESÍDUOS SÓLIDOS COMO QUESTÃO: UMA DEMANDA CRESCENTE PARA A PROMOÇÃO DA SAÚDE URBANA DOS (NOS) MUNICÍPIOS BRASILEIROS

Na atualidade o uso do espaço urbano e a produção de lixo são considerados como um dos maiores problemas das cidades brasileiras, o que nos remete ao mesmo tempo a refletir sobre o desenvolvimento capitalista, a produção de mercadorias e a urbanização acelerada. Esta constatação também nos leva a concordar com Milton Santos (2003, p. 313) quando afirma que:

> Inventam-se novas formas construtivas, mas não para humanizar a cidade. Ou seja, **não é a cidade** que é responsável pelos problemas, como tantas vezes se diz. A urbanização não é um mal. A urbanização permitiu avanços formidáveis em todas as áreas, inclusive da saúde. Não foi por causa da urbanização que os países subdesenvolvidos tiveram muitas dificuldades para enfrentar as questões de saúde, tanto do ponto de vista individual quanto do ponto de vista coletivo. **É a maneira como organizamos a sociedade, separando os que podem e os que não podem viver em determinados lugares**. Mas, em geral não queremos falar em mudanças sociais, queremos falar das mudanças dos organogramas. **Daí esse enfoque tímido e de subserviência ao sistema e que, geralmente, dá prioridade ao que não tem, à falta e ao que deve ser suprido** [grifos nossos].

É nestes termos que abordaremos a problemática do "lixo". No Brasil historicamente foi encarada como sinônimo de incômodo. Predominou, neste caso, um esforço dos governos e de empresas para esconder o lixo, retirando-o dos espaços de convivência e atirando-o nas periferias das cidades, a expensas de quaisquer critérios técnicos: resolve-se a questão estética sem uma preocupação com a dimensão ambiental do problema. O crescimento exponencial dos resíduos sólidos no Brasil, nas três últimas décadas, revela a inviabilidade desta estratégia, colocando novas demandas para o enfrentamento desta problemática.

Decerto que o aumento da descartabilidade – como mecanismo de incremento do consumo - incide diretamente sobre o volume de lixo[10]. Ao intensificar a aceleração nos ritmos de consumo, como mecanismo que visa possibilitar novo impulso à produção, o sistema do capital institui a "obsolescência programada", convertendo em bens descartáveis um volume cada vez maior de mercadorias, antes tidas como relativamente duráveis.

Nestes termos, a descartabilidade, instituída como norma de consumo, porta uma intencionalidade explícita: o "desperdício institucionalizado" constitui um modo privilegiado de acelerar a velocidade de rotação do capital, possibilitando-lhe a obtenção de novos patamares de lucratividade. Conforme Mészáros (2002, p. 642), "a sociedade se mantém como um sistema produtivo, manipulando até mesmo a aquisição dos chamados 'bens de consumo duráveis' que necessariamente são lançados ao lixo (ou enviados a gigantescos ferros-velhos, como os 'cemitérios de automóveis' etc.) muito antes de esgotada sua vida útil".

O Brasil ingressa neste movimento, revelando um aumento no volume dos resíduos, bem acima de seu crescimento populacional, o que acaba por aproximar a média de geração de "lixo" no país aos padrões europeus[11]. Segundo o IBGE, entre os anos de 1991 e 2000 a coleta de resíduos cresceu 49% em todo o Brasil, enquanto o aumento populacional foi da ordem de 15%, sinalizando as consequências da intensificação da descartabilidade[12]. Somente no ano de 2009 o volume de "lixo" cresceu 7,7% no Brasil - foram 182 mil toneladas/dia ante 169 mil toneladas/dia no ano anterior[13].

Vale ressaltar que o ritmo de implantação de programas de coleta seletiva ou mesmo de incremento da reciclagem não corresponde ao aumento do lixo inorgânico, o que acaba por agravar ainda mais o problema.

Ao lado da intensificação do consumo, a problemática do lixo no Brasil é agravada em razão da histórica relutância dos gestores públicos em assumir o efetivo enfrentamento desta, desde a produção dos resíduos até a sua disposição final. Os altos níveis de contaminação do solo e os decorrentes agravos à saúde da população, a saturação dos lixões, o comprometimento de mananciais e da qualidade do ar não deixam dúvidas quanto à procedência desta assertiva.

Embora os dados revelem uma melhoria quanto ao depósito final dos resíduos sólidos nas cidades brasileiras entre os anos de 2004 e 2007 o quadro ainda é preocupante. Segundo o Ministério das Cidades[14] a maior parte do "lixo" urbano produzida no ano de 2007 foi depositada em 267 aterros sanitários, em aterros controlados ou em lixões. Desse total, de acordo com classificação dos próprios municípios pesquisados, 31,1% são lixões, 31,8% são aterros controlados e 37,1% são aterros sanitários[15].

Mesmo considerando a possibilidade de alguns aterros não atenderem às exigências técnicas, o referido relatório destaca "um bom resultado" para a disposição final do lixo nas cidades pesquisadas (acima de 250 mil habitantes), fato que não deve obscurecer o drama das pequenas cidades as quais, segundo o próprio relatório, oferecem os piores indicadores neste campo.

Dada à complexidade de que se reveste a problemática do lixo, e a sua exponenciação nas três últimas décadas, um conjunto de iniciativas de natureza técnica vem sendo adotadas para o seu enfrentamento, cujo intento é atenuar as marcas da destrutividade levada a efeito pela lógica destrutiva do sistema e encontrar novos campos de valorização para o capital. A indústria de reciclagem e a coleta seletiva que lhe dá suporte são paradigmáticas desta tendência.

A reciclagem já evidencia sua importância no Brasil[16]. O país é o primeiro colocado no *ranking* mundial da reciclagem de embalagens de alumínio, o que implica uma economia de energia suficiente para abastecer uma cidade de um milhão de habitantes. Se a isto agregarmos a economia de matéria-prima e a redução da poluição que causariam tais produtos, caso fossem lançados na natureza, sem dúvida estamos frente a um vasto campo de possibilidades de redução de danos ambientais. Por outro lado, o Brasil vem melhorando seu posicionamento no mercado de reaproveitamento de plásticos, papel e papelão.

Efetivamente, a utilização de matéria-prima obtida no "lixo" constitui um dos traços distintivos da indústria recicladora. Pois, se por um lado impulsiona um processo de trabalho atípico, externo aos muros da empresa, o qual mobiliza trabalhadores precarizados e miseráveis, sucateiros ou deposeiros, o próprio Estado e ONGs, tecendo, assim, uma rede que se articula desde a separação de materiais, a coleta, a seleção, o armazenamento e o transporte destes, constituindo um processo de trabalho que se inicia na rua (ou ainda no espaço doméstico e no interior das empresas) e termina na fábrica; por outro lado a incorporação do trabalho do catador no circuito produtivo institui um conjunto de novas problemáticas, posto que esta atividade seja exercida sob condições subumanas, extremamente insalubres.

Desta forma, a sua função, por excelência, é a coleta dos resíduos, dos entulhos produzidos pela sociedade do descarte e do desperdício. A má-remuneração e a desproteção social, além da discriminação de que são vítimas esses trabalhadores, revelam um quadro de barbárie social em contraste com os avanços científicos e tecnológicos utilizados na produção de reciclados.

A despeito disto, a indústria recicladora goza de significativa legitimidade, apoiando-se, para tanto, no discurso da sustentabilidade ambiental e social. Esta dinâmica contraditória permeou a contenda em torno da problemática dos resíduos sólidos, sendo objeto de apreciação da legislação recém-inaugurada no Brasil.

Neste ínterim, avanços foram obtidos no campo do controle de alguns materiais mais danosos ao meio ambiente e à saúde da população, através de resoluções do Conselho Nacional de Meio ambiente - CONAMA as quais estabeleceram os procedimentos para o descarte ambientalmente correto de quatro grupos de resíduos. São eles: pneus (Resolução 362/2005); pilhas e baterias (Resolução 257/1999); óleos lubrificantes (Resolução 258/1999); e embalagens de agrotóxicos (Resolução 334/2003 e Lei nº 9.974/2000).

Estes avanços resultam de inquietações crescentes quanto aos efeitos gravosos do "lixo" ao meio ambiente, assim como da ausência ou insuficiência de respostas do Estado e da sociedade para a questão. Este processo desenvolve-se permeado por disputas em torno de múltiplos interesses: das organizações ambientalistas, intelectuais, catadores de materiais recicláveis, de empresários e diversos segmentos organizados da população, o que acabou por evidenciar a necessidade de regulação pública desta questão no Brasil.

A necessidade de estabelecimento de um marco legal, o incentivo a formas alternativas de gestão, seja através do incremento da prática dos "Três Rs" (reduzir, reutilizar, reciclar), seja estimulando mecanismos mais adequados para gerir os resíduos - com ênfase na troca dos lixões pelos aterros sanitários - constituíram a agenda histórica das organizações ambientalistas neste campo.

A Política Nacional de Resíduos Sólidos, aprovada no Congresso Nacional em 2010, representa uma tentativa de enfrentamento da problemática do lixo a partir de alguns de seus elementos mais expressivos e encontra suporte nos princípios e valores do movimento internacional por cidades e municípios saudáveis (HANCOCK E DUHL, 1986).

4 A POLÍTICA NACIONAL DE RESÍDUOS SÓLIDOS: UMA ESTRATÉGIA PARA A PROMOÇÃO DA SAÚDE URBANA

No Brasil, após tramitar por duas décadas no Congresso Nacional, a Política Nacional de Resíduos Sólidos (PNRS), finalmente aprovada, dispõe acerca das diretrizes para a gestão, o gerenciamento e o manejo dos resíduos. No decorrer do trâmite legislativo, inúmeras foram as resistências à aprovação do referido texto, seja porque as empresas se opunham ao instituto da logística reversa[17], seja em virtude de pressão dos segmentos mais conservadores do parlamento para a não aprovação, com o intuito de agradar suas bases eleitorais - especialmente os gestores municipais sobre os quais recairiam parte significativa das responsabilidades com o novo marco legal – ou mesmo para não contrariar interesses de empresas diretamente envolvidas com as atividades relacionadas ao serviço público de limpeza urbana. A sua aprovação, no entanto, representa um marco importante na regulação pública da questão.

Certamente, um dos aspectos mais significativos da PNRS diz respeito à erradicação dos lixões e sua substituição pelos aterros sanitários em um prazo de quatro anos. Decerto que esta medida produz mudanças tanto sobre o meio físico-natural, evitando a poluição dos solos, dos lençóis freáticos e do ar – ao impedir que a decomposição da matéria orgânica ocorra ao ar livre – quanto reduz ou impede diretamente a proliferação de inúmeros vetores de doenças, a exemplo de moscas, baratas, ratos e tantos outros.

Outro aspecto relevante no que tange ao gerenciamento dos resíduos é a indicação de não se depositar em aterros sanitários qualquer tipo de resíduo que seja passível de reciclagem ou reutilização. Isto supõe que "deve ser observada a seguinte ordem de prioridade: não geração, redução, reutilização, reciclagem, tratamento dos resíduos sólidos e disposição final ambientalmente adequada dos rejeitos" (Art. 9° das Disposições Preliminares).

Nestes termos fica explicitado que tão somente após terem sido esgotadas todas as possibilidades de redução e reutilização de resíduos (ou até de não geração) é que a reciclagem se faz obrigatória, de tal sorte que apenas os rejeitos sejam remetidos aos aterros sanitários[18]. Reafirma-se, assim, o "resíduo sólido reutilizável e reciclável como um bem econômico e de valor social" (Art. 6°, inciso VIII).

Esta norma legal supõe duas ordens distintas de impactos ambientais positivos: em primeiro lugar, reduz a quantidade de matéria a ser remetida aos aterros, ao mesmo tempo em que induz a economia de energia e de matéria-prima que seriam destinadas a produzir novas mercadorias. Neste sentido, a reciclagem deixaria de ser o único ou mesmo o mais importante instrumento de "enfrentamento" da descartabilidade, como ocorre, atualmente.

É certo que o princípio dos "Três Rs" vem sendo alardeado como importante mecanismo para atenuar os impactos negativos da produção de mercadorias descartáveis, desde a intensificação do debate em torno da agenda ambiental planetária. No entanto, a sua efetividade vem ganhando expressão empírica tão somente através da expansão da indústria de reciclagem, tendo em vista a sua inserção no circuito mercantil, o que lhe possibilita auferir altos ganhos de lucratividade. Até agora, a redução e a reutilização têm passado ao largo das iniciativas efetivas em torno da questão.

A "cadeia produtiva do lixo" [19], por isso a expansão da indústria de reciclagem em todo o mundo é exponencial e apresenta índices de crescimento da ordem de 10% ao ano. Os especialistas envolvidos com o problema dos resíduos industriais afirmam que a gestão desse material poderia movimentar negócios da ordem de R$ 1 bilhão por ano no Brasil, caso fosse suficientemente organizada.

Atualmente, no entanto, o tratamento de resíduos gera um faturamento de R$ 240 milhões - um quarto do valor potencial - segundo os cálculos da Associação Brasileira de Empresas de Tratamento, Recuperação e Disposição de Resíduos Especiais (ABETRE). Assim, o princípio da não geração – redução – reutilização pode introduzir um vetor de tencionamento no atual padrão de produção e consumo de mercadorias, posto que o instrumento da logística reversa invoque os capitalistas a assumirem um conjunto de responsabilidades com os resíduos decorrentes da atividade produtiva.

Não obstante a logística reversa tenha caráter obrigatório tão somente para 6 (seis) tipos de resíduos (agrotóxicos, seus resíduos e embalagens; pilhas e baterias; pneus; óleos lubrificantes, seus resíduos e embalagens; lâmpadas fluorescentes, de vapor de sódio e mercúrio e de luz mista; produtos eletroeletrônicos e seus componentes), a lei prevê a extensão deste instrumento – mediante acordos setoriais e termos de compromisso firmados entre o poder público e o setor empresarial – para produtos comercializados em embalagens plásticas, metálicas ou de vidro, e aos demais produtos e embalagens, considerando, **prioritariamente**, o grau e a extensão do impacto à saúde pública e ao meio ambiente dos resíduos gerados (Art. 33 § 1°).

O mesmo artigo trata da definição dos produtos e embalagens a serem abarcados pela logística reversa. Neste caso, será considerada a "viabilidade técnica e econômica da logística reversa, bem como o grau e a extensão do impacto à saúde pública e ao meio ambiente dos resíduos gerados" (Art. 33 § 2°). Esta inversão semântica sugere uma subordinação do segundo critério face ao primeiro, correndo-se o risco de que o argumento em torno do cálculo econômico venha a justificar a não efetividade da logística reversa em áreas de grande impacto sobre o meio ambiente. Afinal: **quem** e a partir de quais mecanismos será definido se o emprego da logística reversa é ou não viável economicamente para tal ou qual setor?

Chama a atenção, neste caso, a fragilidade do pretendido Desenvolvimento Sustentável, o qual é tão somente invocado desde que venha a propiciar e otimizar os negócios capitalistas, desconsiderando-se ou minimizando-se os impactos ambientais negativos da atividade humana em áreas que se mostram pouco atraentes ao incremento do lucro. Sendo assim, o que justifica o emprego obrigatório da logística reversa em alguns ramos econômicos, deixando de fora outros tantos, a exemplo das embalagens de bebidas (especialmente as garrafas PET), que tantos danos têm causado ao meio ambiente?

Vale destacar, no entanto, a oportuna obrigatoriedade da inclusão dos produtos eletroeletrônicos e seus componentes no interior da logística reversa. Sendo este um problema que ganha visibilidade mundial, especialmente quanto ao lixo eletrônico ou tecnológico[20], o Brasil vem contribuindo decisivamente para o seu agravamento.

Segundo relatório da ONU[21] o Brasil é o país, dentre os ditos emergentes, que produz o maior volume de lixo eletrônico por habitante/ano, além de ser campeão no descarte de geladeiras (também *per capita)* e um dos líderes em descarte de celulares, TVs e impressoras, sendo que este fenômeno não se constitui como uma "questão"[22] para a indústria, ainda segundo o relatório, de tal sorte que o país sequer dispõe de dados sobre o assunto[23]. Ou seja, vale atentar para práticas "recicladoras", desenvolvidas especialmente nos países periféricos.

A China, Índia e o Paquistão estão se transformando em uma lata de lixo eletrônico, recebendo anualmente milhões de toneladas de computadores, impressoras e aparelhos de fax, destinadas à reciclagem (reaproveitamento de suas partes "nobres" – metais, fios e as placas dos computadores). As partes não aproveitadas são atiradas nos lixões dos arredores ou jogadas nos canais de irrigação[24], contribuindo para a degradação ambiental, seja pelos produtos químicos utilizados no processo de beneficiamento dos metais, seja pelo acúmulo de entulhos, além dos riscos à saúde dos trabalhadores no desmanche e seleção dos materiais. Os registros apontam, ainda, para a incineração, a céu aberto, de componentes eletrônicos descartados para retirada de resto de ouro e chumbo.

Estas atividades são realizadas, em geral, sem quaisquer equipamentos de proteção, numa demonstração inconteste de que mesmo ações consideradas "ecologicamente sustentáveis" não raro convertem-se em processos de degradação humana, em si mesmas negadoras da sustentabilidade social. Neste caso, a chamada "reciclagem" é, na verdade, uma operação de contaminação do solo, das águas e do ar, com graves repercussões sobre a saúde da população, segundo os especialistas[25].

Nestes termos,

> Também a problemática do lixo revela que, sob a lógica capitalista, a busca pela introdução de um padrão tecnológico sustentável acaba por converter-se em novos mecanismos de poluição e depredação. Se quisermos nos ater apenas à

> natureza "limpa" das tecnologias de origem microeletrônica, veremos que apesar de serem assim consideradas, a dinâmica de produção de tais mercadorias as integra à cadeia da obsolescência programada, indo somá-las a tantos outros produtos nos lixões das grandes e pequenas cidades, especialmente dos países periféricos (SILVA, 2010 p.114).

Outro elemento de destaque na PNRS é o papel destinado aos **catadores de materiais recicláveis**. Estes deverão ser integrados nas ações que envolvam a responsabilidade compartilhada pelo ciclo de vida dos produtos: o sistema de coleta seletiva de resíduos sólidos e a logística reversa priorizarão a participação, a organização e o funcionamento de cooperativas ou de associação de catadores, de materiais reutilizáveis e recicláveis, formadas por pessoas físicas de baixa renda, bem como sua contratação (Art. 36, § 1º).

A lei determina, ainda, que os planos municipais de gestão integrada de resíduos sólidos definam programas e ações para a participação dos grupos interessados, em especial das entidades de catadores, destacando o incentivo à criação e ao desenvolvimento das referidas organizações.

Decerto que a prioridade definida em lei para as organizações dos catadores deve-se, em grande medida, ao papel que estes vêm desempenhando nos serviços de limpeza urbana em nível nacional. Considerados "excluídos sociais", estes trabalhadores cumprem papel decisivo no processo produtivo da indústria de reciclados, visto que são fornecedores de trabalho "materializado" - fornecem a matéria-prima daquelas indústrias - sendo a compra e venda de seu trabalho encobertas na forma de compra e venda de mercadorias. Como autônomos, a capacidade de satisfação de suas necessidades no mercado depende do *"quantum"* de mercadorias que vende às empresas – através de intermediários (cooperativas e/ou deposeiros) - as quais fixam o valor de remuneração do trabalho pelo número de unidades/peso (ou peças) e pelo tempo dispensado para obtê-las (TEIXEIRA, 1995). Este processo tem como resultado imediato o aumento dos lucros das empresas[26].

Paradoxalmente às altas cifras que envolvem a transação de reciclados, o catador se apresenta alheio à rentabilidade deste setor, sendo insuficientemente atendido pelos programas assistenciais do governo, além de não dispor das condições legais de proteção do trabalhador e sua família. Esmaecido **pela** e **na** matéria prima que recolhe, este trabalhador torna-se reconhecido como um "agente ambiental", seja pelo Estado, seja pela sociedade civil, enquanto é destituído da condição de produtor da riqueza social.

Pesquisa do Ministério das Cidades [27] revela que os catadores estão presentes em 83% dos municípios. Estes exercem suas atividades muitas vezes sem qualquer integração orgânica com os serviços de limpeza urbana: é a integram a chamada coleta seletiva não-formal, realizada nos domicílios, onde não raro, a seleção e coleta ocorrem simultaneamente. Por sua vez, as empresas públicas responsáveis pela limpeza urbana apropriam-se não da mercadoria reciclável, mas do trabalho do catador de lixo, que se torna partícipe do processo de coleta do lixo.

A coleta seletiva, como norma de gerenciamento dos resíduos sólidos, obriga os consumidores a acondicionarem adequadamente e de forma diferenciada os resíduos sólidos gerados, bem como a disponibilizarem adequadamente os resíduos sólidos reutilizáveis e recicláveis para coleta ou devolução, podendo, inclusive, receber incentivos econômicos por isso.

No contexto da PNRS, a ação do catador e o trabalho por este desenvolvido são reconhecidos como uma alternativa ao crescente desemprego, tornando-se objeto de uma política voltada para geração de renda, como mecanismo de "inclusão social". Trata-se da reafirmação do lugar do catador de resíduos sólidos como parte da minimização dos efeitos causados pela sociedade dos descartáveis.

Por sua vez, o Decreto 7.404/1028 afirma que a União deverá criar programa com a finalidade de melhorar as condições de trabalho e as oportunidades de inclusão social e econômica dos catadores de materiais reutilizáveis e recicláveis. Prevê, ainda, o estímulo à capacitação, à incubação e ao fortalecimento institucional de cooperativas, a possibilidade de dispensa de licitação para a contratação de cooperativas ou associações de catadores de materiais reutilizáveis e recicláveis, bem como a melhoria das condições de trabalho dos catadores.

No entanto, no alvorecer de 2012 o Projeto de Lei 618/2007 que propunha a regulamentação da profissão de catador de materiais recicláveis, de autoria do senador Paulo Paim – PT/RS foi vetado pela presidência da República, sob alegação de que "as exigências podem representar obstáculos imediatos à inclusão social e econômica dos profissionais". O que efetivamente mudará nas condições de trabalho, remuneração e proteção social destes trabalhadores? A ausência de instrumentos jurídico-formais neste sentido constitui um obstáculo a ser vencido na expressiva trajetória de luta e organização deste segmento dos trabalhadores.

5 A IMPLANTAÇÃO DA POLÍTICA NACIONAL DE RESÍDUOS SÓLIDOS: AVANÇOS E CONTRADIÇÕES

A Política Nacional de Resíduos Sólidos (PNRS) representa um importante marco regulatório para a questão do lixo urbano no Brasil e sua aprovação abre uma conjuntura de muitos desafios, posto que se trate de uma problemática de larga repercussão para a vida social, a exemplo da saúde da população, da proteção ao meio ambiente, além de aspectos culturais.

No entanto, é no campo dos interesses econômicos, mais particularmente na posição da indústria, que residem às principais interrogações quanto à efetividade da PNRS. A prioridade estabelecida em Lei para os princípios da **não geração, redução, reutilização** implica uma oposição pelo vértice à obsolescência programada de mercadorias como uma das principais estratégias de valorização do capital no tempo presente.

O instituto da Logística Reversa, embora de caráter limitado, precisa ser crescente e sucessivamente ampliado de forma a tencionar a lógica da descartabilidade, buscando enfrentá-la, desde a produção. Reafirmar a necessidade de mudanças nos padrões de consumo, desconsiderando o papel da indústria como mentora e indutora de tais práticas implica a culpabilização do consumidor final, sendo que ao mesmo não é dado o direito de escolher, no essencial, **o que, como, com que energia produzir e como transportar**[29].

A participação dos movimentos sociais, as lutas ambientalistas e a ação do Estado, através do uso dos instrumentos de gestão ambiental são variáveis de grande peso no sentido de contrapor-se à descartabilidade.

Outro aspecto a considerar na implantação da PNRS é a responsabilidade compartilhada pelo ciclo de vida dos produtos. No que tange à logística reversa, a divisão de custos entre todos os responsáveis legais tende a ser objeto de tensões e conflitos, posto que estejam em jogo interesses econômicos distintos, por vezes antagônicos: dos fabricantes, importadores, distribuidores e comerciantes, consumidores e dos titulares dos serviços públicos de limpeza urbana e de manejo dos resíduos sólidos[30].

É possível aventar, neste caso, a possibilidade de impasses, considerando tratar-se de negociações mediadas pela lógica da lucratividade: trata-se de transformar o lixo, uma das sequelas do processo de destruição ambiental, em um novo objeto de produção mercantil, da acumulação capitalista. Estarão em jogo, ao fim e ao cabo, qual fatia da riqueza socialmente produzida será apropriada por quem.

O que estamos a pleitear é a necessidade de uma ação qualificada do Estado no sentido de impedir que a ausência de pactos ou a indisposição de firmá-los acabem por comprometer o cumprimento da lei. De igual maneira, a ação dos movimentos sociais e grupos ligados à luta ambientalista têm papel crucial na garantia de que o atual marco regulatório não se converta em "letra morta".

Ainda no que se refere ao papel do Estado, cabe destacar, para além das políticas indutoras, a imprescindível ação fiscalizatória. Isto implica dotar os órgãos de fiscalização de condições adequadas para o desempenho de suas funções, com equipamentos, pessoal suficiente e qualificado, dentre outros, a fim de assegurar o cumprimento da legislação, evitando, inclusive que se proliferem as chamadas "áreas órfãs contaminadas" [31]. Só assim, ganham relevo os objetivos de assegurar a "proteção da saúde pública e da qualidade ambiental e o estímulo à adoção de padrões sustentáveis de produção e consumo de bens e serviços", propalados pela Política.

O direito de **participação da sociedade** está previsto na PNRS através dos mecanismos de controle social, com destaque para os Conselhos de Meio Ambiente ou os de Saúde (quando couber). Prevê, ainda, a possibilidade de serem impulsionados órgãos colegiados municipais destinados ao controle social dos serviços de resíduos sólidos urbanos.

No que se refere à participação em conselhos municipais, concordamos com Westphal (1997, p, 15) quando diz "[...] que possibilitem a incorporação das suas informações e necessidades aos diagnósticos racionais, que permitam o fortalecimento do poder popular e a sua participação nas decisões construindo, junto com os técnicos, uma sociedade mais justa e igualitária".

Esses parâmetros são fundamentais para a consolidação e materialidade de ações e estratégias de cidades/municípios e ambientes saudáveis. Porém, potencializar os processos democráticos de participação social com vistas a fortalecer os organismos e instrumentos de controle social é um processo que ainda está se consolidando na sociedade brasileira. A busca por um maior envolvimento da população nos processos decisórios, que gere e possibilite a intervenção direta da população na tomada de decisões em algumas cidades, é uma tarefa de difícil concretização. A cultura política da não participação, o patrimonialismo e o clientelismo, ainda, são empecilhos para a democracia representativa no sistema democrático brasileiro (VIANA, 2006).

Assim, verifica-se de fato que a participação nesses espaços ainda se apresenta muito fragilizada, principalmente no âmbito da Política Ambiental no nível dos municípios, motivo pelo qual os segmentos sociais comprometidos com a efetividade da PNRS e a democratização das decisões em temas de sua abrangência têm como desafio elaborar estratégias de fortalecimento destes espaços, sem, no entanto abandonarem outros instrumentos de lutas sociais. A pouca repercussão e envolvimento da sociedade nas discussões em torno à elaboração dos Planos Nacional, estaduais, municipais e microrregionais de resíduos sólidos – iniciados em 2011 - reforça esta tese, ao mesmo tempo que constitui desafio importante para os segmentos mais comprometidos com esta problemática.

Destarte um dos desafios mais importantes que se coloca no âmbito da PNRS é no sentido de ultrapassar uma concepção instrumental para a **educação ambiental**[32], cujos supostos conferem centralidade à dimensão ecológica da questão ambiental e a defesa da natureza comparece divorciada do enfrentamento da questão social ou como hierarquicamente superior a esta, negando-se, moto contínuo, a estreita vinculação entre ambas.

Estas concepções caracterizam-se pelo subjetivismo e individualismo, ao localizar o fundamento da destrutividade ambiental na "essência humana", pretensamente competitiva e egoísta, cuja sanha dominadora ignora as necessidades das demais espécies e acaba por colocar em risco a vida planetária.

A afirmação de uma perspectiva emancipatória para as ações de educação ambiental visa ultrapassar as assertivas comportamentalistas ou atitudinais e aponta para o fortalecimento da alteridade dos grupos e segmentos mais vulnerabilizados da sociedade brasileira, em face da problemática ambiental. Trata-se de favorecer a que os indivíduos assumam a condição de sujeitos capazes de compreender a complexidade da relação sociedade-natureza, bem como de comprometer-se a agir em prol da preservação da vida planetária e da luta em defesa de políticas públicas neste campo.

Destarte, o atual contexto que emoldura a problemática do lixo urbano no Brasil manifesta um conjunto de possibilidades ambientais e sociais, seja como estratégia de questionamento da produção destrutiva – e do desperdício que lhe é próprio -, seja como expressão das capacidades humanas universais de lidar com a natureza de forma mais racional. Como mínimo, a PNRS configura uma ferramenta para enfrentar os efeitos mais danosos da obsolescência programada, a qual tem como impactos ambientais mais expressivos a crescente dilapidação da natureza para produzir em maiores quantidades mercadorias com ciclo de vida[33] cada vez mais curtos, impactando diretamente a vida nas cidades e as gestões municipais em particular, tendo em vista o aumento exponencial do lixo.

Nestes termos, segundo Westphal afirma,

> As avaliações têm reforçado aos que atuam na área da Promoção de Saúde, que 'Município Saudável' é uma estratégia em longo prazo, mas efetiva. A racionalização dos recursos, e a escolha adequada das ações, com um trabalho intersetorial têm muito maior probabilidade de ser bem sucedida. Muitos problemas relacionados à poluição do ar, recuperação do meio ambiente, transporte urbano, tem sido objeto de ações na perspectiva de 'Municípios Saudáveis' e tem possibilitado resultados relevantes (1997, p. 14).

É desta forma que compreendemos no cenário atual a importante relação que se estabelece entre a PNRS e a efetivação da estratégia de cidades e municípios saudáveis. Entretanto, consideramos que não basta apenas aderir ao movimento nacional de cidades saudáveis; pelo contrário, as instituições políticas, gestores e segmentos sociais, ao se vincularem ao movimento, precisam ter autonomia e decisão política para propor e implantar políticas públicas saudáveis intersetoriais, além de mobilizar e organizar as classes subalternizadas na luta pela redução das desigualdades socioeconômicas.

CONSIDERAÇÕES FINAIS

Consideramos que, ao implantar políticas públicas saudáveis, o Brasil está caminhando para resolver importantes problemas decorrentes da expansão do capital. Entretanto, é importante ressaltar que a adoção de leis e decretos apenas diminui os impactos ambientais, todavia a redução das iniquidades em saúde (desigualdades de saúde que são evitáveis, injustas e desnecessárias) requer diminuir as desigualdades socioeconômicas. É neste sentido que os quatro compromissos-chave firmados e inscritos na Carta de Bangkok (2005) priorizam alguns elementos importantes para a tomada de decisão no campo da Promoção da Saúde em cidades, municípios e políticas públicas saudáveis, a saber:

1. **Uma preocupação central na agenda do desenvolvimento global** – para tal entende-se que são necessários acordos intergovernamentais fortes que aumentem a garantia de saúde individual e coletiva. Os governos e os órgãos internacionais precisam agir para diminuir a diferença nos níveis de saúde entre ricos e pobres. A Promoção da Saúde precisa tornar-se parte integral da política doméstica e exterior e das relações internacionais, inclusive em situações de guerra e conflito. Isso exige ações que promovam o diálogo e a cooperação entre as nações, a sociedade civil e o setor privado.
2. **Uma responsabilidade central para o governo como um todo** - Os governos locais, regionais e nacionais devem: priorizar os investimentos em saúde, dentro e fora do setor saúde e prover financiamento sustentável para a Promoção da Saúde. Para assegurar isto, todos os níveis do governo devem explicitar as consequências para a saúde das políticas e legislações.
3. **Um dos principais focos das comunidades e da sociedade civil** - As comunidades e a sociedade civil comumente lideram as iniciativas de Promoção da Saúde, sendo responsáveis pelo início, modelagem e andamento. Elas precisam ter os direitos, os recursos e as oportunidades para que suas contribuições sejam amplificadas e mantidas.

Apoio para a capacitação dos indivíduos é particularmente importante nas comunidades menos desenvolvidas.

4. **Uma exigência para boa prática corporativa -** O setor corporativo tem um impacto direto na saúde das pessoas e nos determinantes da saúde através de sua influência em: cenários locais; culturas nacionais; meio ambiente e; distribuição da riqueza. O setor privado, assim como outros empregadores e o setor informal, é responsável por assegurar saúde e segurança no ambiente de trabalho e por promover a saúde e o bem estar de seus empregados, suas famílias e comunidades. O setor privado também pode contribuir para reduzir grandes impactos na saúde global, como por exemplo, aqueles associados às mudanças no meio ambiente, através do cumprimento dos regulamentos e acordos locais, nacionais e internacionais que promovem e protegem a saúde.

Estes quatro pontos destacados da Carta de Bangkok reforçam as nossas reflexões sobre a interface entre a PNRS e a Promoção da Saúde, consequentemente, com o movimento por municípios saudáveis e saúde urbana, pois nos leva a considerar, nos limites deste texto, que a implementação da PNRS pode ser considerada um avanço nos marcos da realidade brasileira. Além disso, devemos reafirmar que a destinação dos resíduos sólidos, como responsabilidade central dos governos e dos setores privados, deve ser a preocupação principal na agenda de desenvolvimento de um país.

Consideramos também que é preciso estimular, mobilizar e organizar a participação da sociedade civil por meio de controle social e da vigilância das ações, garantindo recursos para capacitações específicas, de modo que as ações decorrentes da PNRS possam ser verdadeiramente compreendidas, aprovadas e monitoradas. Ainda nos cabe reafirmar um polêmico ponto da Carta de Bangkok que trata da boa prática corporativa. O setor privado e o informal devem ser convocados a cumprir acordos e regulamentações mediante práticas éticas e responsáveis, assunto para ser aprofundado em outro texto.

Por fim, a Promoção da Saúde, aqui tratada, considera as desigualdades econômicas e sociais existentes na sociedade brasileira, portanto, reconhece a existência de contradições que permeiam a implantação de políticas públicas saudáveis e as diferentes necessidades sociais que lhes subjazem, o que supõe e exige o envolvimentos de todos os segmentos comprometidos com a liberdade, a autonomia, justiça social, a emancipação, o direito à saúde e à felicidade na luta por cidades e municípios saudáveis e saúde urbana.

REFERÊNCIAS

AKERMAN, M; et al. Avaliação em Promoção da Saúde: foco no "município saudável". *Rev Saúde Pública.* [online]. 2002, 36(5): 638-46.

AKERMAN, M; MENDES, R. *Avaliação Participativa de Municípios, Comunidades e Ambientes Saudáveis: a trajetória brasileira - memória, reflexões e experiências.* São Paulo: Mídia Alternativa, 2006. 220p.

BELINGER, G. *Questões de Vida (Ética, Ciência, Saúde).* Salvador-São Paulo- Londrina: APCE-HUCITEC_CEBES, 1993. Pp.149-160.

BARREIRA, F. O *impasse ecológico e o terrorismo do capital.* Rio de Janeiro: Litteris Ed., 2004.

BRASIL. Ministério da Saúde. *VIII Conferência Nacional de Saúde.* Brasília: Ministério da Saúde, 1986. (Anais)

__. Ministério da Saúde. Secretaria de Vigilância em Saúde. *Política nacional de Promoção da Saúde* / Ministério da Saúde, Secretaria de Atenção à Saúde. – Brasília: Ministério da Saúde, 2006.

__. Política Nacional de Resíduos Sólidos. *Lei 12.305/2010.* DOU, 03 de agosto de 2010.

__. *Decreto 7.404/2010,* que regulamenta a Política Nacional dos Resíduos Sólidos. DOU, 23 de dezembro de 2010.

__. *"VI Diagnóstico do Manejo de Resíduos Sólidos",* do Sistema Nacional de Informações sobre Saneamento (SNIS) – 2009. Disponível em < www.cidades.gov.br> Acesso em. 11-04-2011

BUSS, P M. Uma introdução ao conceito de Promoção da Saúde. In: CZERESNIA, D; FREITAS, C M. (Orgs.). *Promoção da Saúde: conceitos, reflexões, tendência.* 2ª Ed.rev.e amp. Rio de Janeiro: Fiocruz, 2009. P. 15-38.

CAIAFFA, W T; et al. Saúde Urbana: "a cidade é uma estranha senhora, que hoje sorri e amanhã te devora". *Ciênc. saúde coletiva* [online]. 2008, vol.13, n.6, pp. 1785-1796.

COHEN; S C; et al. Rede brasileira de habitação saudável: habitação saudável como estratégia sinérgica Da saúde da família no Brasil. In: SUASSUNA, A; SECLEN-PALACIN, JA. (Orgs.). *Experiências e desafios da atenção básica e saúde familiar: caso Brasil.* Brasília: Organização Pan-Americana da Saúde, 2004.

CALDERONI, *S. As perspectivas econômicas da reciclagem do lixo no município de São Paulo.* São Paulo: USP, 1996. 274 f. Tese (Doutorado) - Departamento de Geografia Humana, Universidade de São Paulo, 1996.

CZERESNIA, D; FREITAS, C M. (Orgs.). *Promoção da Saúde: conceitos, reflexões, tendência.* 2ª Ed.rev.e amp. Rio de Janeiro: Fiocruz, 2009.

ERTHAL. "Reféns do Lixo". Disponível em *Carta Capital*, ano XII, nº 463, 2007.

FRANCO de SÁ, R. Um Sobrevoo Histórico, Conceitual e Axiológico no Campo da Promoção da Saúde. In: SCHMALLER, VP. V; FRANCO de SÁ, R (Orgs). *Ações Integradas e Comunitárias para Promoção da Saúde da Criança.* Recife: Editora Universitária da UFPE, 2008 a. Pp.19-46.

__.; NISHIDA, M; COUTINHO, L.Q. *Projeto Municípios Saudáveis no Nordeste do Brasil: Histórico, Avaliação e Repercussões.* Recife: Editora Universitária da UFPE, 2008.

__.; YUASA, M.; VIANA, V. P. *Municípios Saudáveis no Nordeste do Brasil.* Recife: Editora Universitária da UFPE, 2006.

__.; SCHMALLER, V. P.V.; SALLES, R.; FREIRE, S. La Construiction Du réseau de villes en santé de Pernambouc au Brésil: un exemple de mise à l'échelle. *Global health Promotion.* [online].Vol 18, Number 1, March 2011.

GUIMARÃES, R B. Saúde urbana: velho tema, novas questões. *Terra Livre* [online]. 2001.v. 17, p. 155-170.

HANCOCK, T.; DUHL, L. Healthy cities: promoting health in the urban context. Paper for the *Health Cities Symposium.* Lisboa, 1986.

MÉSZÀROS, I. *Para Além do Capital.* São Paulo: Boitempo Editorial / Editora da UNICAMP, 2002.

MOYSES, S. J.; MOYSES, ST; KREMPEL, M C. Avaliando o processo de construção de políticas públicas de promoção de saúde: a experiência de Curitiba. *Ciênc. saúde coletiva* [online]. 2004, vol.9, n.3, pp. 627-641.

MARX, K. *Para a crítica da economia política*. São Paulo. Editora Nova Cultural, 1999. Coleção os Pensadores.

SANTOS, M. Saúde e ambiente no processo de desenvolvimento. *Ciênc. saúde coletiva* [online]. 2003, vol.8, n.1, pp. 309-314.

SETTI, A.F.F.; BOGUS, C.M. Participação comunitária em um programa de intervenção em área de proteção ambiental. *Saude soc.* [online]. 2010, vol.19, n.4, pp. 946-960.

SILVA, A. C. *Geografia e lugar social. Conceito de cultura.* São Paulo, Departamento de Geografia, FFLCH/USP, 1997 (mimeo).

SILVA, M. G. *Questão ambiental e desenvolvimento sustentável. Um desafio ético ao Serviço Social.* São Paulo: Cortez, 2010.

SOUZA, M. L. *O desafio metropolitano: um estudo sobre a problemática sócio-espacial nas metrópoles brasileiras.* Rio de Janeiro: Bertrand Brasil, 2000.

SOUZA, C.M.N. Relação saneamento-saúde-ambiente: os discursos preventivista e da Promoção da Saúde. *Saude soc.* [online]. 2007, vol.16, n.3, pp. 125-137.

TEIXEIRA, F. J. *Pensando com Marx. Uma leitura crítico-comentada de O Capital.* São Paulo: Ensaio, 1995.

VIANA, V.P. Controle Social: questões para o debate. In: FRANCO de SÁ, R; YUASA, M; VIANA, VP. *Municípios Saudáveis no Nordeste do Brasil.* Recife: Editora Universitária da UFPE, 2006.

WESTPHAL, M. F. Municípios saudáveis: aspectos conceituais. *Saude soc.* [online], vol.6, n.2, pp. 9-18, 1997

WESTPHAL, M. F. O Movimento Cidades/Municípios Saudáveis: um compromisso com a qualidade de vida. *Ciênc. Saúde coletiva.* [online]. 2000, vol.5, n.1, pp. 39-51.

WHO. World Health Organization. Regional Office for Europe. *Health promotion evaluation: recommendations to policymakers.* Copenhagem: WHO Regional Office for Europe, 1998.

WHO. World Health Organization. The Bangkok Charter for Health Promotion in a Globalized World. *Health Promotion Internacional.* vol 2, suppl. 1, 10-14, 2006.

WHO. World Health Organization. *Milestones in Health Promotion Statements from Global Conferences.* WHO: Press, 2009.

DOCUMENTOS CONSULTADOS

1. Panorama dos Resíduos Sólidos no Brasil 2009. Realizado pela Associação Brasileira das Empresas de Limpeza Pública e Resíduos Especiais (ABRELPE). Disponível em: < www.celuloseonline.com.br>. Acesso em 10/04/2011.

2. Recycling - from E-Waste to Resources. Disponível em: < www.pnuma.org.br.> Acesso em: 08/04/2011.

3. "VI Diagnóstico do Manejo de Resíduos Sólidos", do Sistema Nacional de Informações sobre Saneamento (SNIS) – 2009.

NOTAS

1 Professora do Departamento de Serviço Social da UFPE. Doutora em Serviço Social pela UFPE. Pesquisadora do Núcleo de Saúde Pública e Desenvolvimento Social da UFPE.

2 Professora do Departamento de Serviço Social da UFPE. Doutora em Serviço Social pela UFPE

3 Professora do Programa do Programa Integrado de Pós-Graduação em Saúde Coletiva da UFPE. Doutora em Educação. Universidade de Sherbrooke/Canadá. Diretora e pesquisadora do Núcleo de Saúde Pública e Desenvolvimento Social da UFPE.

4 Segundo Guimarães, "a relação entre saúde, ambiente e cidade não é uma idéia nova. O paradigma hipocrático, geralmente considerado a matriz do pensamento médico do mundo ocidental, já considerava o ambiente das cidades um foco de agravos à saúde" (2001, p.159).

5 Para Marx "o concreto é concreto porque é a síntese de múltiplas determinações e, por isso, é a unidade do diverso [...]" (1999, p. 39).

6 O termo "lixo" é aqui utilizado neste texto para ressaltar o histórico tratamento que vêm recebendo os resíduos sólidos: descartados, considerados inúteis ou simplesmente ignorados. Porém, na atualidade, um resíduo poderá ser dispensável para alguns e não para outros.

7 Os dados fazem parte do estudo "Panorama dos Resíduos Sólidos no Brasil 2009" realizado pela Associação Brasileira das Empresas de Limpeza Pública e Resíduos Especiais (ABRELPE). Disponível em www.celuloseonline.com.br. Acesso em 10/04/2011.

8 Carta de Bangkok é o documento resultante da 6ª Conferencia Internacional de Promoção de Saúde, ocorrida na Tailândia, em agosto de 2005.

9 No Brasil, segundo Akerman et al, observa-se " (...) que ambas as denominações são utilizadas, e isso tem relação com o período histórico de aproximação das cidades ao ideário. As cidades que foram sensibilizadas pelo governo canadense a adotar políticas nesta perspectiva utilizam o termo 'Cidades Saudáveis', enquanto outras, incentivadas por outros órgãos, como a organização Pan-Americana de Saúde, referem-se ao 'Município Saudável'. Desta forma consideram-se as designações 'Cidades' e 'Municípios Saudáveis' como sinônimos" (2002, p. 639).

10 "A descartabilidade provoca um volume global do aumento do lixo não orgânico em torno de 40% em todo o mundo e de até 60% nos países mais adiantados" (BARREIRA 2004, p. 119).

11 A média brasileira hoje é de 1,152 kg por habitante/ dia, enquanto nos países da União Européia esta média é de 1,2 kg por habitante/ dia. Estudo em 364 cidades mostra que o País já se aproxima dos Estados Unidos, o campeão. Disponível em www.celuloseonline.com.br . Acesso em 10/04/2011

12 Erthal. "Reféns do Lixo". Disponível em Carta Capital ano XII, nº 463, 2007

13 "Panorama dos Resíduos Sólidos no Brasil 2009", citado anteriormente.

14 "VI Diagnóstico do Manejo de Resíduos Sólidos", do Sistema Nacional de Informações sobre Saneamento (SNIS) – 2009. Disponível em < www.cidades.gov.br> Acesso em. 11.04.2011

15 **Aterro sanitário**: "técnica de disposição de resíduos sólidos sem causar danos à saúde pública e à segurança (...)" ABNT. **Aterro celular controlado**: são intermediários entre os lixões e os aterros sanitários, tendo em conta o isolamento da área, a canalização do chorume e a cobertura do lixo, diariamente, evitando o acesso de animais. Já os **lixões** são a forma mais degradante de deposição do lixo, pois não implica tratamento anterior do solo e a decomposição ocorre a céu aberto.

16 Embora a reciclagem e/ou reutilização de mercadorias tenha acompanhado a industrialização, o fez em condição marginal, através dos grandes depósitos de sucatas, tidos como atividade de segunda categoria.

17 Trata-se de "instrumento de desenvolvimento econômico e social caracterizado por um conjunto de ações, procedimentos e meios destinados a viabilizar a coleta e a restituição dos resíduos sólidos ao setor empresarial, para reaproveitamento, em seu ciclo ou em outros ciclos produtivos, ou outra destinação final ambientalmente adequada" (PNRS Art. 3°, inciso XII).

18 Face ao desrespeito às determinações legais, a PNRS remete as penalidades à LEI Nº 9.605/ 1998, que dispõe sobre as sanções penais e administrativas derivadas de condutas e atividades lesivas ao meio ambiente. Capítulo V. § 2º, inciso V: se o crime "ocorrer por lançamento de resíduos sólidos, líquidos ou gasosos, ou detritos, óleos ou substâncias oleosas, em desacordo com as exigências estabelecidas em leis ou regulamentos". Pena de reclusão, de um a cinco anos.

19 Cadeia Produtiva - processo pelo qual os resíduos transitam, desde a coleta, passando pela seleção, comercialização, transporte, até chegar à indústria

que irá transformar esse resíduo em matéria-prima novamente. Comporta ações políticas e sociais que interferem na política do lixo. Panis e Salamoni, 2007. Disponível em <www.ufpel.edu.br> Acesso em 18.03.2007

20 "Estima-se que são produzidas no mundo, a cada ano, 40 milhões de toneladas de lixo tecnológico (...) Há dez anos, a vida útil média de um computador era de seis anos, tempo reduzido para dois anos em 2005, com o volume de descartes crescendo na mesma proporção". Bezerra 2007) propõe regras para destinação do lixo eletrônico. Disponível em <recicláveis.com.br> Acesso em 15.10.2007.

21 "Recycling - from E-Waste to Resources". Disponível em www.pnuma.org.br. Acesso em 08.04.2011.

22 Aqui encarada como uma problemática que incide sobre a vida social e desafia a razão humana no sentido de oferecer respostas efetivas àquela.

23 As estimativas são da própria ONU: por ano, o Brasil descarta 96,8 mil toneladas métricas de PCs, perdendo apenas para a China, com 300 mil toneladas. No entanto, em termos per capita, o Brasil lidera o ranking. Cada brasileiro descarta, anualmente, meio kg desse lixo eletrônico, enquanto na China a taxa per capita é de 0,23 kg, contra 0,1 quilo na Índia.

24 Revista Veja, ano 35, nº 44 de 06.11.2002. A mesma publicação informa que este negócio movimenta 120 milhões de dólares e "emprega" 100 mil pessoas, em sua maioria migrantes das áreas rurais – mulheres e crianças, cuja remuneração não ultrapassa 1,5 dólar por dia.

25 Segundo informe divulgado pela Rede de Jornalistas Ambientais da Ásia, com base em denúncias de entidades como o Greenpeace, a Sociedade de Proteção do Ambiente do Paquistão e a Rede de Ação Basiléia. Disponível em <aguaonline.org.br> Acesso em 27/02/2003

26 De acordo com pesquisa realizada no município de São Paulo, no ano de 1996, os ganhos econômicos com a reciclagem de lixo ficaram assim distribuídos: 66% para as indústrias, os sucateiros ou posseiros ficaram com 10% do total e aos catadores coube 14% (CALDERONI, 1996, p. 237).

27 Diagnóstico do Manejo dos Resíduos Sólidos Urbanos – 2007

28 Regulamenta a Lei no 12.305, de 2 de agosto de 2010, que institui a Política Nacional de Residuos Solidos, cria o Comitê Interministerial da

Política Nacional de Residuos Solidos e o Comitê Orientador para a Implantação dos Sistemas de Logística Reversa.

29 O discurso do "consumo consciente" assume aqui toda a sua face grotesca: ao consumidor final na maioria das vezes não é dado o direito de conhecer sequer as matérias-primas implicadas na sua produção, os efeitos sobre a saúde humana e menos ainda sobre o meio ambiente.

30 Neste sentido, estão previstos os Acordos Setoriais, os Regulamentos expedidos pelo Poder Público ou Termos de Compromisso.

31 Área contaminada cujos responsáveis pela disposição não sejam identificáveis ou individualizáveis (PNRS Capítulo II, Art. 3°, inciso III).

32 A PNRS define em seu art. 8°, inciso VIII, a educação ambiental como instrumento da mesma Política. De igual maneira, em seu art.19°, inciso X prevê que os planos municipais de gestão integrada de resíduos sólidos desenvolvam programas e ações de educação ambiental que promovam a não geração, a redução, a reutilização e a reciclagem de resíduos sólidos.

33 Referimo-nos à "série de etapas que envolvem o desenvolvimento do produto, a obtenção de matérias-primas e insumos, o processo produtivo, o consumo e a disposição final" (Art. 3°, inciso IV).

A gestão do trabalho na saúde: um debate necessário para a Promoção da Saúde no atual contexto do SUS

Moema Amélia Serpa Lopes de Souza[1]

1 INTRODUÇÃO

As abordagens científicas que envolvem o campo da saúde assumem, neste contexto de capitalismo mundializado, uma maior dimensão nos estudos de enfoques econômicos e sociais, em função dos impactos que as transformações sociais exercem sobre a vida e o trabalho dos indivíduos. É relevante dimensionar as tensões postas neste campo de estudo, no momento em que a saúde assume característica de um bem comercializável, uma mercadoria atrativa e lucrativa. Isto é resultado da forte ingerência da lógica neoliberal que demarca sua ênfase no mercado, na iniciativa privada e na desregulamentação da economia.

No setor saúde, a imposição dessa lógica de mercado legitimou a desigualdade no acesso aos serviços de saúde e constituiu uma ilusória parcela de consumidores desses serviços. Este novo padrão de intervenção estatal imprimiu inovações no setor saúde que instituíram novas modalidades de gestão e prestação dos serviços de saúde, tanto públicos quanto privados.

Nesta direção, esse processo "inovador" implicou num redirecionamento político gerencial das ações de saúde, trazendo implícitas propostas de focalização, atendendo às populações mais vulneráveis através de uma cesta de ações básicas para a saúde, e um forte incentivo à privatização, expresso pelo estímulo aos seguros privados, descentralização de serviços e restrições às formas de financiamento.

Prevalece um ataque à universalidade do direito à saúde, um dos pilares centrais do Sistema Único de Saúde (SUS). Em suma, a ênfase é dada às propostas de parceria com a sociedade, bem como à forte tendência da refilantropização da assistência à saúde. Isso compromete as diretrizes de organização e gestão do SUS, na medida em que sugere outro patamar de integralidade, equidade e descentralização.

É na contramão desta tendência que se impõe o desafio de analisar e fomentar uma discussão, dentro do amplo e complexo campo da saúde, de um dos eixos centrais no desenvolvimento das ações de um sistema de saúde – a gestão da força de trabalho, demarcada por um forte processo de desregulamentação do trabalho expressa pela flexibilização e precarização das relações, dos processos e da organização do trabalho. Um desafio que se adensa ao articularmos essa problemática ao debate atual da efetivação da Promoção da Saúde para a constituição e consolidação do SUS. É imperativo refletir sobre a dimensão que a gestão da força de trabalho assume nesse contexto.

Na medida em que a saúde passa a ser funcional ao processo de acumulação do capital, é fundamental que os aspectos que envolvam a gestão, organização e estruturação da força de trabalho em saúde sejam debatidos, reconhecendo as condições estruturais que determinam o modelo de gestão do trabalho adotado e como ele orienta o trabalho no setor saúde.

Ao reduzir o trabalho humano a um simples componente do processo produtivo e a atenção à saúde a mero investimento que eleva a produtividade e melhora o desempenho econômico, a direção das ações de saúde assume uma conotação distinta do atendimento das necessidades sociais.

Nessa direção, o eixo condutor dessa reflexão toma como referência a operacionalização da Promoção da Saúde no SUS frente às atuais condições de vulnerabilidade da força de trabalho que integra o sistema público de saúde. Uma questão conduzirá nossas reflexões: como analisar a estratégia de uma Política de Promoção da Saúde num contexto de precarização do trabalho e do trabalhador de saúde?

Esse texto problematiza o debate do trabalho em saúde no âmbito dos serviços públicos e suas expressões de precarização. Aproxima o debate da Promoção da Saúde do campo da gestão do trabalho, de forma que possibilite problematizar a expansão das condições de precarização do trabalho em saúde, bem como dos serviços ofertados pelo SUS.

2 A LÓGICA MERCANTIL DETERMINANDO A GESTÃO DO TRABALHO NA SAÚDE

A condição contemporânea do trabalho intensificado demonstra claramente a reedição de velhas formas de submissão do trabalho ao capital, que são travestidas de novos e sutis mecanismos de exploração do trabalho. A potencialização do uso da força de trabalho como recurso para aumento da produtividade vem resultando efetivamente na redução do custo do trabalho e na degradação deste. A força de trabalho é atingida de forma impiedosa por uma lógica que exige mecanismos flexíveis para gerenciar o processo de produção de bens e serviços num contexto de uma economia mundializada.

A incorporação da lógica flexibilizadora como norteadora das novas condições de acumulação implica numa nova sociabilidade.

Uma sociabilidade que impõe à força viva de trabalho um predatório processo de degradação do trabalho e da vida social.

A rigor, as estratégias desta desregulamentação atingem as condições de uso da força de trabalho, de sua remuneração, de sua proteção social, bem como de suas estruturas representativas, como sindicatos, associações. Configura-se um processo de desestruturação do trabalho e do trabalhador que encontra suas expressões mais evidentes nos mecanismos de flexibilização e precarização do trabalho como fenômenos expressos mundialmente.

É na incorporação das regras de eficiência, produtividade e intensificação do uso da força de trabalho, impostas pela lógica da produção capitalista mundializada, que o processo de flexibilização passa a determinar a condição de precariedade do trabalho. A flexibilização deixa de ser uma tendência e se incorpora às atuais formas de gestão do trabalho. Ela passa a ser condição determinante do trabalho precário no atual contexto, atingindo os diferentes ramos da atividade econômica.

É bem verdade que a condição de precariedade do trabalho, que vem sendo denominada em diversos estudos de precarização, não é um fenômeno novo. Ela sempre esteve relacionada às formas de apropriação da força de trabalho impostas pelo modo de produção capitalista. Seu marco advém da constituição da força de trabalho enquanto mercadoria mediada por uma relação de assalariamento. Uma relação de compra e venda desigual que, historicamente, tem subsumido a condição da força de trabalho às exigências da lógica da lucratividade do capital, pela via da exploração da mais valia.

Numa passagem do Capital, Marx (1988) já descrevia as implicações da intensificação do trabalho fabril e a condição de precariedade afetando a força de trabalho:

> Os órgãos dos sentidos são todos eles igualmente prejudicados pela temperatura artificialmente elevada, pela atmosfera poluída com os resíduos das matérias-primas, pelo barulho ensurdecedor etc., para não falarmos no perigo de vida que advém das máquinas muito próximas umas das outras, as quais produzem sua lista de acidentes da batalha industrial com a regularidade das estações do ano. A diretriz de economizar os meios sociais de produção [...] leva o capital ao roubo sistemático das condições de vida do trabalhador durante o trabalho. O capital usurpa-lhe o espaço, o ar, a luz e os meios de proteção contra condições perigosas ou insalubres do processo de trabalho (MARX, 1988, p. 486).

Um século depois, esta condição de precariedade também é revelada por Castel[2] (2001, p.28) reafirmando que, "no momento em que a condição de assalariado livre se torna a forma juridicamente consagrada das relações de trabalho, a situação salarial ainda permanece e, por muito tempo, com a conotação de precariedade e infortúnio". É uma precariedade que se expressa, entre outras coisas, pela dissociação do trabalhador de seus meios de trabalho, na extensão da jornada, na fragmentação, segmentação e controle dos processos de trabalho e na coerção e controle da organização política dos trabalhadores.

Isto evidencia que a precarização do trabalho não é um fenômeno novo, mas, a partir das atuais configurações, ela assume uma conotação de "inovação" a partir do processo de flexibilização. A precariedade do trabalho assume uma dimensão e conformação ampliada atingindo as condições objetivas e subjetivas do trabalho e envolvendo o conjunto dos trabalhadores. Como avalia Mezsáros (2006, p. 27), "a questão não é **se** o desemprego ou o 'trabalho temporário flexível' vai ameaçar os trabalhadores empregados, mas

quando estes, forçosamente, vão vivenciar a precarização" (grifos do autor)

Esta "nova" condição de precarização não está mais restrita à noção de exploração da força de trabalho atribuída às condições de trabalho insalubres e danosas, a extensivas jornadas, às baixas remunerações, à instabilidade e insegurança no trabalho, sempre mais relacionada aos trabalhadores desprotegidos de uma regulação formal do trabalho. Recentes estudos associam à noção de precarização do trabalho a um processo que condiciona a existência de toda força de trabalho pós-fordista no qual tudo se converte em precariedade. Meszáros (2006) alerta que o mais grave é que a precarização e a insegurança avançam por toda parte do mundo. O trabalhador precarizado se encontra numa fronteira incerta entre ocupação e não ocupação e também sob ameaça de seu reconhecimento jurídico frente às garantias sociais (VASAPOLLO, 2004).

Compondo este cenário, a precarização representa um processo social constituído pela ampliação e institucionalização das condições de instabilidade e de insegurança, que estão expressas nas novas formas de organização do trabalho, como a terceirização, o trabalho temporário, parcial e subcontratado, como também o trabalho formal, legalmente constituído.

Uma precarização também instituída pela ausência e recuo da ação do Estado como regulador do mercado de trabalho e da proteção social que através de um aparato jurídico legal, possibilitou a quebra do estatuto do trabalho seguro e protegido. Desta forma, as novas configurações desta precarização atingem a todos os trabalhadores, independente de seu estatuto, expondo-os à degradação das condições de trabalho e de vida.

Na análise de Druck (2007) a precarização apresenta-se como um fenômeno que não é específico de regiões, países, mas que expressa às novas exigências colocadas à força viva de trabalho no mundo contemporâneo. Uma força de trabalho que revela sua desapropriação e desvalorização como sujeito social, mas fundamentalmente valorizada enquanto força produtiva, que gera valor.

Essa condição da força de trabalho fica bem explícita neste argumento:

> Precarização, porque não existe a sociedade de um lado e os excluídos do outro. Ou os de fora e os de dentro. É um processo que atinge o conjunto dos assalariados na sociedade. Não há emprego típico de um lado e emprego atípico de outro. Todos os empregos estão ameaçados pelo desemprego ou pela precarização (do trabalho, dos contratos, da saúde. Há uma desestabilização dos estáveis. (APPAY apud DRUCK, 2007, p. 31).

Essa precarização do trabalho vem sendo explicitada por diversos estudos, nos quais predominam a noção de fragmentação e segmentação dos trabalhadores, de heterogeneidade, de individualização, de fragilização dos coletivos, da informalização do trabalho e da fragilização e crise dos sindicatos. Druck avalia que "a mais importante delas, a idéia de **perda** – de direitos de todo o tipo – e da degradação das condições de saúde e de trabalho" (DRUCK, 2007, p.30).(grifos do autor)

No limite, esta "nova" condição da precarização além de expressar a intensificação do trabalho, também espelha um controle de sua produtividade pela ação direta da ameaça do desemprego. A iminência do desemprego produz insegurança, desestruturação e desmobilização da força de trabalho e conduz à aceitação de qualquer forma de inserção no mundo da produção de bens e serviços, mesmo que seja pela via do trabalho desregulamentado.

Desta forma, a capturação das formas de flexibilização da produção capitalista envolve uma estratégia mais complexa. Ela representa o fundamento do modo de produção capitalista, a maximização da lucratividade pela via da exploração do trabalho, a imperiosa necessidade do capital subsumir o trabalho assalariado à lógica da valorização[3]. Esta flexibilização não enfrenta os baixos índices de ocupação dos postos de trabalho e o desemprego. Como destaca Vasapollo (2006), ela representa uma imposição à força de trabalho para submissão a salários e condições degradantes de trabalho.

De fato, como reflete Antunes (2007), estamos vivenciando a erosão do trabalho contratado e regulamentado predominante no século XX, e isso se evidencia no que ele caracterizou de um **processo de precarização estrutural do trabalho,** no qual os capitais globais requerem também o desmonte da legislação social protetora do trabalho. Ele acrescenta,

> Flexibilizar a legislação social do trabalho significa, não é possível ter nenhuma ilusão sobre isso, aumentar ainda mais os mecanismos de extração do sobretrabalho, ampliar as formas de precarização e destruição dos direitos sociais que foram arduamente conquistados pela classe trabalhadora, desde o inicio da Revolução Industrial, na Inglaterra, e especialmente pós-1930, quando se toma o exemplo brasileiro (ANTUNES, 2006, p. 17).

Estes elementos impõem-se como forte tendência e Mészarós considera que "os obstáculos reais enfrentados pelo trabalho, no presente e no futuro próximo, podem ser resumidos em duas palavras: 'flexibilidade' e 'desregulamentação'" (2006, p. 8). Em verdade, se estabelece uma relação de determinação desses fenômenos que expressam uma flexibilidade em relação às práticas de trabalho a ser facilitada e forçada por meio da desregulamentação em suas variadas formas, e isso corresponde, na verdade, à desumanizadora precarização da força de trabalho (MÉSZÁROS, 2006).

Configura-se uma realidade para força de trabalho de enfrentamento e superação das condições adversas do trabalho que dominam o cenário mundial desde os anos 1990. A estratégia de domínio e cerceamento das organizações sindicais assumida pelos representantes do capital fecha o ciclo de imobilidade que permite a expansão da desregulamentação do trabalho que atinge todos os setores da atividade econômica.

Na análise de Mészáros (2006) é indicado que o caminho, a opção para ampliar as margens de lucratividade e acumulação de capital é "as expensas do trabalho" e nesta estratégia há uma presença ativa do Estado que, para responder as requisições do capital, assume um forte papel intervencionista. O autor confirma, "[...] na verdade, devido a essa necessidade, o papel intervencionista do Estado nunca foi tão grande como neste nosso tempo, apesar de toda a mitologia neoliberal em contrário [...]" (MÉSZÁROS, 2006, p. 38). Mas esta intervenção estatal está direcionada para fortalecer e viabilizar as condições de produção e reprodução do capital.

Behring (2003) argumenta que esta presença do Estado, com um caráter refuncionalizado, atende a requisições de

> [..] cumprir com esse papel é facilitar o fluxo global de mercadorias e dinheiro, por meio, [...] da desregulamentação de direitos sociais, de garantias fiscais ao capital, da 'vista grossa' para fuga fiscal, da política de privatização, dentre inúmeras possibilidades que pragmaticamente viabilizem a realização dos superlucros e da acumulação (BEHRING, 2003, p. 64).

É dentro deste enfoque que privilegiamos a discussão do papel do Estado Brasileiro na (re) configuração das formas organização do trabalho. Sob a égide de uma contrarreforma, prevaleceu uma concepção reformadora que conduziu as ações do governo e contaminou a opinião pública na defesa de medidas de ajuste que possibilitassem ao país atender às exigências de competitividade internacional que requeriam um Estado eficiente e não perdulário. Como alerta Nogueira (2005, p.38), "em nome de acertar as contas com o legado da 'era de Vargas', pôs-se em curso um ciclo reformador voltado para a dimensão fiscal, financeira e patrimonial".

O passaporte brasileiro para a implantação deste projeto reformador tem como um dos elementos determinantes o processo de desregulamentação do trabalho.

Neste rumo, as condições internas foram favoráveis às reformas preconizadas pelas agências multilaterais frente a um contexto de incansáveis índices de superinflação, à derrocada das iniciativas de estabilização anteriores e à exaustão em relação à instabilidade política. Sintonizado com esta conjugação de fatores, o projeto de reforma do Estado empreendido pelo governo FHC, a partir de 1994, também foi fomentador de desemprego: ao formalizar uma legislação trabalhista que corroborou com as estratégias de flexibilização das relações de trabalho, tanto no setor privado quanto no público; pelo incentivo aos programas de demissão voluntária; pelas investidas de privatização das estatais, e pela criação de organizações sociais e de agências reguladoras. Houve uma ação deliberada para estabelecer relações trabalhistas pautadas pela ausência de estabilidade, o que foi fundante para constituir o processo de desregulamentação do trabalho no Brasil.

Em suma, ao assumir a defesa do setor privado em detrimento do público, o governo formalizou um projeto de reforma do Estado que aglutinou os interesses do grande capital mundializado, das agências multilaterais e da burguesia nacional sedenta pelo usufruto de uma riqueza concentrada e desigualmente distribuída.

As consequências deste modelo de política econômica rebateram fortemente na esfera do trabalho, não só porque expandiu o desemprego e acentuou o pauperismo, mas também por ter conduzido um ajuste, melhor dizendo, um desajuste nas relações de trabalho pela adesão de estratégias de flexibilização dos direitos sociais e do trabalho.

Configura-se um processo de convencimento, de aliciamento dos fundamentos ideológicos que se evidenciaram pela desvalorização do papel do Estado, explorando questões como sua ineficiência e incompetência em gerenciar seus gastos e investimentos. Publicizou-se o Estado como uma estrutura que serve apenas como cabide de emprego para trabalhadores ineficientes, incapacitados e que ostentam altos salários e também exaltando o Estado como um agente desnecessário e perdulário. Efetivou-se um discurso em que o Estado assumiu uma centralidade negativa, em que a ele foi atribuída a responsabilidade pelas mazelas do atraso econômico e social.

Nesta direção, a gestão administrativa da força de trabalho contratada pelo Estado assume uma nova condicionalidade, principalmente a partir do momento que esta gestão demonstra visíveis traços de incorporação de uma lógica racionalizadora advinda da produção industrial, que pretende a economia de trabalho vivo e a garantia da eficiência e produtividade.

A rigor, a modernização requerida para o aparelho estatal teve como peça chave a flexibilização da administração pública que seria alcançada por meio de uma adequação do aparato legal concretizada pela edição de Medidas Provisórias e Emendas Constitucionais, que minaram o marco regulatório das relações de trabalho da Constituição Brasileira de 1988, e também retrocederam em relação a algumas conquistas trabalhistas expressas na Consolidação das Leis do Trabalho (CLT).

Sob a alegação de que a legislação trabalhista que ampara os trabalhadores do serviço público tinha um caráter protecionista e inibidor do empreendedorismo, o Plano Diretor de Reforma do Estado agilizou as alterações constitucionais e avançou na operacionalização da proposta de flexibilização da gestão estatal. Neste sentido, partimos do pressuposto de que as medidas de ajuste fiscal foram direcionadas para "reorganizar" a gestão do trabalho e das políticas sociais conquistadas nos anos 1980. É possível afirmar que as políticas de ajuste tiveram como alvo estratégico a desregulamentação do trabalho, a desconstrução do patamar de trabalho regulamentado e protegido que dá cobertura, de modo geral, a todos os trabalhadores, estejam eles no setor público ou privado.

No caso do setor público, a flexibilização da legislação trabalhista fez emergir um quadro de pessoal paralelo, instituindo a estabilidade e o trabalho regulamentado como exclusividade de poucos e a desregulamentação e precarização como alternativa para muitos.

A rigor, o grande mote da contrarreforma administrativa foi edificar uma nova estrutura institucional-legal que teve repercussões diretas no serviço público, ordenando a flexibilização das relações de trabalho através da adoção de regimes jurídicos diferentes, em que se flexibilizam as formas de licitação e contratos, reduz-se os custos com a força de trabalho retirando direitos dos trabalhadores e permite-se a seletividade do princípio da estabilidade. Funda-se um estatuto flexível do trabalho, compatível com o setor privado da economia.

O direcionamento dessa reforma gerencial teve como missão incorporar ao serviço público a lógica racionalizadora de eficiência e produtividade do setor privado. É uma produtividade não mais restrita a fortalecer as possibilidades de acumulação, mas uma produtividade que represente lucros diretos, ou seja, dividendos financeiros. Ao fazer parcerias com a iniciativa privada, com organizações não-governamentais e criar as organizações sociais (OS), a proposta insere no serviço público não só a lógica da produtividade, mas também a da lucratividade. O caso da saúde talvez seja o mais emblemático, pois vem sendo incentivado e valorizado o segmento que possibilita maior lucratividade. Atualmente temos a atenção básica e a média e alta complexidade assumida pela atenção ambulatorial especializada e hospitalar que incorpora a maior fatia de recursos destinados ao SUS.

Isso, além de descaracterizar o princípio da universalidade da atenção à saúde como dever do Estado, também quebra a universalidade do acesso: só quem pode comprar os serviços mais especializados e mais onerosos é que terão acesso a eles. Isso cai como uma luva na lógica do cidadão-cliente, aquele que pode "escolher" e "comprar" os serviços de melhor qualidade. Esse direcionamento mina as investidas de um SUS pautado na Promoção da Saúde.

Para a realidade da população usuária dos serviços, isso representou um maior acesso aos serviços básicos e uma restrição drástica aos serviços de maior complexidade.

De fato, isso corresponde a uma tendência do próprio modelo de acumulação predominante, que requer a interligação de todas as atividades sintonizadas para a reprodução do capital. É uma nova institucionalidade requerida pelo capital para atender ao seu processo de valorização e acumulação. Desta forma, os mecanismos de gerenciamento do Estado e seu papel neste processo de acumulação também acompanham uma efetiva reestruturação. Na medida em que o setor público tende a incorporar a racionalidade do setor privado, também se reproduzem as mesmas formas de gerenciamento da força de trabalho.

Redefinir, adequar e ajustar passam a ser o imperativo dos modelos de gestão da força de trabalho, que concretamente aparecem nas formas de flexibilização e precarização do trabalho. A estratégia foi reordenar a legislação trabalhista. Ela foi reformulada, entre outras coisas, nos princípios que antes diferenciavam os trabalhadores do setor público do setor privado. Produziu-se uma isonomia por baixo que, ao tempo em que tentou dirimir as diferenças entre as duas legislações trabalhistas, permitiu colocar todos os trabalhadores na condição de desamparo social, expostos ao desemprego e à degradação do trabalho. A legislação trabalhista foi desestruturada passando a "subordinar o legislado ao negociado" (DIAS, 2005, p. 59).

A desregulamentação do trabalho no serviço público foi operacionalizada pelas modificações desastrosas da legislação trabalhista e expressa de forma diversificada, respeitando as particularidades da cada área de inserção de seus trabalhadores.

Na saúde, a gestão do trabalho foi redirecionada para ampliação dos contratos temporários com vínculos precários para manutenção de serviços estruturantes do sistema, a exemplo da Estratégia Saúde da Família. Como mostra Costa (2010), por um lado, a gratificação paga aos profissionais da ESF, embora consideravelmente maior que o salário, justamente por não ser incorporada, reitera a necessidade dos profissionais buscarem outros vínculos, dificultando um maior investimento na ESF em termos de projeto profissional, na perspectiva da Promoção da Saúde. Por outro lado,

> tem sido ampliados os processos de terceirização da força de trabalho especializada, através de contratos com cooperativas médicas, cujos cooperados obtém remuneração muito superiores aos profissionais de carreira, colocando-se como

> opção mais atrativa do que o vínculo empregatício com o serviço público, incidindo fortemente em um crescente esvaziamento do setor público, que não consegue preencher vagas para cargo de servidor efetivo, principalmente para diversas especialidades médicas. Observa-se que a relação cotidiana dos profissionais que se vinculam ao SUS através das cooperativas médicas se faz apenas para a realização de procedimentos previstos nos contratos, sem maior envolvimento com possíveis projetos sanitários coletivos. Destarte, embora o processo de prestação dos serviços terceirizados no interior da rede própria do SUS cumpra o papel imediato de garantir o acesso a procedimentos de alta complexidade, trata-se de uma relação similar a de um parasita com seu hospedeiro, que se reproduz sugando o seu sangue. Em outros termos, não constitui uma relação capaz de fortalecer o SUS na perspectiva da Reforma Sanitária, portanto absolutamente longe de pautar sua prática sanitária na perspectiva da Promoção da Saúde (COSTA, 2010).

Entretanto, a permanência de um movimento de resistência dos trabalhadores, sinalizado nas conferências de saúde nos últimos dez anos, vem reafirmando a preocupação veemente de indicar como prioridade a gestão do trabalho para a consolidação do SUS.

3 A GESTÃO DO TRABALHO NO CAMPO DA SAÚDE E AS REQUISIÇÕES DA FLEXIBILIZAÇÃO DO TRABALHO

O sistema público de saúde brasileiro, tradicionalmente, tem tangenciado as problemáticas que envolvem os trabalhadores de saúde[4]. Em que pese este setor ter a particularidade de utilizar de forma intensa o fator trabalho, esta centralidade não tem se convertido em políticas de gestão do trabalho que respondam às exigências de uma atuação qualificada para a prestação dos serviços, a partir de condições e relações de trabalho dignas. A despeito dos avanços técnico-científicos, o trabalho humano continua sendo imprescindível para a realização das ações de saúde, ou seja, é um elemento central.

A força de trabalho na saúde assume uma dimensão particular por ela ter a potencialidade de direcionar, de forma significativa, a condução das ações de saúde podendo interferir no resultado da prestação dos serviços. Pois "sendo o trabalho em saúde um trabalho vivo em ato dependente, podem incorporar todas as sabedorias, como opções tecnológicas de que dispõem para produção de procederes eficazes a serviço do usuário e de seu problema" (MERHY, 1997, 126).

A requisição do trabalho humano no setor, a despeito da velocidade com que são incorporadas as novas tecnologias, enfrenta outra particularidade. Como afirma Silva (2006, p. 12) "os instrumentos de diagnóstico e terapia e os novos processos de organização do trabalho, ao invés de economizar mão-de-obra, traduzem-se em maiores exigências de qualificação". Isto significa que, no setor saúde, o incremento de novas tecnologias não implica em substituição dos processos em uso, em outras palavras, a inovação tecnológica não suprime o uso da força de trabalho.

Estes elementos denotam um aspecto fundamental que constituem nossa análise: a condicionalidade da ação de saúde determinada pelo trabalho humano. Entretanto, ao tempo que se reafirma a centralidade do trabalho humano no campo da saúde, também se presencia um processo de desvalorização do trabalho e do trabalhador nesta atividade.

A incorporação da lógica mercantil na saúde acaba por induzir uma desvalorização do trabalho humano, em detrimento de investimentos em insumos tecnológicos. Produziu-se um aviltamento do trabalho humano, como afirma Carvalho[5] (2005, p. 2),

> A lógica do capital introduziu novos equipamentos, cada vez com menor vida útil e mais dependente de novos 'especialistas', de manutenção sofisticada e insumos cada vez mais caros. Vários novos equipamentos, com nova tecnologia, não 'aposentaram' os antigos recursos tecnológicos. Conviveram simultaneamente, por exemplo, no campo da imagem, as máquinas de RX, ultrassom, tomografia computadorizada, ressonância magnética e outros. Cada vez mais caros e onerando abusivamente seus usuários. De outro lado, o trabalho humano da atenção, da escuta, do atendimento, cada vez mais aviltado em valor, remuneração e prestígio. Por conseguinte, desvalorizado e desinteressante.

A rigor, o que se afirma é que quanto mais tecnologia se incorpora às intervenções em saúde, lançando mão de equipamentos sofisticados que atendam a lógica da maximização da lucratividade, mais desvalorizado fica o trabalho humano, da escuta, do atendimento personalizado, da interação entre quem adoece e quem cuida, de busca da Promoção da Saúde. Neste sentido, podemos considerar o uso da ciência e da tecnologia, também no setor saúde, "como expressão do processo de desvalorização da força de trabalho" (AMARAL, 2008, p. 48).

Como alerta Carvalho (2005), existe uma nova lógica mercantil na saúde de incorporação desregulada de equipamentos, medicamentos, procedimentos e especialidades de saúde que importam hoje em grandes somas de lucratividade. Esse processo reforça o modelo médico assistencial, procedimento-centrado, em detrimento de propostas na perspectiva da Promoção da Saúde. Seguindo essa lógica, a força de trabalho no setor enfrenta a degradação e a desvalorização de sua atividade.

A força de trabalho em saúde tem a evidência da sua desvalorização traduzida pelo processo de desregulamentação do trabalho que se expressa por meio de problemas como: a desestruturação no planejamento dos serviços, a descontinuidade dos programas assistenciais, a intensificação da jornada de trabalho pela adoção dos múltiplos vínculos, as baixas remunerações, à rotatividade e/ ou inadequação de pessoal e as precárias condições de trabalho que comprometem uma intervenção qualificada e põem em risco a vida dos usuários[6] e dos próprios trabalhadores. Compromete também a qualificação de um processo de trabalho na direção proposta pelo Movimento de Reforma Sanitária.

Atualmente esta condição é agravada pela implantação de diferentes modalidades de contratações da força de trabalho nos serviços de saúde. Sendo uma atividade que tem a peculiaridade de utilizar de forma intensiva o fator trabalho, a associação de formas flexíveis de agregar força de trabalho exige certa cautela. São medidas "flexibilizadoras" que modificaram as condições de uso da força de trabalho, diversificaram suas formas de remuneração e de proteção social, bem como suas estruturas representativas, como os sindicatos e a justiça do trabalho.

A indicação que apontamos é que a condição de precarização do trabalho em saúde está determinada, por um lado, pelas características próprias do trabalho em saúde que envolve a fragmentação, a heterogeneidade,a rotinização, e o lidar com a dor, o sofrimento e a morte. Mas, por outro lado, pelas novas formas de gestão do trabalho no setor, que envolve a flexibilização e desregulamentação dos processos, das relações e da organização do trabalho comprometendo diretamente a prestação dos serviços de saúde.

As particularidades do trabalho em saúde não lhes asseguram a imunidade às perversões da lógica mercantil. Ao contrário, acabam por fragilizar as formas de organização e resistência de seus trabalhadores para confrontar as ações concretas de mercantilização neste campo que afeta, de forma significativa, os trabalhadores do setor.

Ao longo de sua implantação, o SUS[7] vem enfrentando um conjunto de problemas que se constituem em entraves a sua consolidação, e dentre eles podemos destacar a gestão do trabalho. Para os gestores do SUS as propostas de reformas em torno da flexibilização da gestão do trabalho representaram novas modalidades de relações de trabalho que têm como base os contratos flexibilizados. Evidencia-se, com o processo de municipalização, um crescimento significativo de postos de trabalho no setor público municipal, passando o município a ser um importante empregador da força de trabalho na saúde. Dessa forma, o município passa a assumir a gestão da força de trabalho, sendo responsável direto pela contratação e gerenciamento das relações de trabalho no setor público.

Esta nova configuração da gestão do trabalho no nível municipal responde a uma combinação entre a demanda por serviços públicos e um novo padrão de regulação do trabalho determinado pela reforma político-administrativa no setor saúde.

Nesta direção o que evidenciamos é uma outra conformação desses novos postos de trabalho, caracterizados pela flexibilização das relações de trabalho, através da desregulamentação dos contratos de trabalho e desmonte do arcabouço jurídico protetor dos direitos trabalhistas[8]. A rigor, uma desregulamentação não marcada frontalmente pelo desemprego, mas pela precarização das relações e condições de trabalho, no momento em que identificamos o incremento do múltiplo emprego, de empregos parciais, de uma relativa queda salarial, principalmente para os trabalhadores de atividades-fins, e da fragmentação no processo de trabalho (BARALDI, 2005).

As particularidades desse processo de desregulamentação do trabalho também devem ser indicadas pelas condições de precariedade do trabalho em saúde que se manifestam em dois níveis: pela presença de vínculos precários de trabalho que atinge todos os trabalhadores do setor nos três níveis de atenção e pela ausência de condições de trabalho que, entre outras coisas, conduz os trabalhadores à intensificação da jornada de trabalho na busca por um por melhor padrão salarial, uma particularidade nociva do trabalho em saúde e que se expressa no adoecimento precoce dos trabalhadores.

Esta tendência compromete as diretrizes de organização e gestão do SUS, bem como a gestão do trabalho nesse campo, pois sugere outro patamar de integralidade, equidade e descentralização.

A entrada dos anos 2000 não reverte essa tendência reformista no campo da saúde. O governo do Presidente Luís Inácio Lula da Silva, iniciado em 2003, não concretiza ações efetivas que reconduzam o viés político da contrarreforma empreendida nos anos 1990. Podemos destacar, a partir desse período, uma condução diferenciada de operacionalização desse modelo reformista. Especificamente em relação à gestão do trabalho, a iniciativa governamental reconhece a situação de precarização do trabalho no setor saúde. As preocupações que envolvem a desregulamentação do trabalho na saúde emergem, a partir de uma agudização da precarização do trabalho que atinge do médico ao agente comunitário de saúde e que tem uma expressão crescente no final dos anos noventa.

Nessa direção, medidas pontuais foram assumidas pelo Ministério da Saúde a partir de 2003, a exemplo da proposta do Programa DesprecarizaSUS, que teve como foco central a regularização dos vínculos de trabalho. Este programa teve como marco importante o Seminário Nacional sobre a Política de Desprecarização das Relações de Trabalho no SUS (2003), no qual ficou explícito um discurso de combate à precarização do trabalho, tendo como referência a crítica à gestão do trabalho imposta pela Reforma Gerencial de FHC. O relatório deste seminário registra uma análise conjuntural que localiza a origem da precarização como herança do governo anterior, quando afirma que:

> Ao longo dos anos 90, passou-se a adotar no SUS a política da flexibilização e da precarização das relações de trabalho, adotando diversas modalidades de vinculação. Tal política preconizada pelo Governo Federal acabou sendo seguida em boa parte dos estados e municípios, provocando um enorme processo de precarização do trabalho no SUS (BRASIL, 2003, p. 9).

Neste relatório também está indicado que um grande número de profissionais do setor público de saúde estão precarizados e, mesmo sem ter dados concretos, estimam que aproximadamente 800 mil trabalhadores estejam sob relações de trabalho precárias, o que equivale a 40% da força de trabalho inserida no setor (BRASIL, 2003, p. 9).

O relatório baliza, diante desse quadro, um conjunto de estratégias para enfrentar a precarização do trabalho no SUS e constitui um Comitê Nacional Interinstitucional de Desprecarização do Trabalho no SUS (Portaria nº 2430 de 23/12/2003), tendo como meta elaborar uma política de gestão que elimine os vínculos precários de trabalho na saúde. Dentre suas competências estão: apoiar e estimular a criação de Comitês Estaduais e Municipais de desprecarização do trabalho; propor mecanismos de financiamento pelo governo federal que possibilitem as formas legais de relações de trabalho; e indicar formas legais de contratação tendo em conta a política de preservação do emprego e renda dos ocupados no setor.

Entretanto, o que se concretizou foi que essas e outras medidas indicadas para o Comitê não apresentaram resultados efetivos e tiveram repercussões ínfimas para os Estados e municípios, os principais gestores da força de trabalho na saúde. Os seus efeitos não tem expressão frente ao crescimento da precarização do trabalho no setor pela via da ampliação da flexibilização das relações de trabalho no setor público.

Embora seguindo com ações limitadas e pontuais no enfrentamento da desprecarização do trabalho no SUS, o Governo Federal convoca, em 2005, a 3ª Conferência Nacional de Gestão do Trabalho e da Educação em Saúde. No tocante à gestão do trabalho em saúde, a Conferência possibilita a ampliação do leque de discussão da temática do trabalho em saúde. O debate nos grupos de trabalho avançou porque incorporou as problemáticas que afligem os trabalhadores e suas entidades representativas neste campo, como a precarização dos vínculos de trabalho, os Planos de Carreira, Cargos e Salários, a Negociação do trabalho, o fortalecimento da capacidade gestora dos Estados e municípios e o financiamento da Gestão do trabalho. Os resultados dessa Conferência favoreceram o fortalecimento da luta dos trabalhadores em defesa do cumprimento da NOB/RH-SUS[9], que foi aprovada pelo Conselho Nacional de Saúde em 4 de novembro de 2003, mas que vem encontrando dificuldades de operacionalização, principalmente na gestão do trabalho no âmbito municipal.

O que prevalece ainda é uma relação precária de trabalho e as iniciativas de desprecarizar o trabalho na saúde não revelaram, até o momento, a inversão desta lógica. Muito pelo contrário, o segundo mandato do Governo Lula da Silva, iniciado em 2006, teve como carro-chefe para contornar os problemas de gerenciamento no SUS, o Projeto Fundação Estatal[10].

Em verdade, esse projeto vem coroar o projeto de contrarreforma do Estado empreendido pelo Governo Lula, quando reedita o viés de privatização das instituições públicas, bem ao gosto do ideário neoliberal. O Projeto Fundação Estatal emerge, como constam nos documentos oficiais, da eminente necessidade de dotar o Governo de agilidade e eficácia no atendimento das demandas sociais (BRASIL, 2007). "A essência da FUNDAÇÃO ESTATAL é aperfeiçoar a gestão dos serviços públicos e melhorar o atendimento do Estado em áreas prioritariamente sociais" (BRASIL, 2007, p. 3).(grifos do autor). Com esse discurso, o Ministério do Planejamento, Orçamento e Gestão assume a propositura de que as Fundações Estatais representam a alternativa de gestão pública com maior autonomia, profissionalização e eficiência.

Essa proposta[11], que se expressa no Projeto de Lei 9.637/98, inclui como um dos seus pontos chave a redefinição da gestão da força de trabalho nos serviços públicos. Propõe regulamentar a Emenda Constitucional nº 19/1998, que atinge frontalmente os trabalhadores públicos e formaliza novos parâmetros de regulamentação do trabalho para os serviços públicos. Seguindo essa lógica, a gestão da força de trabalho assume lugar de destaque, mas agora travestida de um novo elemento: "eliminar a precarização do trabalho" (BRASIL, 2007, p.9).

Diante da agudização da crise do gerenciamento dos serviços de saúde, principalmente dos hospitais públicos, a proposta da Fundação Estatal é assumida como a alternativa para o setor saúde. Recai sobre os trabalhadores da saúde os efeitos mais negativos desta proposta. Como destaca Granemann (2006, p. 46), o Projeto Fundação Estatal "ao reduzir a ação do Estado para o trabalho o amplia como horizonte de atuação do capital", desta forma, sendo diretamente prejudicial aos trabalhadores.

Podemos apontar três aspectos desta proposta que notabilizam um descompasso da gestão do trabalho no serviço público com o que está previsto pela Constituição de 1988, assegurada pelo Regime Jurídico Único e proposto na 14ª Conferência Nacional de Saúde, realizada em novembro de 2011. O primeiro está relacionado à forma de contratação a ser mantida pelas Fundações, que será pelo regime de CLT e com seleção por meio de concurso público. A particularidade está na manutenção do concurso, mas sem a obrigatoriedade da estabilidade no trabalho. Como alerta Granemann (2006, p.46), "parece-nos que as tão louvadas 'regras de mercado' aplicam-se às obrigações para a força de trabalho, mas não aos seus direitos". Dentro dos parâmetros da CLT, poder de contratar é poder de demitir. Seguindo esta lógica, a Fundação Estatal tem a pretensa intenção de manter um quadro de trabalhadores qualificados e com melhores salários.

O segundo aspecto diz respeito à formação do quadro de pessoal, pois cada Fundação terá seu próprio quadro, com plano de carreira, emprego e salários. Isso tem repercussões diretas sobre a organização da força de trabalho no setor saúde, que vai agudizar a fragmentação dos trabalhadores e fragilizar ainda mais as lutas, as negociações e acordos coletivos tão buscados no campo da saúde.

O último aspecto é destacado por Granemann (2006), quando alerta que a remuneração da força de trabalho será subordinada a um Contrato de Gestão que cada Fundação Estatal deve estabelecer com o próprio Estado e com outros agentes do mercado. Desta forma, o próprio Estado mantém-se como o grande financiador desta nova forma de gerenciamento. A centralização da proposta retoma a lógica racionalizadora da economia dos custos com a força de trabalho.

Em síntese, a Fundação Estatal reincorpora para a gestão do trabalho o mesmo formato das Organizações da Sociedade Civil de Interesse Público (OSCIP), das Organizações Sociais (OS) e das Fundações de Apoio, que representam a estratégia de privatizar o bem público. A força de trabalho, a prestação dos serviços e o acesso aos usuários são sempre o alvo privilegiado, quando o Estado busca a eficiência e eficácia do serviço público, através de sua investida privatizante.

O setor saúde assume a área de maior visibilidade desta proposta que já é realidade em vários Estados e municípios[12]. Seu foco de resistência esta expresso no Conselho Nacional de Saúde, pelos Fóruns em Defesa do SUS organizados em diversos Estados e municípios, pela Frente Nacional contra a Privatização da Saúde[13] e as Conferências de Saúde, que vem qualificando o debate e articulando forças com as organizações dos trabalhadores para enfrentar mais esta investida de desestruturação do SUS.

O conteúdo da proposta da Fundação Estatal revela a clara noção de que as políticas sociais, como analisa Granemann (2006), estão sendo empreendidas nos moldes análogos aos serviços privados. Esta é mais uma faceta da contrarreforma do Estado que tem implicações significativas sobre a gestão da força de trabalho na saúde.

No atual contexto, a implantação da Fundação Estatal representa um patamar de regulamentação do trabalho na saúde que revela o processo efetivo da flexibilização do trabalho no setor público. É possível que estejamos presenciando uma outra etapa da desregulamentação do trabalho na saúde, ou o estabelecimento de novos parâmetros para a gestão do trabalho nos serviços públicos de saúde.

É imperativo qualificar o debate da gestão do trabalho frente a essa onda privatizante no campo da saúde. Nossa intenção é que esses elementos da realidade nos auxiliem nas reflexões e análises relacionadas à Promoção da Saúde como possibilidade concreta para gestão do SUS, de forma articulada com o gerenciamento da força de trabalho na saúde. Está no marco da impossibilidade, garantir à promoção à saúde com trabalhadores e serviços precarizados.

CONSIDERAÇÕES FINAIS

Refletir sobre Promoção da Saúde articulada a um eixo estruturante da efetivação do SUS – a gestão da força de trabalho - nos possibilitou compreender que a viabilidade do sistema de saúde não pode estar descolada das formas de gestão e organização do trabalho em saúde. A defesa do SUS universal, integral, equânime, descentralizado e estruturado na perspectiva da gestão participativa e do controle social assegurado na CF e legislação ordinária vigente, não pode tangenciar a grave problemática da gestão do trabalho no campo da saúde.

Nessa direção, analisamos que o avassalador processo privatização e terceirizações pelo qual vem passando o setor saúde tem sido cada vez mais funcional aos interesses do mercado e esta lógica interfere na organização e estruturação da força de trabalho, redirecionando as formas de gestão do trabalho neste campo. Determinado por essa lógica, instaura-se um processo de agudização da precarização do trabalho em saúde, que se expressa nas medidas concretas de desregulamentação do trabalho que impactam de forma desestruturadora na perspectiva da atenção integral centrada no usuário e na Promoção da Saúde.

As reflexões aqui apresentadas detectam um processo de desvalorização da força de trabalho em saúde como elemento desta nova conformação do trabalho no âmbito do setor público. Esta atual conformação da força de trabalho responde a novas exigências de atuação no campo da saúde. A recorrência ao "novo" precisa ter como parâmetro a captura de antigas formas de exploração do trabalho, reeditadas a partir das atuais requisições do trabalho em saúde. Comparece um elenco de exigências descritas nas atribuições desses trabalhadores que requerem um perfil de intervenção que supere o modelo biomédico centrado na doença, mas, contraditoriamente, são claras as exigências de antigas práticas de saúde.

Requisita-se um outro perfil para reproduzir práticas de saúde que privilegiem o número de atendimentos, a quantidade de procedimentos executados, focados na doença, que acabam cerceando a possibilidade de vínculo entre trabalhador e usuário. As requisições de competências e habilidades confundem-se na prática com ações centradas num processo de trabalho fragmentado e fragilizado por uma lógica curativa que privilegia a produtividade no campo da prestação dos serviços.

Sob o enfoque da racionalização da força de trabalho, estas requisições enfatizam a busca da eficiência e da eficácia dentro do campo da saúde pública.

A estratégia de organizar e gerenciar os setores lucrativos da saúde pela via das Fundações Estatais concretiza a lógica mercantil e privatizante no campo da saúde e penaliza fortemente os trabalhadores de saúde e a população usuária, com consequências visíveis no progressivo distanciamento das possibilidades de priorizar práticas centradas na perspectiva da Promoção da Saúde.

Discutir e analisar as particularidades da precarização do trabalho no serviço de saúde permite desvendar as reais consequências da atual gestão do trabalho neste campo e, de forma específica, o seu comprometimento para a consolidação de um sistema que preserve a Promoção da Saúde como princípio ético-político norteador e assegure o caráter universal, gratuito e de qualidade para as ações de saúde.

REFERÊNCIAS

AMARAL, A. S. do. Da centralidade do trabalho vivo à valorização do conhecimento no capitalismo contemporâneo. In:VIEIRA, A.; AMARAL, M.V. *Trabalho e direitos sociais:* bases para discussão. Maceió: EDUFAL, 2008.

ANTUNES, R. A era da informatização e a época da informalização: riqueza e miséria do trabalho no Brasil. In: ANTUNES, R. (Org.) *Riqueza e miséria do trabalho no Brasil.* São Paulo: Boitempo, 2006

___. Dimensões da precarização estrutural do trabalho. In: DRUCK, G; THÉBAUD-MONY, A. *A perda da razão social do trabalho:* terceirização e precarização. São Paulo: Boitempo, 2007.

BARALDI, S. *Supervisão, flexibilização e desregulamentação no mercado de trabalho:* antigos modos de controle, novas incertezas nos vínculos de trabalho da enfermagem. 2005. 169 f. Tese (Doutorado em Enfermagem) – Escola de Enfermagem da Universidade de São Paulo, São Paulo, 2005.

BEHRING, E. *Brasil em contra-reforma:* desestruturação do Estado e perda de direitos. São Paulo: Cortez, 2003.

BRASIL, Ministério da Saúde. *SUS – 15 anos de implantação:* desafios e propostas para sua consolidação. Brasília, 2003.

BRASIL. Ministério da Saúde. Ministério do Planejamento, Orçamento e Gestão. *Fundação Estatal*: metas, gestão profissional e direitos preservados/ Ministério da Saúde, Ministério do

Planejamento, Orçamento e Gestão. – Brasília: editora do Ministério da Saúde, 2007.

CARVALHO, G. Saúde: o tudo para todos que sonhamos e o tudo que nos impingem os que lucram com ela. In: *Jornada de economia da saúde – Ciclo de Debates.* Brasília-DF. Disponível em: <http://dtr2001.saude.gov.br/sctie/portal_des/eventos/jornada_2005/Apres_04_Gilson.pdf>. Acesso em 15-06- 2005.

CASTEL, R. *As metamorfoses da questão social:* uma crônica do salário. 3. ed. Petrópolis: Vozes, 2001.

DIAS, E. F. Estado, capital, trabalho e organização sindical: a (re) construção das classes trabalhadoras. *Revista Outubro,* São Paulo, nº 12, p. 24-32, 2005.

DRUCK, G. *A perda da razão social do trabalho:* terceirização e precarização. São Paulo: Boitempo, 2007.

GRANEMANN, S. Fundações estatais: projeto de estado do capital. In: "A Proposta de Transformação dos Institutos e Hospitais Federais em Fundação Estatal" do *Seminário "A Política de Saúde na Atualidade – alguns desafios",* ocorrido no dia 30 de novembro de 2006, na Universidade do Estado do Rio de Janeiro.

MARX, Karl. *O capital.* Livro I. Vol. 1. Rio de Janeiro: Bertrand Brasil, 1988.

MERHY, E E. O SUS e um dos seus dilemas: mudar a gestão e a lógica do processo de trabalho em saúde(um ensaio sobre a micropolítica do trabalho vivo). In: FLEURY, S. (Org). *Saúde e democracia: a luta do CEBES*. São Paulo: Lemos Editorial, 1997.

MÉSZÁROS, I. Desemprego e precarização: um grande desafio para a esquerda. In: ANTUNES, Ricardo (org) *Riqueza e miséria do trabalho no Brasil.* São Paulo: Boitempo, 2006.

NOGUEIRA, M. A. *Um Estado para a sociedade civil:* temas éticos e políticos da gestão democrática. 2 ed. São Paulo: Cortez, 2005.

RIZZOTTO, Maria Lucia Frizon. *O Banco Mundial e as Políticas de saúde no Brasil nos Anos 90: um projeto de desmonte do SUS.* 2000. 260 f. Tese (Doutorado em Saúde Coletiva) – Faculdade de Ciências Médicas da Universidade Estadual de Campinas, Campinas, 2000.

SANTOS, A. L. *O conflito nas relações de trabalho no contexto da flexibilização e reforma do Estado:* a terceirização às avessas. 2007. 168 f. Dissertação (Mestrado) - Fundação Oswaldo Cruz/ ENSP, Rio de Janeiro, 2007.

SILVA, L.M. de O. *Organização e relações de trabalho no setor de serviços de saúde brasileiro.* 2006. 128 f. Dissertação (Mestrado em Desenvolvimento Econômico) – Instituto de Economia da Universidade Estadual de Campinas, Campinas, 2006.

VASAPOLLO, L. Pobreza típica de trabalho atípico. *Revista Outubro* - Revista do Instituto de Estudos Socialistas, São Paulo, nº 11, 2004.

NOTAS

1 Docente da UEPB, Doutora em Serviço Social pela Universidade Federal de Pernambuco (2009). Graduação e Mestrado em Serviço Social. Professora titular da Universidade Estadual da Paraíba, atuando principalmente nos seguintes temas: Relações de trabalho, Trabalho em saúde e Serviço Social.

2 Consideramos que invocar um autor não significa necessariamente

compartilhar ou desenvolver suas concepções. Desta forma, a referência a obra de Robert Castel, "As metamorfoses da questão social: uma crônica do salário" tem neste momento uma abordagem pontual, em virtude de sua pesquisa empírica contribuir com as análises da caracterização das condições da força de trabalho no atual estágio do capitalismo. Entretanto, não coadunamos com as análises conclusivas de seu estudo.

3 A rigor, a flexibilização atinge o trabalho assalariado não se restringindo ao operariado tradicional das indústrias de bens materiais, mas expandindo-se para o setor de serviços que também assume, neste momento de reestruturação, um papel estratégico nos processos de distribuição, circulação e consumo de mercadorias, bem como na reprodução social, a exemplo dos serviços públicos oferecidos pelo Estado.

4 No decorrer deste artigo utilizaremos a denominação de **trabalhadores de saúde** para designar os sujeitos em análise. Consideramos que, do ponto de vista clássico, esses trabalhadores são profissionais do Estado, o que o designaria como pequena burguesia. Entretanto, em função do estatuto de assalariado, do Estado ser o empregador e explorador da força de trabalho e, da possibilidade da subjetividade do trabalho o caracterizarem como trabalhadores, politicamente nós o identificamos como trabalhadores.

5 O autor faz uma referência crítica à introdução indiscriminada dos recursos tecnológicos no setor saúde que desvirtua o conceito de integralidade, tão caro aos princípios defensores do Sistema Único de Saúde. Ele declara: "Tínhamos e temos, uma crítica severa ao modelo tecnicista de fazer saúde. O progresso da ciência, tão essencial ao menos sofrer e ao sobreviver do ser humano, foi muitas vezes, incorporado acriticamente e sob o quase exclusivo domínio e tirania do capital. Sem contar o pretenso cientifico que, por vezes fez o mesmo caminho. O interesse econômico, motor da humanidade, não se limitou a dar respostas às necessidades, mas passou a induzir, fortemente, o surgimento de novas necessidades, de justificativa, muitas vezes, duvidosa" (CARVALHO, 2005, p. 2)

6 Os estudos de Baraldi (2005), Silva (2006) e Santos (2007), apontam a discussão da precarização do trabalho no campo da saúde.

7 Segundo as análises de Rizzotto (2000), ocorre uma **flexibilização do SUS** que envolve questões como a redefinição do papel do Estado na gestão do sistema, a imposição de uma "cesta básica" de serviços, a limitação de

acesso a serviços de maior complexidade, o favorecimento do setor privado e criação de agências que assumem o papel regulador do Estado.

8 No setor saúde houve uma expansão de cooperativas que congregaram determinadas especialidades médicas, a exemplo dos anestesistas, cirurgiões, com as quais o gestor público passou a firmar contratos de prestação de serviços.

9 A NOB/RH-SUS prevê a normatização de uma Política Nacional para Gestão do Trabalho e Educação no SUS. Ela traz orientações fundamentais para organização da gestão do trabalho no campo da saúde. Formaliza uma proposta que envolve a instalação de uma Mesa Nacional de Negociação do SUS e a criação da Câmara de Regulação do Trabalho, instrumentos fundamentais para a participação democrática dos trabalhos e entidades representativas na condução da gestão do trabalho no campo da saúde.

10 Na verdade, nesse projeto Fundação Estatal estamos incluindo todas as formas e mecanismos de privatização do SUS, sejam eles: Organizações Sociais, Fundações Estatais de Direito Privado, Organizações da Sociedade Civil de Interesse Público (OSCIPs), Empresa Brasileira de Serviços Hospitalares - EBSERH e Parcerias Público-Privadas.

11 O projeto das Fundações Estatais de Direito Privado, tramitou e foi aprovado na Câmara dos Deputados em 2008 por duas comissões, a do Trabalho Administração e Serviço Público e a de Constituição e Justiça. Seu regime de tramitação foi de prioridade e já no início de 2009 estava pronto para exame no Plenário da Câmara Federal e seguindo depois para o Senado. Até a presente da não houve votação final do projeto nas duas instâncias parlamentares.

12 Alguns estados da federação caminharam na frente desta aprovação, criando Fundações Estatais dentro do campo da saúde no formato já recomendado na proposta, a exemplo dos Estados da Bahia, Acre, Pernambuco Paraíba e Rio de Janeiro. A criação das Fundações Estatais com personalidade jurídica de direito privado também é recomendado para desenvolverem atividades nas áreas da educação, assistência social, ciência e tecnologia, meio ambiente, cultura, desporto, comunicação social, entre outras. Em 23 de novembro de 2011, o Senado Federal aprovou o projeto de lei que cria a Empresa Brasileira de Serviços Hospitalares (EBSERH), formalizando a privatização dos Hospitais Universitários.

13 A Frente Nacional contra a Privatização da Saúde é composta por diversas entidades, movimentos sociais, fóruns de saúde, centrais sindicais, sindicatos, partidos políticos e projetos universitários que objetivam a defesa do SUS público, estatal, gratuito e para todos, e tem como foco atual lutar contra a privatização da saúde e pela defesa da Reforma Sanitária formulada nos anos 1980. Uma das iniciativas da Frente foi a criação de um abaixo-assinado on-line pela procedência da ADI 1.923/98 (Ação Direta de Inconstitucionalidade (ADI), contrária à Lei 9.637/98 que cria as Organizações Sociais (OSs), que tramita no Supremo Tribunal Federal (STF) para julgamento, desde 1998). Tem representado a contra ofensiva da privatização, publicizando fatos ocorridos nos Estados e Municípios brasileiros que vem implantando OSs como modelo de gestão de serviços públicos. Tem denunciado os prejuízos trazidos por essas à sociedade, aos trabalhadores e ao erário público, confirmando que não existem argumentos capazes de sustentar a defesa jurídica ou econômica das mesmas.

Promoção da Saúde no cotidiano dos serviços de saúde: um caminho com muitas barreiras

Berenice Ferreira Ramos[1]

1 INTRODUÇÃO

A Constituição Brasileira de 1988, em seu artigo 196, garante o direito à saúde a todos os cidadãos, mediante políticas sociais e econômicas que visem à redução do risco de doenças e de outros agravos e ao acesso universal e igualitário às ações e serviços para sua promoção, proteção e recuperação.

A Lei Orgânica da Saúde[2] declara que a saúde tem como fatores determinantes e condicionantes, entre outros, a alimentação, a moradia, o saneamento básico, o meio ambiente, o trabalho, a renda, a educação, o transporte, o lazer e o acesso aos bens e serviços essenciais. Assim, as leis que respaldam nosso Sistema Único de Saúde (SUS), deixam clara a determinação social do processo saúde-doença, ao reconhecer que o estado de saúde pressupõe condições econômicas e sociais favoráveis ao bem-estar do indivíduo e da coletividade, apontando, dessa maneira, para a Promoção da Saúde.

O significado de Promoção da Saúde mudou ao longo do tempo, tendo sido usado para caracterizar um "nível de atenção" da medicina preventiva (LEAVELL; CLARK, 1965), passando a representar, mais recentemente, um "enfoque" político e técnico em torno do processo saúde-doença-cuidado (BUSS, 2003).

O Brasil, ao institucionalizar o SUS, adotando o conceito ampliado de saúde, priorizando as ações de promoção e abrindo espaços para a participação da população, acenou com amplas modificações em seu cenário. Porém estas modificações vêm ocorrendo de forma lenta. O reconhecimento dos princípios da Reforma Sanitária no arcabouço jurídico-legal do SUS não implicou em sua efetiva implementação, até os dias de hoje.

O fato do Ministério da Saúde ter lançado, em 2006, o Pacto pela Saúde, como uma estratégia para consolidação do SUS, ratifica esta observação. O projeto engloba o Pacto pela Vida, em Defesa do SUS e o Pacto de Gestão, objetivando "promover inovações na condução e nos instrumentos da gestão, visando alcançar maior eficiência e qualidade das respostas do Sistema Único de Saúde, para melhor atender a população". Imaginamos que, se o SUS já estivesse totalmente efetivado, não haveria necessidade de elaborar projeto objetivando sua defesa e reafirmando seus princípios.

Onde residem as dificuldades em concretizar as diretrizes fundamentais da política preconizada pela Reforma? Que desafios são esses que temos que enfrentar para que o conceito ampliado de saúde prevaleça no planejamento e na organização das práticas de saúde? Por que o modelo assistencial hegemônico ainda permanece hegemônico em nosso país?

Partimos do pressuposto de que as respostas a essas questões estão relacionadas às tímidas modificações estruturais implementadas no financiamento, na gestão dos serviços de saúde e na política do trabalho e da formação profissional em saúde, (sobre os quais versaremos a seguir) que, a nosso ver, são de fundamental importância para a efetivação dos princípios e diretrizes do nosso Sistema de Saúde.

2 MODELOS DE ATENÇÃO À SAÚDE

Os Modelos de Atenção à Saúde, ou Modelos Assistenciais, abrangem as concepções de saúde que norteiam a prestação de serviços. Uma concepção de saúde que visa exclusivamente a cura de doenças tende a organizar a prestação de serviços baseado em ações exclusivamente curativas. Em contraposição, uma concepção de saúde influenciada por diversas condições sociais tende a priorizar uma relação estreita entre as ações curativas, preventivas e de Promoção da Saúde. Esta última concepção é a que está inscrita na nossa Constituição e na Lei Orgânica de Saúde (LOBATO; GIOVANELLA, 2008).

O modelo assistencial que utiliza esta concepção de saúde foi delineado pela Reforma Sanitária e acatado pela sociedade, sob a denominação de modelo alternativo.

Diferentemente do modelo hegemônico, que atende às demandas de forma espontânea, sem qualquer programação, o modelo alternativo baseia-se no atendimento às demandas através da organização da oferta de serviços, procurando atender as diversas necessidades dos indivíduos e da comunidade, através de diferentes alternativas, visando ofertar assistência de qualidade, com resolução, obedecendo aos princípios da integralidade, equidade, hierarquização e regionalização, priorizando as ações de promoção à saúde e prevenção das doenças, baseando-se na vigilância em saúde, planejamento, programação e avaliação contínuas.

Antes de tratarmos das três esferas fundamentais para a concretização desse novo modelo de atenção à saúde (o financiamento, a gestão e o trabalho e a formação em saúde), é importante salientar que a Estratégia Saúde da Família (ESF) é considerada, hoje, pelo Ministério da Saúde, como o caminho para a consolidação do SUS. Através dela se inicia o processo de organização da rede de serviços de saúde, por funcionar como porta de entrada ao Sistema de Saúde.

Se forem dadas as condições ideais de funcionamento, a unidade básica de saúde pode alcançar uma resolutividade de até 90%, restando apenas um pequeno percentual, de toda a demanda de um município, para ser referenciado aos outros níveis de atenção, cujos serviços devem, também, estar organizados de acordo com os mesmos princípios preconizados pelo Modelo Assistencial implantado. Com uma rede de serviços montada dessa forma, o acesso aos serviços de saúde, por seus usuários, vai estar assegurado, assim como a integralidade da assistência, através de um sistema de referência e contrarreferência bem estruturado.

Além da garantia da assistência curativa individual, o modelo deve permitir que as ações de promoção à saúde e prevenção às doenças sejam desenvolvidas a contento, a fim de que seja possível a modificação dos indicadores de morbimortalidade e o nível de saúde das populações. Para tanto, necessário se faz a efetivação das ações intersetoriais e educativas, ferramentas imprescindíveis para que mudanças aconteçam e impactos realmente sejam observados nas comunidades assistidas.

A Estratégia Saúde da Família foi implantada em 1994 (com a denominação de Programa Saúde da Família – PSF), ou seja, há 19 anos e o que podemos observar, até o momento, são algumas iniciativas pontuais sendo realizadas, no sentido de provocar impactos nas comunidades onde está implantada.

O Ministério da Saúde, em seus diversos relatórios, aponta para melhoria de alguns indicadores de saúde, em nível nacional, como cobertura vacinal, número de consultas de pré-natal, redução da desnutrição, mas, ao mesmo tempo, afirma que outros pioraram como mortalidade infantil neonatal precoce, mortalidade materna, incidência e prevalência de patologias como tuberculose e hanseníase, entre outros.

É inegável o importante papel da ESF na melhoria de vários indicadores, mas também é importante salientar que outros fatores contribuíram para sua obtenção, como a exigência da apresentação da caderneta de vacina das crianças para poder ter acesso à escola, creches e benefícios financeiros, fazendo com que os pais procurem estes serviços.

O que se observa, na verdade, é que as avaliações que são feitas sobre o nível de saúde de nossas populações são mais quantitativas do que qualitativas. O fato das gestantes estarem recebendo seis ou mais consultas de pré-natal não garante a qualidade da assistência e isso pode ser comprovado através do coeficiente de mortalidade materna e do coeficiente de mortalidade neonatal precoce, que permanecem elevados no país. Os dados de morbidade, quando avaliados para além do número de consultas por habitante/ano, podem mostrar se está ocorrendo modificação no modo de adoecimento das pessoas.

Quando, em uma comunidade assistida pela ESF já há bastante tempo, observa-se alto índice de doenças infecciosas e parasitárias, de internação de crianças por desidratação ou pneumonia, internação de pacientes portadores de diabetes ou hipertensão arterial e não redução da demanda espontânea, pode-se inferir que ações de promoção e prevenção não estão sendo realizadas de forma efetiva, que mudanças na comunidade não estão sendo provocadas de modo a reduzir ou eliminar os fatores determinantes e condicionantes do processo saúde-doença, e que a equipe de saúde está reproduzindo o modelo assistencial hegemônico, ao basear seu processo de trabalho unicamente na assistência curativa, não saindo dos muros da Unidade de Saúde, não permitindo a participação popular, não exercitando o princípio da co-responsabilidade. O que levaria uma equipe de saúde a agir de tal maneira? Que tipo de gestão está sendo desenvolvida no município? Que recursos existem para o desenvolvimento de ações focadas na Promoção da Saúde?

Como dissemos, as dificuldades são muitas, os desafios imensos e intensos e mudanças se fazem necessárias para que se comece a praticar o modelo assistencial tão sonhado pela Reforma Sanitária.

Afirmamos, anteriormente, que consideramos três eixos como fundamentais para o atual quadro de secundarização da Promoção da Saúde no SUS. Passaremos, a partir de agora, a discorrer sobre cada um deles.

3 O FINANCIAMENTO PARA A PROMOÇÃO DA SAÚDE

O financiamento é considerado por todos que lidam com o setor saúde como um dos maiores empecilhos à efetivação do SUS e, principalmente, às ações de Promoção da Saúde, devido à escassez de recursos ou à sua má distribuição.

Com a implantação do SUS, os mecanismos de financiamento sofreram transformações significativas, uma vez que os pagamentos por procedimentos e/ou por produtividade foram substituídos pelo modo de repasses automáticos segundo a população e os serviços de saúde oferecidos pelo município. Entretanto o repasse automático não foi suficiente para superar a cultura tradicional do financiamento centrado no procedimento. Somente a partir da implantação do Pacto da Saúde, em 2007, o financiamento passou a ser feito por blocos de atenção, tomando como base metas a serem alcançadas, em vez de número de procedimentos realizados. (Cf. Pacto da Saúde, 2006)

Compartilhamos da compreensão de que os recursos recebidos do MS para a ESF e Saúde Bucal não deveriam ser utilizados para o pagamento dos salários dos membros das equipes e sim para manutenção das Unidades de Saúde, compra de insumos e de equipamentos necessários para o melhor desempenho do trabalho dos profissionais. Os salários deveriam ser pagos com recursos próprios do orçamento do tesouro municipal, pois subentende-se que os profissionais sejam funcionários efetivos do município.

Em relação à distribuição dos recursos, ainda que de forma insuficiente, tem havido um crescimento no percentual destinado ao bloco da atenção básica, mas é preciso que uma parcela maior seja destinada, uma vez que é na atenção primária onde se realiza a maioria das ações de promoção e prevenção. Além disso, ao ser a porta de entrada do Sistema de Saúde, é quem recebe a maior demanda. Assim, se a atenção primária estiver bem estruturada, atendendo a 100% da população, com ótima resolutividade (90%), reduzirá bastante a necessidade de referência aos outros níveis de atenção, que poderão melhorar seu acesso, aos que deles realmente precisam, havendo, então, melhor distribuição dos recursos financeiros entre os diferentes níveis de atenção.

A Emenda Constitucional nº 29, aprovada pelo Congresso em 2000, resultante de uma grande luta pela ampliação do orçamento da União, dos Estados e dos municípios, para o setor saúde, representa alguns avanços na medida que vincula recursos das diferentes esferas de governo a serem obrigatoriamente gastos em ações e serviços públicos de saúde. A União deveria aplicar, em 2000, o que aplicou em 1999 mais 5%, e no período de 2001 a 2004 o valor apurado no ano anterior, corrigido pela variação nominal do Produto Interno Bruto (PIB). Os municípios deveriam destinar à saúde, no mínimo, 15% de sua receita, até 2004, e os estados 12%, sendo a base vinculável composta por impostos próprios e por transferências (Ugá; Porto, 2008).

A plena efetivação da EC 29, dependia da sua regulamentação que se arrastou por quase 11 anos sendo aprovada em 2011 sem conseguir definir o porcentual da União conforme proposto pelo

Movimento Sanitário Brasileiro, mas a exemplo da Lei 8.080/90 também afirma a prioridade das ações de promoção e prevenção.

O investimento em outros setores como educação, serviços urbanos, saneamento básico, geração de emprego e renda, segurança, é outro modo de redistribuir recursos, pois garante melhor nível de vida das pessoas, consequentemente, promove mudanças positivas nos indicadores de morbimortalidade dos municípios, transferindo os investimentos em compra de medicamentos, realização de procedimentos diagnósticos, internações e cirurgias, para as ações de promoção.

O que observamos, na realidade, são os municípios com parcos investimentos no setor saúde, dependendo quase totalmente dos recursos federais e, mesmo assim, não os utilizando de maneira a priorizar a atenção primária de saúde. Os de pequeno porte não estruturam sua atenção básica, que apresenta baixíssimo percentual de resolutividade, o que faz com que seus munícipes partam a procura de assistência em centros maiores, levando à formação de grande contingente de demanda reprimida, uma vez que estes centros também não dispõem de uma rede de serviços eficientemente organizada nem para atender à sua demanda. A desorganização da rede gera a ineficiência em dimensão e qualidade, criando a necessidade de compra de serviços à rede privada de saúde que, em vez de ser apenas complementar ao SUS, se transforma, muitas vezes, no grande suporte para oferta de serviços de saúde.

É importante destacar que o credenciamento de instituições de saúde privada geralmente é feita sem a observância de critérios de necessidade e sem controle de qualidade, regendo-se, na maioria das vezes, apenas por pressões de empresários e políticos.

Os municípios, os Estados e a União dispõem de poucas instalações físicas próprias para funcionamento dos seus serviços e alugam imóveis por valores astronômicos que, por melhores que sejam, jamais serão adequados ao funcionamento de um estabelecimento de saúde[3]. Eles também não oferecem os serviços prioritários para a assistência integral a todos os usuários do SUS, aumentando cada vez mais a demanda reprimida, forçando a contratação dos serviços privados.

Limitando-se a uma avaliação microssetorial, diríamos que a escassez na oferta desses serviços, pelo sistema público de saúde, acontece, principalmente, devido a não utilização de critérios epidemiológicos para a organização da rede de serviços, o que irá sempre gerar aumento de gastos, devido à reduzida capacidade de planejamento. E quem sofre com tudo isso é a população que não tem suas necessidades atendidas e vê seu direito à saúde negado. A constatação desse fato faz-me evocar uma citação de Carvalho (in Ramos, 2004), que diz:

> "Enquanto qualquer povo, pelo só fato de ser cidadão, não puder receber adequada assistência em saúde quando dela necessite, o sistema de saúde não terá cumprido o seu papel e o Estado continuará devedor da sociedade."

Não há dúvidas de que o Estado brasileiro continua devendo à sociedade, pois ainda não oferece uma assistência à saúde de qualidade. Pensamos que isso muito se deve ao modo como os serviços de saúde são geridos, pois, como já mencionado, consideramos a gestão como um dos grandes desafios para a efetivação do SUS.

4 REFLETINDO SOBRE A GESTÃO EM SAÚDE

O SUS é regido por princípios e diretrizes, que, por si só, já norteiam o modo de organização e gestão das suas instituições, quais sejam: universalidade de acesso; integralidade de assistência, entendida como um conjunto articulado e contínuo de ações e serviços preventivos e curativos, individuais e coletivos, exigidos para cada caso em todos os níveis de complexidade do sistema; igualdade da assistência à saúde, sem preconceitos ou privilégios de qualquer espécie; direito à informação, às pessoas assistidas, sobre sua saúde; utilização da epidemiologia para o estabelecimento de prioridades, alocação de recursos e a orientação programática; participação da comunidade; e capacidade de resolução dos serviços em todos os níveis de assistência.

Não obstante, o arcabouço legal do SUS apresenta poucos itens a respeito da gestão dos serviços de saúde. Sua lei orgânica diz que "as ações e serviços de saúde executados pelo SUS serão organizados de forma regionalizada e hierarquizada em níveis de complexidade crescente, tendo direção única em cada esfera de governo." Também diz que os órgãos responsáveis pela direção do SUS são, respectivamente, no nível federal, estadual e municipal, o Ministério da Saúde (MS), Secretarias Estaduais de Saúde (SES) e as Secretarias Municipais de Saúde (SMS), e enumera as suas atribuições.

Aos dirigentes do SUS é conferida a responsabilidade de atuar na formulação da política de saúde, visando eliminar ou reduzir os riscos ambientais para prevenir doenças e outros agravos. Para que estes objetivos sejam alcançados é necessário promover mudanças macroestruturais, em conjunto com os diversos setores de governo, através de ações intersetoriais e políticas que interfiram nas condições de vida e saúde das populações, isto é, ações que promovam a saúde.

Pensar em uma gestão assim implica refletir sobre o perfil das pessoas que assumirão sua direção. Sobre essa questão há uma grande lacuna na legislação específica da saúde, de modo que aplica-se a regra geral para a administração pública, ainda muito marcada pela herança burocrática, herdada do Estado autoritário, onde impera a cultura do cargo comissionado indicado e nomeado, geralmente bem distante da lógica da gestão participativa preconizada no Capítulo da Seguridade e na legislação ordinária que regulamenta a organização e o funcionamento do SUS.

Quem pode ou deve ser responsável por dirigir o SUS? Que critérios devem ser utilizados para sua escolha? Que formação deve ser exigida? Qual deve ser a sua conduta ética e moral enquanto cidadão? É um defensor do SUS? Estas são apenas algumas das muitas questões que deveriam ser observadas sempre que uma pessoa fosse indicada para ocupar a posição de gestor do SUS, pois, suas ideias e ações refletem no modelo de atenção que vai predominar nos espaços pelos quais for responsável.

Quando falamos de gestão em saúde, compreendemos que nela está envolvida uma correlação de forças entre os interesses e objetivos da pessoa responsável pela condução da política sanitária e suas equipes de trabalho, as entidades representativas dos usuários e dos profissionais, os interesses de políticos e empresários da saúde. Contudo, direcionaremos o foco de nossa discussão para o responsável pela direção do Sistema de Saúde no nível municipal, ou seja, ao Secretário Municipal de Saúde.

Para que seja feita uma escolha que atenda ao perfil que consideramos adequado para os enormes desafios a serem enfrentados por um gestor do SUS, refletimos que seja necessário, antes, que o gestor municipal tenha em seu projeto o propósito de seguir a risca os pressupostos do SUS e, assim, ter o delineamento do modelo de atenção à saúde que vai adotar no seu governo. Então, ele deve procurar a pessoa apropriada que consiga comandar o setor saúde para alcançar as metas propostas.

Geralmente o perfil que se espera desta pessoa é que tenha formação na área de saúde, com conhecimento em gestão em saúde pública e que seja defensora da efetivação do SUS. Tendo o secretário de saúde este perfil, ele vai montar a sua equipe de trabalho com pessoas que tenham perfil semelhante e vai estruturar o organograma da secretaria de modo a corresponder aos princípios e diretrizes do SUS, ou seja, de modo que as ações e serviços sejam planejados com vistas na prestação da atenção à saúde de forma integral, equânime e resolutiva, direcionados a pessoas e não a doenças, priorizando sempre a qualidade desta assistência, em detrimento da quantidade de procedimentos realizados. Esta estratégia deve ser utilizada a partir do nível central e expandida a todos os níveis de assistência.

Dessa maneira, a organização da rede de serviços se dará de forma hierarquizada, regionalizada, com um eficiente sistema de referência e contra-referência, primando sempre pela assistência integral, resolutiva, em todos os serviços de saúde – hospitais, clínicas de especialidades, laboratórios, centros de saúde e unidades básicas de saúde.

Para que haja um alto percentual de resolutividade dos serviços de saúde, que se reflete no atendimento das demandas dos usuários, o Plano Municipal de Saúde, assim como toda a programação, deve estar plenamente relacionado com as reais necessidades da população, tanto em disponibilidade da oferta de serviços quanto na qualidade destes serviços, e todos os profissionais que atuem nestes serviços devem trabalhar visando o alcance das metas que foram estabelecidas no Plano. Mas estas metas não devem apenas ser estabelecidas como resposta às demandas exigidas pelo MS, a fim de que os municípios continuem a receber seus incentivos financeiros, e sim objetivando o alcance dos princípio da universalidade e da integralidade proposto pelo Movimento da Reforma Sanitária.

É importante considerar o pensamento de Campos (2003, p.112), ao dizer que "em saúde a gestão não pode resumir-se aos componentes administrativos e financeiros, ainda que sejam fundamentais". O que deve nortear a gestão em saúde é o entendimento que se tem do processo saúde-doença e a determinação do modo como se vai enfrentá-lo, ou seja, o conceito que se tem sobre saúde e o modelo de assistência que se pretende adotar.

Como hoje, no Brasil, devemos trabalhar com o conceito ampliado de saúde e com o modelo alternativo de atenção à saúde, a gestão dos serviços que integram o sistema de saúde deve se nortear por eles, tendo como objetivo central o direito de todos à saúde. Segundo Mendes (1998, apud Silva 200, p.278), a adequada gestão na saúde deve atingir a equidade, eficácia, eficiência, qualidade e satisfação dos usuários.

Para isso, além das ações concernentes ao setor saúde, o gestor municipal da saúde deve ser o estimulador de ações intersetoriais que levem a mudanças estruturais em todas as comunidades, baseando-se na perspectiva dos Municípios Saudáveis. Dessa maneira a gestão poderá afirmar, com segurança, que está realizando ações com vistas à Promoção da Saúde de seus munícipes.

Mas, para que estas ações se concretizem, faz-se necessário, além da modificação no modo de gerir os serviços de saúde, que haja transformações consubstanciais no modelo de gestão municipal como um todo e também na política de formação e trabalho em saúde, tema que abordaremos a seguir.

5 O TRABALHO E A FORMAÇÃO PROFISSIONAL EM SAÚDE

Para estarem coerentes com as diretrizes do SUS, as atividades de Promoção da Saúde, executadas nos serviços de saúde, devem ir além daquelas dirigidas à transformação dos comportamentos dos indivíduos, que consistem, basicamente, em componentes educativos relacionados com riscos comportamentais (tabagismo, dieta, sedentarismo, etc.). Devem, então, estar "mais voltados ao coletivo, por meio de políticas públicas e de ambientes favoráveis ao desenvolvimento da saúde e do reforço da capacidade dos indivíduos e das comunidades." (Buss, 2003).

No senso comum, ao se falar sobre ações de Promoção à Saúde, pensa-se logo em atividades educativas e, mais especificamente em "palestras". Afirmamos isto porque já escutamos, muitas vezes, alunos e profissionais de saúde responder assim, ao serem indagados sobre quais ações de promoção de saúde estariam sendo executadas na comunidade. A resposta é sempre a mesma: educação em saúde, palestras. E isso porque todos conhecem e aprovam o conceito ampliado de saúde que o SUS enfoca.

Cumpre destacar que, embora a atividade educativa ou educação em saúde esteja incluída nas ações de Promoção da Saúde, esta não pode ser a única ação a ser desenvolvida nas unidades de saúde, pois é apenas um dos componentes das várias atividades que englobam a promoção, conforme indicam Vasconcelos e Schmaller (2012).

Cumpre indicar que, ao longo do tempo, a Educação em Saúde passou por várias modificações conceituais e metodológicas, de acordo com o conceito de saúde utilizado e o modelo de atenção adotado para conduzir as atividades dos serviços de saúde.

Atualmente há um esforço do MS no sentido de fomentar a utlização da metodologia da Educação Popular em Saúde baseada no Modelo Dialógico, que preconiza a educação em saúde desenvolvida continuadamente, por todos os profissionais, em todos os níveis de atenção, podendo ser realizada individual e/ou coletivamente. A abordagem dialógica parte da premissa que "não existe um que sabe e outro que não sabe, mas sim saberes diferentes e igualmente válidos para a ação humana". Propõe que "técnicos e população sejam ambos portadores de saberes e que haja o diálogo e a construção partilhada de novos conhecimentos." (Rosemberg – Comunicação e Participação em Saúde, 2006). Nesta concepção as atividades educativas têm como objetivos principais orientar as pessoas no cuidado à sua saúde e na compreensão do seu adoecimento e permitir a troca de saberes para que ocorra uma participação efetiva dos indivíduos no projeto terapêutico instituído e um maior conhecimento da equipe sobre o processo saúde-doença da população que está sob sua responsabilidade.

Apesar de haver um grande incentivo para a realização de ações educativas, no novo modelo de assistência à saúde no Brasil, os profissionais nem sempre conseguem executá-las de forma sistemática e qualitativa, primeiro porque eles não estão capacitados para tal, segundo porque a demanda para ações curativas é imensa, levando-os a "sacrificar" o espaço dedicado às atividades educativas, colocado no cronograma do processo de trabalho, para atender tais demandas, que são, na ESF, oriundas, primordialmente, do excesso de famílias que são postas sob a responsabilidade das equipes.

Ao estipular o número limite de famílias por equipe – 600 a 1000 – ou o número de pessoas – 2400 a 4000 – o MS permite ao município colocar o número entre o mínimo e o máximo, de acordo com a realidade de cada área de abrangência. Segundo esta lógica, o indicado seria que se uma região apresenta baixos índices sócio-econômico-culturais, elevados indicadores negativos de saúde e pouco acesso aos serviços básicos, o que implica em maior necessidade de assistência, no momento do mapeamento será delimitada de modo que 600 famílias ou 2400 pessoas formem a área de abrangência de uma equipe.

Ao contrário, se uma região apresenta boas condições de vida e de saúde, pode ser destinada até 1000 famílias ou 4000 pessoas para ficar sob a responsabilidade de uma equipe, pois subentende-se que a necessidade de assistência será menor. Dessa forma é possível cumprir todos os princípios e diretrizes da ESF e do SUS e alcançar seus objetivos.

Contudo, parece não ser esse entendimento que norteia o mapeamento das áreas de atuação das equipes de saúde, pois observamos que muitas delas são responsáveis por mais de 4 mil pessoas, em áreas de muitas demandas. Daí entende-se o porque da não observância de alguns dos princípios e diretrizes que norteiam nosso sistema de saúde, entre eles a priorização das ações de promoção.

Outros fatores que também influenciam na pouca realização desse tipo de atividade são: indisponibilidade de espaço físico adequado na unidade de saúde; escassez de material didático e grande expectativa, por parte dos profissionais, em obter respostas, a curto prazo, aos seus esforços na área de educação em saúde. Como esta resposta só se faz percebida a médio ou longo prazo, os profissionais se frustram e perdem a esperança de ver ocorrer "mudanças no comportamento da população" em relação ao seu cuidado com a saúde.

Todos estes fatores dificultam o processo de comunicação com os usuários dos serviços, principalmente porque estas dificuldades culminam na reprodução de velhas práticas e na perpetuação da lógica de que os profissionais sabem tudo e a população nada. Assim ainda vemos: a comunicação acontecendo através de diversos avisos fixados nas paredes e portas; um péssimo acolhimento aos usuários, não havendo uma escuta satisfatória; consultas que não permitem a fala dos "pacientes"; prescrições ilegíveis; cartões e cadernetas lindas e folhudas para uma população analfabeta; profissionais se esquivando das atividades educativas, e assim por diante.

Enfim, são inúmeros fatos, com os quais nos deparamos no dia a dia dos serviços de saúde, que nos fazem concluir que o processo de educação popular em saúde necessita ser mais avaliado, no sentido de se obter melhores condições de ser posto em prática, e, assim, cumprir seu importante papel na perspectiva das ações de Promoção da Saúde – o de contribuir para tornar o usuário apto para agir como cidadão, sujeito de direitos, exercendo o controle social e sendo co-responsável no cuidado da sua saúde e da sua comunidade.

Além da Educação em Saúde, as ações intersetoriais são imprescindíveis para a Promoção da Saúde, pois são capazes de modificar o ambiente, eliminando ou reduzindo os fatores que determinam o estado de saúde e o nível de vida de seus moradores.

O saneamento básico é uma área que podemos utilizar como exemplo de ações intersetoriais e de Promoção da Saúde. Embora as estatísticas oficiais apontem para um ótimo percentual de cobertura, a realidade revela que elas não se mostram tão bem assim. Nossas observações nos levam a afirmar que isso se deve ao fato de que, nestas estatísticas, não serem computados os domicílios cujo abastecimento de água foi cortado devido ao não pagamento de sua taxa. Também não é levada em conta a rede de esgoto estourada, por falta de um serviço de manutenção. Ainda não entram nestas estatísticas as comunidades que não dispõem da água do abastecimento público em suas torneiras durante o dia todo, o que faz com que seja necessário seu armazenamento em depósitos quase sempre não apropriados.

Estes fatos podem desencadear patologias que tem a via hídrica como veículo e se a equipe de saúde desconhece esta realidade não vai poder compreender sua incidência, uma vez que, nos dados oficiais, 100% dos domicílios estão servidos pelo saneamento básico. Mas, se a equipe fez o diagnóstico preciso da área de abrangência, ela vai ter conhecimento de cada família, de cada domicílio e, em seu plano de trabalho, construído juntamente com a comunidade, vai constar a descrição dos problemas que a afetam e as estratégias de enfrentamento visando eliminá-los ou reduzi-los.

Neste caso-exemplo do saneamento básico, as estratégias podem ser: elaboração de um projeto, junto com a comunidade organizada, no qual conste a descrição detalhada do problema e solicitação de ações resolutivas, a ser apresentado ao órgão competente pelos líderes comunitários, incluídos entre estes, um representante da equipe de saúde. As ações solicitadas podem ser: serviço de manutenção da rede de água e de esgoto; parcelamento das dívidas; abastecimento de água contínuo e, caso não seja possível, instalação de caixas d'água em todos os domicílios; orientação à população para uso racional da água e conservação da rede, para evitar quebra e entupimento.

Podemos citar, também, como exemplo de ações de promoção, as atividades voltadas à redução dos indicadores de morbimortalidade referentes às doenças cardiovasculares. Aqui, as ações são dirigidas às pessoas suscetíveis, ou seja, que estão expostas aos fatores de risco que predispõem ao seu desenvolvimento. Para isso, é importante que a equipe conheça o perfil populacional, os fatores de risco das patologias e sua prevalência na área de abrangência.

O foco principal das ações de promoção, neste caso, está centrado na redução da exposição das pessoas aos fatores determinantes, ou de risco, que estão associados às doenças cardiovasculares. Segundo Bloch (1998, apud Rouquayrol Junior, 2003), o grupo de fatores de risco passível de ser modificado pela adoção de ações de Promoção da Saúde é o relacionado às questões comportamentais, incluindo aqui o tabagismo, a dieta, o sedentarismo, a ingesta de álcool e o uso de anticoncepcional, todos considerados, pelo referido autor, como formas de comportamento e hábitos determinados pelo ambiente psicossocioeconômico a que o indivíduo está submetido.

Através de medidas desenvolvidas de forma multidisciplinar e intersetorial, é possível promover ações que podem eliminar ou reduzir os fatores que determinam o surgimento das patologias cardiovasculares. Entre estas ações destacamos: orientação sobre alimentação saudável; implantação de horta comunitária; incentivo à atividade física, com formação de grupos de caminhada, de jogos coletivos; formação de grupos de usuários de tabaco e álcool e implantação de academias públicas.

Citamos alguns exemplos de ações intersetoriais que podem ser desenvolvidas em uma comunidade, podendo ser estendidas a vários outros setores como educação, laser, transporte, comunicação, segurança, etc. e a vários outros problemas de saúde.

O primordial, em relação à Promoção da Saúde, é que haja a participação efetiva da população na elaboração das estratégias de enfrentamento dos fatores que determinam seu adoecimento e na avaliação de sua execução.

As ações de promoção em saúde devem ser desenvolvidas em qualquer serviço de saúde, em todos os níveis de atenção, mas é na Atenção Básica onde podem ser mais amplamente executadas, uma vez que trabalha em observância aos princípios de territorialização, mapeamento de área, cadastramento das famílias, diagnóstico de saúde da população, planejamento e programação local, longitudinalidade, co-responsabilidade, avaliação e participação popular, considerados princípios da Atenção Primária à Saúde, sobre os quais discorreremos ligeiramente nesse momento.

A territorialização permite a delimitação da área de abrangência, circunscrevendo o espaço de atuação das equipes e a adscrição da clientela a ser assistida. O mapeamento possibilita o conhecimento desta área através do levantamento das áreas de risco, dos equipamentos sociais existentes, do nível de urbanização e do acesso a serviços básicos. Através do cadastramento das famílias se traça o perfil populacional em relação à faixa etária, sexo, escolaridade, renda, moradia, patologias, entre outros itens. Este perfil é muito importante para a elaboração do diagnóstico de saúde da comunidade que, por sua vez, auxilia na elaboração do plano de ação e programação das atividades, objetivando o enfrentamento dos problemas encontrados. O acompanhamento contínuo dos indivíduos, das famílias e da coletividade leva à maior resolutividade e, consequentemente, ao melhor nível de saúde, devido ao vínculo de confiança criado, entre a equipe e a população, que permite a maior troca de saberes entre profissionais e comunidade, o que faz com que se efetive a co-responsabilidade. A avaliação é a ferramenta fundamental para que haja sempre o aperfeiçoamento da assistência, através da análise contínua dos resultados e indicadores, observando se está havendo evolução.

Como podemos observar, todos estes princípios tornam a atenção básica um campo propício e facilitador ao desenvolvimento das ações de Promoção da Saúde.

Da mesma forma que é preciso mudar as práticas de saúde, a fim de se conseguir a efetivação dos objetivos do SUS, também se faz necessário promover modificações na formação dos profissionais que serão responsáveis por executar as ações que visam à melhoria da qualidade de vida das populações, como veremos a seguir.

6 A FORMAÇÃO PROFISSIONAL EM SAÚDE

O trabalho em saúde no SUS se constitui, nos dias atuais, em um dos grandes desafios a ser enfrentado para o alcance de sua consolidação.

Historicamente os profissionais da saúde foram - e ainda são - formados na visão biologicista, com todo seu aprendizado voltado para a doença, vendo o indivíduo de forma organicista, fragmentada, sendo o "paciente" conhecido pela doença da qual é portador ou pelo órgão que está sendo acometido por esta doença.

A abordagem terapêutica é eminentemente medicamentosa e "alopática", desprezando qualquer outro método terapêutico e sem valorizar o trabalho em equipe, multiprofissional. Esta lógica, de certo, vai acompanhar sua vida profissional, onde vai reproduzir o mesmo modo de assistência e a mesma forma de lidar com as pessoas.

Para reversão desta realidade é preciso haver consonância entre o modelo de atenção à saúde adotado pelo sistema nacional de saúde e a política de formação para o setor saúde. A não observação desta lógica é um dos responsáveis pela escassez de profissionais com perfil adequado para atuarem na ESF, por exemplo, pois sua formação não está adequada aos princípios e diretrizes que a norteia.

De acordo com Carvalho e Ceccim, (2006), uma formação profissional em saúde deve trabalhar pelo envolvimento dos discentes com os objetivos de trabalho: prestar assistência individual e coletiva; atuar com responsabilidade visando melhorar a saúde individual e coletiva; desenvolver um sistema de saúde que tenha a capacidade de proteger a vida e a saúde e fomentar a participação popular através de projetos de democracia, cidadania e direitos sociais. Segundo os referidos autores, se não for dado este enfoque na formação dos profissionais de saúde, eles não estarão satisfeitos e realizados no seu trabalho; os serviços de saúde não terão a aprovação da população e a população não terá sua saúde garantida. Consideramos que a qualidade da formação dos trabalhadores do setor saúde tem relevante papel na qualidade da assistência, mas não é suficiente para atender todas as demandas de uma população, pois isso depende, e muito, das condições e relações de trabalho.

Podemos dizer que a Política de Gestão do Trabalho e Educação em Saúde ainda é deficitária, uma vez que não contamos com um Plano de Cargos, Carreira e Remuneração (PCCR) para os profissionais, em nenhum dos níveis de gestão, que atenda aos seus anseios. Vemos este fato como uma das razões para as frequentes insatisfações, displicências, relapso no exercício de suas funções, quando não ao seu afastamento. Estas insatisfações não são apenas na esfera dos proventos, mas também nas condições de trabalho, que abrange desde as instalações físicas das unidades de saúde até a falta de insumos e equipamentos que permitam a melhor realização de suas atribuições e alcance das metas estabelecidas.

Constatamos que existe também uma falta de valorização do profissional de saúde, que se traduz na falta de sua participação no planejamento e programação de suas atividades, na inexistência de uma avaliação qualitativa do seu trabalho, nas, ainda frágeis, iniciativas de educação permanente em saúde para que se torne um profissional atualizado e capaz de ser cada vez mais resolutivo. Essas questões estão diretamente relacionadas com a gestão, sobre a qual comentamos anteriormente.

Na atenção básica, onde as ações de promoção à saúde são potencialmente mais desenvolvidas, o que notamos é o pouco estímulo dos profissionais em realizá-las. Este fato pode ser entendido tendo em vista a formação destes profissionais e ao modelo de gestão a que estão submetidos, que não priorizam as ações de promoção.

Ainda em relação ao modo de formação de nossos profissionais de saúde e, dentre eles exemplificamos o médico (por pertencermos a esta categoria e, assim, a conhecermos mais profundamente), observamos que estes, em sua maioria, não têm o perfil adequado para atuar num modelo assistencial que prioriza as ações promocionais de saúde e, mesmo em relação a assistência individual e curativa, não estão capacitados para dar a assistência que é preconizada neste tipo de modelo, que exige que o mesmo esteja habilitado a atender os indivíduos em todos os seus ciclos de vida, ou seja, da vida intra-uterina à velhice.

Poucos médicos que estão atuando hoje na ESF têm especialização em saúde pública ou, ao menos, em clínica médica, pois são, em sua grande maioria, especialistas ou subespecialistas em outras áreas, ou recém-formados, sem experiência em saúde coletiva ou comunitária. Assim a tendência é se aterem a atendimentos ambulatoriais, de demanda espontânea e, diversas vezes, sem muita resolutividade, encaminhando muitos usuários para especialistas. São médicos que não querem acompanhar as crianças em seu crescimento e desenvolvimento, não fazem assistência ao pré-natal, não realizam exames ginecológicos, temem lidar com saúde mental, tuberculose e hanseníase, não participam de atividades educativas, fazem poucas visitas domiciliares e nem sabem que estimular o controle social e promover a organização da comunidade são suas atribuições. Quase todas estas ações são deixadas a cargo do enfermeiro, que as aceita, por se sentirem valorizados ou para não deixar esses grupos descobertos.

A presença do gestor, na figura do diretor de atenção à saúde ou coordenador da ESF, com o perfil já mencionado, poderia lembrar às equipes as suas atribuições comuns e as específicas de cada profissional e fazer com que sejam cumpridas. Por que não há esta cobrança? Porque há escassez de médicos no mercado, (pelo menos para atuarem na atenção básica e nos inúmeros municípios interioranos do nosso país), e aí não se exige nem o perfil deste para a ocupação do cargo e muito menos que este cumpra com suas obrigações, pois, se o gestor assim proceder, o município pode perder este profissional e deixar de receber o incentivo do MS para a equipe, que ficará incompleta. Da mesma forma não é observada a carga horária, que na ESF é de 40 horas semanais, tendo sido "institucionalizada" um dia de "folga" e, mesmo nos dias de trabalho, as oito horas diárias não são cumpridas.

Em nossa experiência como médica de saúde da família observamos que 40 horas semanais não são suficientes para executar todas as atribuições que se exige a fim de que sejam alcançados os objetivos que a ESF preconiza. Uma vez diminuído o tempo de trabalho, certamente, muitas atividades deixam de ser realizadas. Outro agravante em relação a esta folga é o fato de reduzir consideravelmente o tempo em que a equipe está completa, trabalhando junta, na unidade, quebrando assim um dos principais pilares da ESF que é o trabalho em equipe.

A questão salarial é um dos fatores mais importantes, senão o maior, para a inserção dos profissionais na atenção básica e, também, para que este se dedique com mais afinco ao seu trabalho. Mesmo que o profissional tenha o perfil adequado, se não for oferecido um salário digno, condizente com a carga horária e a função exigida, que permita ao profissional dedicar-se quase integralmente ao trabalho, sem preocupar-se em adquirir outro vínculo empregatício a fim de lhe garantir uma vida tranquila, não conseguiremos manter os profissionais no campo de trabalho. É essa uma das razões da alta rotatividade dos membros da equipe, quebrando outro grande pilar da ESF que é a criação do vínculo entre equipe e comunidade. Essa é, também, a razão de haver escassez de profissionais para atuar nos hospitais e clínicas especializadas da rede pública de saúde.

A oferta e estímulo às capacitações são fatores que devem estar presentes em qualquer política direcionada aos trabalhadores do setor saúde. É o que conhecemos, hoje, como educação permanente, que se encontra na agenda do MS e das Secretarias Estaduais e Municipais de Saúde. Ao oferecer cursos aos profissionais temos que levar em consideração a real necessidade desses profissionais, de acordo com as funções que desempenham, com adaptabilidade aos seus horários e perfis. O estímulo se dá na liberação e financiamento para participação em eventos relacionados ao trabalho, para cursos de pós-graduação, incentivo à elaboração de projetos de pesquisa, etc.

Estas considerações podem e devem ser estendidas a todos os níveis de atenção e a todas as unidades de saúde. Os profissionais que compõem as clínicas de especialidades médicas, os laboratórios, os hospitais públicos, etc., devem ser recrutados através de concursos públicos, exigindo-se perfis que correspondam às necessidades dos serviços, cumprimento da carga horária, atendimento de qualidade e resolutividade. Para podermos exigir é necessário que seja oferecido salários e condições de trabalho dignas.

CONSIDERAÇÕES FINAIS

As ações de promoção à saúde são o caminho para modificarmos a história da saúde do Brasil. Este caminho vem apresentando algumas barreiras que estão dificultando o transitar das estratégias que precisam ser implementadas para que tais objetivos sejam alcançados. Dentre estas barreiras, destacamos alguns fatores inerentes ao financiamento, à gestão e ao trabalho em saúde.

A fim de transpor estas barreiras, pensamos em algumas medidas que, ao nosso ver, precisariam ser tomadas. As sugestões aqui apresentadas não são originais, pois constam na regulamentação do SUS, apenas reforçaremos a necessidade de pô-las em prática, a fim de que as benesses deste sistema de saúde, o melhor do mundo, sejam usufruídas, de forma plena, pelos seus usuários.

Para que tenhamos profissionais com perfil adequado para atender à política de saúde proposta é necessário: repensar o modelo de organização da rede de serviços; a política de gestão do trabalho e de educação em saúde, abrangendo desde a formação dos profissionais até as ações de educação permanente.

Para que se efetive o SUS é necessário que os gestores adotem o conceito ampliado de saúde, o modelo de atenção alternativo e priorizem as ações de promoção à saúde; que elaborem o diagnóstico de saúde da sua área de competência, no que concerne ao perfil epidemiológico, à rede de serviços, aos recursos humanos e aos recursos financeiros que tem ao seu dispor; que façam o levantamento das necessidades, dos problemas e tracem estratégias para seu enfrentamento e, assim, conseguir melhorar o nível de saúde dos indivíduos sob sua responsabilidade.

Em relação à rede de serviços, se o município é responsável apenas por prestar a assistência básica de saúde, esta precisa ser organizada de modo que toda a população tenha acesso a todos os serviços que forem concernentes a este nível de atenção, incluindo aqui a saúde bucal; serviço de apoio diagnóstico básico; farmácia que atenda às necessidades dos problemas de saúde dos usuários; serviço de urgência e emergência; assistência ao parto normal e garantia de acesso aos serviços de maior complexidade.

Nos municípios que são responsáveis pela assistência plena à saúde, a rede de serviços inicia-se com as Unidades Básicas de Saúde da Família, atendendo a toda a população. Em seguida vêm os serviços de especialização médica, definidos de acordo com a demanda local. Completando o nível secundário tem os serviços de psicologia, fisioterapia, nutrição, odontologia, fonoaudiologia, entre outros, que podem ser organizados em regiões de saúde ou distritos sanitários, no caso de municípios de grande porte. Neste caso o ideal é utilizar o sistema de territorialização, com autonomia administrativa e financeira, obedecendo ao princípio da descentralização, que proporciona mais agilidade na tomada de decisão e, consequentemente, na resolução dos problemas e respostas às necessidades locais. Depois vem a rede hospitalar, com número de leitos e serviços adequados à demanda de seus usuários. Todos estes serviços devem seguir os mesmos princípios e diretrizes, com objetivos comuns, e devem se comunicar entre si, no propósito de instituir projetos terapêuticos que ofereçam assistência integral e solucionem o problema de saúde que os usuários apresentem. Para isso um sistema de referência e contra-referência deve ser estruturado a fim de que possibilite um fluxo organizado e de fácil acesso aos diversos serviços que compõem a rede.

A Promoção da Saúde se inicia na atenção básica, com ações que podem ser realizadas pelas equipes de saúde, aliadas às ações intersetoriais que visam modificar as áreas de sua abrangência, reduzindo os fatores condicionantes e determinantes do processo saúde/doença, e prossegue nos outros níveis de atenção, uma vez que, através de ações curativas e reabilitadoras, se devolve a saúde aos indivíduos. Além disso, a filosofia de trabalho da Promoção da Saúde, que é a do SUS, deve ser aplicada também aos outros serviços de saúde, visando sempre à integralidade da atenção, à abordagem completa do indivíduo, não o dissociando do seu contexto de vida familiar e social, enxergando-o como uma pessoa que, num dado momento, apresenta um problema em seu estado de saúde, e não como uma doença que se instalou em um certo indivíduo.

Esse é o modelo assistencial que queremos ver predominando em nossos municípios e em nosso país e, para isso, é necessário que mudanças ocorram no âmbito econômico, político e cultural, para que possamos pensar em gestões que sejam capazes de promover as mudanças estruturais necessárias a permitir que o SUS seja, de fato, efetivado.

REFERÊNCIAS

ARCHANJO, D. R., ARCHANJO, L. R., SILVA, L. L. da. (Org.). *Saúde da Família na atenção primária*. Curitiba: Ibpex, 2007.

BATTAGLIN, Paulo Henrique et al. *Saúde Coletiva: um campo em construção.* Curitiba: Ibpex, 2006.

BELLUSCI, D.G.P et al. *Programa Saúde da Família: manual de implantação para gestores municipais, médicos e equipes.* São Paulo: Lawbook Editora, 2003.

CAMPOS, G.W.S et al. *Tratado de Saúde Coletiva.* São Paulo: Hucitec; Rio de Janeiro: Ed. Fiocruz, 2006.

CAMPOS, G.W.S. *Saúde Paideia.* São Paulo: Hucitec, 2003.

CARVALHO, Guido Ivan de. *Sistema Único de Saúde: comentários à Lei Orgânica de Saúde (Leis nº 8.080/90 e nº 8.142/90).* 4ª ed. rev. e atual. Campinas: Editora da Unicamp, 2006.

CIANCIARULLO, T. I. et al. *Saúde na Família e na Comunidade.* São Paulo: Robe Editorial, 2002.

COSTA, E.M.A. et al. *Saúde da Família – uma abordagem multidisciplinar.* 2 ed. Rio de Janeiro: Editora Rubio, 2009.

CZERESNIA, Dina (org). *Promoção da Saúde: conceitos, reflexões, tendência.* Rio de Janeiro: Editora FIOCRUZ, 2003.

FONTINELE JÚNIOR, Klinger. *Programa Saúde da Família (PSF) comentado.* Giânia: AB,2003.

GIOVANELLA, Lígia (org.). *Políticas e Sistemas de Saúde no Brasil.* Rio de Janeiro: Editora FIOCRUZ, 2008.

MEDRONHO, Roberto de Andrade et al. São Paulo: Editora Atheneu, 2009.

OHARA, E. C. C., SAITO, R. X. S. (Org.). *Saúde da Família: considerações teóricas e aplicabilidade.* São Paulo: Martinari, 2008.

PEREIRA, Maurício Gomes. *Epidemiologia: teoria e prática.* Rio de Janeiro: Guanabara Koogan, 2008.

PINTO, H.A. A nova politica de APS – DAB/MS com foco na politica de melhoria do acesso e da qualidade (PMAQ). *Relatório da 3° reunião do comitê coordenador da Rede de Pesquisa em APS.* Brasília, 2010. Disponível em <www.abrasco.org.br/UserFiles/File/.../2011/RedeAPS3aR_240611.pdf.>. Acesso em 2-8-2011.

RAMOS, B. F. *Sistema de referência e contra-referência em Campina Grande:* o comprometimento da continuidade da atenção à saúde. Monografia (Especialização em Saúde da Família). Campina Grande: UEPB, 2004.

ROCHA, Aristides Almeida (ed). *Saúde Pública.* São Paulo: Atheneu, 2008.

ROUQUAYROL, Maria Zélia. *Epidemiologia e Saúde.* 6 ed. Rio de Janeiro: MEDSI, 2003.

SILVA, Sílvio Fernandes da. *Municipalização da saúde e poder local: sujeito, atores e políticas.* São Paulo: Hucitec, 2001.

VASCONCELOS, K.E.L. *Estratégia Saúde da Família: tensões no âmbito do SUS.* XXVIII Congresso Internacional da Associação Latino-Americana de Sociologia (ALAS). Recife, 2011. Disponível em <http://www.sistemasmart.com.br/alas/arquivos/alas_GT19_Kathleen_Vasconcelos.pdf>.
Notas

NOTAS

1 Médica, Especialista em Medicina Preventiva e Social, Homeopatia, Saúde da Família e Medicina do Trabalho. Professora da UFCG/Saúde Coletiva.

2 Lei 8.080/1990 – Nota da autora

3 Em 2011 o MS lançou o Programa Nacional de Melhoria do Acesso e da Qualidade da Atenção Básica (PMAQ-AB), que inclui a destinação de recursos para a melhoria das condições das unidades básicas de saúde. Diagnóstico realizado pelo MS havia constatado que apenas 25% de tais unidades apresentavam condições adequadas para o trabalho das equipes da ESF (PINTO, 2010).

Parte 2

Promoção da Saúde e Atenção Primária à Saúde: questões do cotidiano profissional

Os desafios do núcleo de apoio à saúde da família para a consolidação da atenção primária à saúde na perspectiva da Promoção da Saúde

Claudia Santos Martiniano[1]
Juliana Sampaio [2]
Sandra Amélia Sampaio Silveira[3]

1 INTRODUÇÃO

No Brasil, a instauração do Sistema Único de Saúde (SUS) nos últimos 20 anos tem sido marcada por diversos avanços e desafios[4] na defesa do paradigma da produção social da saúde que, para ser viabilizado, exige uma prática sanitária que supere o modelo de atenção à saúde pautado no paradigma flexneriano, no sentido da vigilância da saúde, que possibilite "[...] articular as estratégias de intervenção individual e coletiva e atuar sobre os nós críticos de um problema de saúde, com base em saber interdisciplinar e em um fazer intersetorial" (MENDES, 1996, p. 243-244).

Em conformidade com os anseios da Reforma Sanitária brasileira, inscritos na Constituição Federal de 1988, tal redefinição de modelo de atenção constitui-se, sem dúvida, num dos maiores desafios, ao por em debate a concepção de saúde como direito social e dever do Estado; a defesa da universalização do acesso; a reestruturação do setor através do SUS; a descentralização do processo decisório para as esferas estadual e municipal; o financiamento efetivo e a democratização do poder local (BRAVO, 2001).

O marco legal estabelecido a partir da Carta Constitucional pauta-se numa concepção ampliada da saúde, que leva em conta os determinantes sociais do processo saúde/doença, decorrentes das condições de vida e trabalho, ou seja, da organização social da produção. Assim, a Lei 8.080/1990, ressalta que a saúde não pode ser compreendida apenas como ausência de doenças, mas deve incluir o acesso à alimentação, moradia, saneamento básico, educação, meio ambiente, aos bens e serviços essenciais e ao lazer (BRASIL, 1990).

Nesse contexto, a atenção primária a saúde (APS) adquire centralidade a partir da segunda metade dos anos 1990, especialmente após a criação do Programa Saúde da Família e do lançamento da Norma Operacional Básica de 1996, assumindo papel estratégico na reestruturação do modelo de atenção do SUS.

Ao longo deste artigo discutiremos APS, como organizadora do modelo atenção à saúde, com ênfase no Núcleo de Apoio à Saúde da Família criado pelo Ministério da Saúde em 2008 para o fortalecimento deste nível de atenção e para apoiar a Estratégia Saúde da Família (ESF), considerada como "estratégia brasileira para a APS" (CONASS, 2007), situando como vem se organizando as práticas de saúde e a rede de cuidados, com foco na Promoção da Saúde, identificando alguns desafios e tensões nesse processo.

2 A ATENÇÃO PRIMÁRIA À SAÚDE NO BRASIL: APROXIMAÇÕES HISTÓRICAS E TEÓRICO-CONCEITUAIS COM A PROMOÇÃO DA SAÚDE

Em âmbito nacional e mundial, a atenção primária à saúde (APS) é apontada como a principal estratégia para a mudança do modelo de saúde, na medida em que "[...] é considerada internacionalmente a base para um novo modelo assistencial de sistemas de saúde que tenha em seu centro o usuário-cidadão" (GIOVANELLA; MENDONÇA, 2008, p. 575).

Contudo, existe uma diversidade polêmica de conceitos e de experiências da APS. Numa breve incursão histórica e conceitual é possível verificar sua proposição, como forma de organização do sistema de saúde, já no Relatório Dawson, em 1920. Este documento criticava o modelo curativo flexneriano, pelos elevados custos e crescente complexidade de uma atenção médica com baixa resolutividade, e propunha a hierarquização dos níveis de atenção à saúde, a organização de rede de serviços regionalizados, com ênfase na atenção primária; cobertura para toda a população e a indissociabilidade entre ações curativas e preventivas (FAUSTO; MATTA, 2007; GIOVANELLA; MENDONÇA, 2008).

A discussão em torno da APS pode ser identificada também nas diretrizes norte-americanas da medicina preventiva e da medicina comunitária[5], as quais entre as décadas de 1930 e 1960, a partir de programas focais, se caracterizam por uma atenção médica mais próxima do ambiente sócio-cultural dos indivíduos ou famílias; voltada à prevenção e controle do adoecimento; preferencialmente dos mais excluídos do acesso aos bens econômicos e sociais; possibilitando a defesa da prática médica generalista (FAUSTO; MATTA, 2007; HEIMANN; MENDONÇA, 2005; PAIM, 2008).

Concomitante ao movimento norte-americano, nos países europeus, a APS se configurava como serviços ambulatoriais de primeiro contato, integrados a sistemas de saúde universais. Nos países do socialismo real predominava a atenção ambulatorial, através de policlínicas que articulavam serviços clínicos e preventivos, universais e gratuitos, financiados com recursos públicos (GIOVANELLA; MENDONÇA, 2008).

Contudo, nos países periféricos, a APS frequentemente constituiu-se por programas seletivos, focalizados, de baixa resolutividade, com recursos de baixa densidade tecnológica, sem acesso aos outros níveis de atenção.

A partir da década de 1970, a APS ganhou maior destaque na agenda internacional das políticas de saúde. Em 1978, na I Conferência Internacional sobre Cuidados Primários em Saúde, mais conhecida como Conferência de Alma-Ata, o debate acerca das concepções de APS aponta questionamentos em torno de duas grandes frentes: a difusão de programas verticais de intervenção seletiva, estimulados pela OMS em diversos países durante a década de 1960; e críticas ao modelo biomédico de atenção à saúde, destacando a necessidade de uma nova abordagem que leve em consideração os determinantes sociais do processo saúde-doença (GIOVANELLA; MENDONÇA, 2008).

Salvo algumas críticas[5], é notório que Alma-Ata apresentou avanços em termos da interpretação da APS como um primeiro nível de atenção que deve estar relacionado a um processo contínuo de assistência pautada na prevenção, promoção, cura e reabilitação, entendendo a saúde como direito humano fundamental.

Nesse cenário, as relações entre APS e Promoção da Saúde foram estreitadas. Como afirma Paim (2003, p. 161), na referida conferência a Promoção da Saúde foi advogada "como essencial para o contínuo desenvolvimento econômico e social, contribuindo para a melhor qualidade de vida e para a paz social". Pautada numa nova concepção do processo saúde-enfermidade-cuidado, emerge no debate estabelecido nesse momento a moderna perspectiva de Promoção da Saúde[6], ampliada posteriormente nas conferências mundiais voltadas a este tema, com destaque para I Conferência Internacional de Saúde ocorrida no ano de 1986 em Ottawa, no Canadá.

De acordo com a Carta de Ottawa a Promoção da Saúde "é um processo que confere à população os meios para assegurar um maior controle e melhoria de sua própria saúde, não se limitando a ações de responsabilidade do setor saúde (WHO, 1992 apud

CONASS, 2007, p. 47)". Tal conceito aponta para uma responsabilização múltipla pelos problemas de saúde e suas soluções, amadurecidas posteriormente[7] em propostas de articulação de ações do Estado (políticas públicas saudáveis), da comunidade (fortalecimento da ação comunitária) de indivíduos (desenvolvimento de habilidades pessoais), do sistema de saúde (reorganização do sistema de saúde) e de parcerias interinstitucionais (TEIXEIRA, 2006; BUSS, 2003).

Ainda em relação a Alma-Ata, vale salientar que suas proposições logo encontraram contraposição. Considerando-as muito amplas e, portanto, pouco viáveis, organismos internacionais defendem, na Conferência de Bellagio em 1979, uma concepção de APS seletiva, "baseada na formulação de programas com objetivos focados em problemas específicos de saúde para atingir grupos populacionais em situação de pobreza" (FAUSTO; MATTA, 2007, p. 50).

As propostas de atenção primária seletiva foram muito enfatizadas nas décadas seguintes por instituições como o Fundo Monetário Internacional (FMI) e o Banco Mundial, no contexto da crise do capital, vivenciada a partir da década de 1970 e da difusão do ideário neoliberal.

A Organização Mundial da Saúde (OMS), ao observar a boa aceitação, por diversos países, da Carta de Ottawa, resolve adotar "a Promoção da Saúde considerando que ela ajustava a ideia de promoção aos preceitos da Atenção Primária à Saúde. Principalmente os de políticas intersetoriais e de participação social. Assim, pôde ser desenvolvida uma continuidade da Declaração de Alma-Ata sem, no entanto, voltar-se ao "criticismo" inicial do não cumprimento da Metade Saúde para Todos no Ano 2000" (RABELLO, 2006, p. 18).

No Brasil, nesse momento, a APS apresentou duas faces: os programas de extensão de cobertura (PEC) [8] promovidos pela política oficial, a exemplo do Programa de Interiorização das Ações de Saúde e Saneamento (PIASS), em 1976, as Ações Integradas de Saúde (AIS), em 1983, dentre outros; e as experiências alternativas de APS que surgiram a partir de 1960 ligadas à medicina comunitária, desenvolvidas por alguns departamentos de medicina preventiva das universidades brasileiras, bem como as organização de sistemas locais de saúde em alguns municípios (Campinas, Niterói, São Paulo e Londrina), em 1970, integrando ações típicas de atenção primária a um conjunto maior de ações em saúde (FAUSTO; MATTA, 2007).

Após a Constituição Federal de 1988, o Ministério da Saúde (MS) passou a adotar o conceito de atenção básica à saúde (ABS) em substituição ao termo atenção primária à saúde, como forma de se contrapor ideologicamente às propostas seletivas de APS[9], hegemônicas no cenário internacional, tendo em vista a defesa dos princípios da universalidade e integralidade do SUS (FAUSTO; MATTA, 2007; GIOVANELLA; MENDONÇA, 2008). Vale salientar que este posicionamento ocorre num contexto tensionado pelas discussões travadas nas conferências internacionais de Promoção da Saúde, ocorridas na década de 1980, que enfatizavam a necessidade de se desenvolver ações de Promoção da Saúde como produção de qualidade de vida e, em última instância, condição de cidadania.

Contraditoriamente, a partir de 1990, mais uma vez as tensões políticas e econômicas tornam a atenção básica cenário de propostas nem sempre condizentes com os princípios do SUS, a exemplo dos Programas de Agentes Comunitários de Saúde (PACS)[10] e de Saúde da Família (PSF)[11] que se caracterizaram originalmente como programas verticais, desarticulados da rede de serviços de saúde, voltados à extensão de cobertura, com oferta de ações específicas de saúde direcionadas a grupos populacionais mais vulneráveis (FAUSTO; MATTA, 2007).

Em consequência desse quadro, a Promoção da Saúde embora inscrita no Art. 196 da Constituição Federal de 1988 e na Lei 8.080/90, como uma estratégia norteadora de ações e serviços que visem garantir o direito à saúde e a qualidade de vida, também sofre dificuldades para a sua efetivação, pois como afirma Paim (2003, p.162),

> (...) A adoção de novos modelos de atenção e da proposta de Promoção da Saúde não ocupou espaço significativo na agenda política de saúde na primeira metade dos anos noventa, exceto no interesse de alguns núcleos acadêmicos em algumas experiências municipais.

Na década de 2000, o PSF assume o status de Estratégia de Saúde da Família (ESF), com a função de reorientar o modelo assistencial a partir da atenção básica. Mas, desde os anos de 1990 o Ministério da Saúde passa a adotar uma série de medidas voltadas a expansão da ESF[12], culminando na Política Nacional de Atenção Básica (PNAB) de 2006[13], que afirma a ABS como

> Um conjunto de ações de saúde, no âmbito individual e coletivo, que abrangem a promoção e proteção da saúde, a prevenção de agravos, o diagnóstico, o tratamento, a reabilitação e manutenção da saúde. [...] É realizada sob a forma de trabalho de equipe, dirigida à população de territórios delimitados, pelos quais assume a responsabilidade sanitária [...]. Utiliza tecnologia de elevada complexidade e baixa densidade, que deve resolver os problemas mais freqüentes [...] e orienta-se pelos princípios de universalidade, da aces-

> sibilidade e coordenação do cuidado, do vínculo de continuidade, da integralidade e responsabilização (BRASIL, 2006a, p.10).

Nessa concepção a Promoção da Saúde pode ser entendida como um dos eixos da atenção primária, possibilitando um entrelaçamento tal, que "(...) propõe-se, neste momento, a organização da agenda da promoção a partir da APS" (CONASS, 2007, p. 21).

É importante destacar, que a Promoção da Saúde não pode ficar restrita apenas a um nível de atenção, mas sim perpassar o modelo de atenção como um todo, numa perspectiva de transversalidade, preconizada pela Política Nacional de Promoção da Saúde (PNAS), lançada logo em seguida, neste mesmo ano, ao considerar que

> A Promoção da Saúde é uma estratégia de articulação transversal na qual se confere visibilidade aos fatores que colocam a saúde da população em risco e às diferenças entre necessidades, territórios e culturas presentes no nosso país, visando a criação de mecanismos que reduzam as situações de vulnerabilidade, defendam radicalmente a equidade e incorporem a participação e o controle social na gestão das políticas públicas (BRASIL, 2006b, p. 9).

As proposições da PNAB e da PNAS encontram na ESF, sem dúvidas, um campo fértil para efetivação das mesmas, uma vez que esta vem sendo implementada como estratégia nacional prioritária para a APS, fortalecida em 2008 pela criação dos Núcleos de Apoio à Saúde da Família (NASF)[14].

No entanto, é importante frisar o equívoco de se restringir a atenção básica à ESF, devendo ser considerados nesse nível de atenção todas as ações e serviços realizados pela vigilância da saúde (sanitária, epidemiológica, ambiental e saúde do trabalhador), bem como as ações e serviços não hospitalares de controle de doenças (MARQUES, MENDES, 2003).

3 APS COMO NOVO MODELO DE CUIDADO: IMPASSES NA ORGANIZAÇÃO DA REDE DE CUIDADO

Em 2010, a APS se mantém no centro da política de saúde, e as unidades de saúde da família assumem a prerrogativa de funcionarem como a porta de entrada no sistema para cerca de 98 milhões de brasileiros, acompanhados por 30.000 Equipes de Saúde da Família, presentes em 94,2% dos municípios brasileiros (PAIM et al, 2011).

Contudo, sua implantação se mantém sob a tensão de diferentes modelos técnicos assistenciais que disputam ser fortalecidos sob a sua insígnia. Assim, é possível identificar no cenário atual alguns desafios para que a APS se consolide a partir do referencial da Promoção da Saúde, dentre os quais destacamos e colocarmos em discussão: a) a garantia de financiamento que possibilite a efetivação de um sistema universal e integral de saúde; b) a organização dos serviços para a construção de redes territorializadas de cuidado; e c) a reorientação das práticas profissionais para a efetivação de novos modos de cuidado em saúde.

3.1 Tensões na lógica do financiamento do SUS e a efetivação de um sistema universal e integral de saúde

Considerando o primeiro desafio elencado, é relevante reconhecer que o debate sobre financiamento é fundamental para a discussão sobre a efetivação do SUS, pois qualquer mudança de modelo/prática de saúde está necessariamente implicada em uma determinada lógica de destinação dos recursos.

Nesse sentido, destaca-se a situação político-econômica que vem determinando o rumo das políticas públicas brasileiras, a partir da década de 1990, denominada contra-reformado Estado, que no setor saúde, impulsiona a desresponsabilização do Estado na execução de ações de saúde em favor dos interesses do setor privado (BEHRING, 2003). Tais estratégias têm como objetivo o desmonte do aparelho estatal, através de processos de universalização excludente, mercantilização e privatização da saúde (CORREIA, 2007), e contam com o incentivo das instituições financeiras internacionais, a exemplo do Banco Mundial que tem como prerrogativa a contenção de gastos sociais e o incentivo da lógica do mercado.

O interesse do Banco Mundial na política de saúde, segundo Rizzoto (2000), advém da clara intenção de contribuir com a progressão do neoliberalismo; de amenizar os efeitos maléficos da implantação do ajuste fiscal e da eleição do setor saúde como importante nicho de mercado a ser explorado pelo capital. Todo esse interesse do Banco Mundial acaba por repercutir na organização e formação da rede de serviços de saúde numa lógica diferente da pretendida pelo modelo universalista.

Contrariando a universalidade do sistema, o Banco Mundial vem orientando, desde 1991, o *modus operandi* do sistema público de saúde brasileiro, tendo como pano de fundo a redução dos gastos públicos e a defesa da participação do setor privado da saúde. Nesse contexto, o papel do Estado limita-se à regulação e controle dos serviços, em lugar de seu oferecimento direto (CORREIA, 2007).

Assim, em 1991, o Banco Mundial, em suas propostas para a área de saúde no Brasil recomenda a quebra da universalidade, sugerindo que os programas devem atender apenas aos pobres; e para os que podem pagar, sugere o fim da gratuidade dos serviços.

Também dá ênfase na promoção e prevenção na saúde, que seria possível através de programas e campanhas de caráter informativo, assim como aconselha que "os programas devem orientar-se especificamente para os pobres e considerar explicitamente sua situação [...]" (BANCO MUNDIAL, 1991, p. 7). Nessa perspectiva, a Promoção da Saúde volta-se para a normatização dos estilos de vida e culpabilização dos indivíduos pelos problemas de saúde, servindo, como afirma Campos (2006), de mecanismo de redução dos compromissos do Estado.

Em 1995, em nova investida, o Banco Mundial mantém a lógica antiuniversalista e indica uma agenda de reformas para o setor saúde, com recomendações e estratégias a serem implementadas a médio e curto prazo, especialmente no sentido de tornar o Estado mero regulador de serviços de saúde, ao cabo que o mercado passe a prover tais serviços, inclusive com financiamento do Estado (RIZZOTTO, 2000). Aliado a tal ofensiva, o Ministério da Saúde, à época, dá ênfase à descentralização, como forma de desresponsabilização do Ministério da Saúde sobre os serviços de saúde, cabendo ao mesmo apenas a formulação das grandes estratégias ou políticas de saúde, controle epidemiológico e fiscalização das ações e serviços de saúde, que passam a ser desenvolvidas e gerenciadas pelos municípios (CORREIA, 2005).

As últimas orientações do Banco Mundial datam de 2007, quando propôs o aumento da qualidade da gestão e racionalização dos gastos públicos. Para tanto, sugeriu como alternativa a implantação de "instituições auto-gerenciadas, como fundações de apoio e organizações sociais, para gerenciar parte ou todos os serviços hospitalares" (BANCO MUNDIAL, 2007, p. 69).

Nesse sentido, foi editada em 1998 a Lei 9.637 que busca institucionalizar a terceirização da gestão dos serviços e bens coletivos por entidades privadas, possibilitando o repasse da gestão do patrimônio, serviços, servidores e recursos públicos. A legalidade dessa lei foi questionada ainda em 1998, por meio de duas Ações Diretas de Inconstitucionalidade (ADIN) que não obtiveram êxito em seu julgamento, ocorrido apenas em 2007, quando esta forma de gestão já havia se alastrado em vários estados brasileiros (JUNQUEIRA, 2007).

Atualmente, há um movimento de luta contra as Organizações Sociais (OS) da Frente Nacional da ADIN 1923, contra as privatizações que vem denunciando as repercussões negativas das terceirizações e privatizações, para a sociedade, os trabalhadores e o erário público. Esse coletivo, que envolve movimentos sociais e entidades de âmbito nacional, sindicatos, trabalhadores públicos e conselheiros das áreas sociais, professores e sociedade em geral, faz uma análise consubstanciada da Lei 9.637 do Estado brasileiro, na condição de prestador de serviço e regulador, apontando os efeitos nefastos da referida lei pela indução à terceirização das atividades-fim do Estado em várias áreas; pela não responsabilização do Estado na efetivação dos direitos sociais; pela eliminação de concurso público para contratação de recursos humanos e pela dispensa de licitação garantida às OS na compra de material e cessão de prédios (CARTA AOS MINISTROS DO SUPREMO TRIBUNAL, 2010).

Como forma de garantir a vinculação de recursos para a saúde, algumas propostas lideradas pelos defensores do SUS tiveram curso no país. Entre as várias estratégias para arregimentar recursos[15], a Emenda Constitucional Nº 29 vem se destacando tanto pela sua propositura, quanto pela lentidão que marca o processo de sua regulamentação, imbricado numa correlação de forças e interesses políticos e financeiros.

Na lógica do Estado Neoliberal, a ênfase na APS permite um intencional descuido com os demais níveis de atenção. Os níveis de média e alta densidade tecnológica estão, à luz da priorização da APS, sendo cada vez mais estruturados a partir de serviços privados, contratados com recursos públicos. Para manter esta relação mercadológica, parece oportuno o sucateamento da rede pública, que ao ser desfinanciada obriga o usuário a buscar os serviços do setor privado (MARQUES; MENDES, 2002).

Embora se tenha avançado em muitos aspectos no setor saúde, a queda de braço entre o projeto da reforma sanitária e o projeto privatista gerou um sistema de saúde com três subsetores: um subsetor público, financiado pelas três esferas públicas, concentrada na oferta da atenção primária à saúde, de baixa densidade tecnológica e setores super especializados e pouco atraentes financeiramente ao setor privado, pelo custo que representam; um subsetor privado, com fins lucrativos, que abarca os serviços de média e alta densidade tecnológica, financiado com recursos públicos e privados e um subsistema suplementar, caracterizados pelos diversos planos de saúde e seguros. Essas políticas são os meios mais eficazes para agradar a 'dois senhores': de um lado oferta serviços à população e de outro, atende às exigências neoliberais (DRUK; FILGUEIRAS, 2007).

Neste âmbito, é importante relembrar que o Sistema Único de Saúde, ao ter como princípios norteadores a universalidade, a integralidade e a equidade, pauta-se por um modelo de organização societária antagônico ao modelo neoliberal de Estado, o que parece justificar os constantes entraves políticos e coorporativos para sua implementação (CHAUÍ, 1994).

Parece se confirmar, assim, a concepção da APS em sua dimensão focal, característica da medicina comunitária americana. As propostas baseadas nas concepções neoliberais para a ação estatal estão reduzidas a programas destinados às populações mais pobres, desenvolvendo ações de promoção e prevenção da saúde que tenham custos reduzidos, ficando o restante por conta do mercado e o acesso de acordo com a capacidade de compra de cada indivíduo (CORREIA, 2007).

A forma como o Ministério da Saúde vem financiando especificamente a política de Promoção da Saúde, por meio de editais que contemplam, de forma pontual e transitória, alguns municípios brasileiros que apresentam projetos relacionados às ações específicas da política (promoção do desenvolvimento sustentável, da alimentação saudável, da atividade física, da redução da violência, e do controle do uso do tabaco e outras drogas) (CONASS, 2010) tende a não responder ao objetivo de promover a qualidade de vida e reduzir riscos relacionados aos condicionantes e determinantes do processo saúde-doença.

Por outro lado, não podemos desconsiderar que os sistemas de saúde organizados a partir da atenção primária têm apresentado impactos positivos na situação de saúde da população, se comparados àqueles pautados pela atenção especializada (STARFIELD, 2002). Entretanto, a organização de redes de cuidados na APS tem apresentado diversos desafios para a efetivação do cuidado à saúde com qualidade, devido à quebra da integralidade entre as ações ali desenvolvidas e os demais níveis do sistema de saúde, fruto principalmente da lógica de financiamento que prioriza a APS em detrimento dos demais níveis de atenção do sistema.

Para que a APS não se limite a programas focalizados para populações mais vulneráveis é necessário garantir a integralidade da atenção. Desse modo, é imprescindível a efetivação de redes de cuidado que articulem todos os dispositivos e equipamentos disponíveis.

Nesse ponto, passamos a considerar o segundo desafio que elencamos para a efetivação da APS em consonância com a proposta da Promoção da Saúde, qual seja, a organização da rede de serviços.

3.2 Da lógica piramidal à construção de redes de cuidado territorializadas

Autores como Cecílio (2010), ao problematizar os atuais entraves para a garantia do acesso qualificado à saúde, que possibilite a efetiva atenção integral, propõem a redes de serviços circulares, em contraposição ao modelo clássico piramidal, que mais tende à racionalização do atendimento do que a garantia de fluxo. Nesta proposta, busca-se romper com a hierarquização dos serviços em níveis de complexidade, que partem da concepção de que a APS, e em especial, as ações de Promoção da Saúde, têm menor nível de complexidade tecnológica[16].

A proposta circular das redes de cuidado rompe ainda com a centralidade da ESF como "porta de entrada" do sistema, tornando-a organizadora da rede de atenção, por operar o contato longitudinal. Ela deve, assim, articular os diferentes níveis de atenção (APS, especializada e hospitalar), a partir das demandas de cuidado integral para cada problema de saúde.

Esta lógica tenta resgatar, ainda, a regionalização do SUS, possibilitando pensar a construção de redes de cuidado em cada território sanitário, e não a simples hierarquização de serviços dentro de uma unidade federativa (GIL et al, 2006). Neste esforço, em 2010, o Ministério da Saúde publicou a Portaria Nº 4.279, para orientar a construção das Redes de Atenção à Saúde (RAS), definidas como "arranjos organizativos de ações e serviços de saúde, de diferentes densidades tecnológicas, que integradas por meio de sistemas de apoio técnico, logístico e de gestão, buscam garantir a integralidade do cuidado" (BRASIL, 2010a, p.4).

Nas RAS, cabe à APS organizar relações horizontais (e não mais hierarquizadas) entre diferentes pontos de atenção, que podem ser: "os domicílios, as unidades básicas de saúde, as unidades ambulatoriais especializadas, os serviços de hemoterapia e hematologia, os centros de apoio psicossocial, as residências terapêuticas, entre outros" (Idem).

Isto implica que não há equipamento ou nível de atenção mais ou menos prioritário, e uma atenção comprometida com a Promoção da Saúde requer a articulação efetiva de todos os serviços necessários para atender às demandas de saúde em um dado território sanitário. Entretanto, em vários municípios brasileiros, na prática, verifica-se que a expansão da APS não foi acompanhada pela expansão dos demais equipamentos e serviços de saúde, dificultando, quando não inviabilizando, o acesso do usuário aos serviços de referência para realização de consultas e exames, que compromete o diagnóstico e inviabiliza a efetivação da vigilância em saúde e a integralidade da atenção. Assim, a maioria da população que depende exclusivamente dos serviços públicos é submetida a uma excessiva espera para realização de consultas e de exames gerando uma demanda reprimida (SILVA, 2010) que inviabiliza a resolutividade de seu problema de saúde.

Na organização piramidal ainda vigente, os três níveis de atenção permanecem supostamente articulados, seguindo, porém, lógicas distintas na sua concepção, funcionamento e financiamento. No topo piramidal, os equipamentos de alta densidade tecnológica assumem uma suposta hierarquia no sistema, demandando os mais altos investimentos, e baixo comprometimento com a continuidade do cuidado, já que são o ponto "máximo" ou "final" do sistema.

Em seu contraponto, a APS torna-se a principal responsável pelo cuidado do usuário, sendo a base da pirâmide, de larga escala e baixo custo, atendendo, assim, ao modelo de APS focal e economicamente comprometido com a lógica neoliberal.

Tal fragmentação do cuidado em níveis de complexidade além de representar um transtorno para quem necessita dos serviços, tem impactado negativamente na Promoção da Saúde da população, na medida em que, como ressalta Starfield (2004), embora seja parte primordial no setor saúde, a APS, como porta de entrada da rede, não pode se responsabilizar isoladamente pela resolução dos problemas de determinada população. Ao assumir este papel, APS se torna "o local das 'práticas simplificadas', e da 'medicina de pobre para pobres', sempre 'culpabilizada' por sua ineficiência e desqualificação" (FEURWERKER, 2007, p. 496).

A lógica da representação de que as tecnologias operadas na APS são de baixa complexidade, e por isso, mas fáceis de serem operada passa pela desvalorização da dimensão tecnológica da APS e está fortemente respalda no modo como vários profissionais da saúde compreendem a produção do cuidado.

Nesse sentido, torna-se necessário abrir o debate sobre o terceiro desafio para a consolidação da APS em consonância com a Promoção da Saúde, qual seja as práticas profissionais no cuidado em saúde.

3.3 As novas demandas para a gestão do cuidado integral em saúde

O modelo formativo tradicional e ainda hegemônico em saúde está fundamentado no reconhecimento de que a doença, como processo patológico instalado no corpo biológico, é uma das mais importantes causas do sofrimento individual ou coletivo (MEHRY,

2007). Sustentada neste paradigma, a produção de saúde se pauta por procedimentos de intervenção biológica, desprivilegiando cuidados integrais e as ações interdisciplinares necessários à Promoção da Saúde. Ou seja, ao contrário de uma atenção integralizada e contextualizada nas diversas relações sociais que singularizam a experiência saúde-doença, são seguidos procedimentos clínicos normatizados a todos os usuários, como se estes respondessem à intervenção da mesma maneira.

A prática profissional, pautada na investigação superficial dos casos, resvala em encaminhamentos constantes — gerando uso inadequado da referência, que compromete a estabilidade da relação médico-usuário, por reduzir o vínculo que estrutura o processo de cuidado. Por parte do sujeito que sofre, tem-se a dificuldade de adesão ao tratamento, que prolonga seu tempo e aumenta a recidiva da doença, impactando na resolutividade da atenção (TESSER; LUZ, 2002).

Essa forma de produção em saúde, de caráter hegemônico, é herdeira de estruturas formativas centradas na lógica disciplinar, especialista e tecnicista, com foco na doença (e seus processos de detecção, tratamento e prevenção) (LUZ, 2005). Nos grandes centros de educação em saúde, os profissionais dificilmente têm a oportunidade de experienciar processos formativos, seja no nível técnico, na graduação ou em pós-graduações, que utilizem e desenvolvam conteúdos, habilidades e competências que habilitem os profissionais em tecnologias relacionais (MERHY, 1997), que permitem seu encontro com as pessoas e a produção coletiva de novos modos de gestão da vida, com vistas à Promoção da Saúde (VIANA et al, 2003).

O fortalecimento da APS, na perspectiva da Promoção da Saúde, requer dos profissionais de saúde capacidade técnica de desenvolver ações intersetoriais e, por conseguinte, interdisciplinares. Ela implica, por isso, em processos de trabalho, nos quais a gestão do cuidado é negociada com vários atores, a partir da produção de autonomia dos sujeitos envolvidos, inclusive, e prioritariamente, do próprio usuário do sistema, que deixa de assumir o lugar do paciente-passivo.

Assim, a Promoção da Saúde na APS demanda a produção de novas tecnologias em saúde, o que implica em dizer, em última instância, novos modelos técnico-assistenciais em saúde (PAIM, 2003), que disponibilizem novas ferramentas tecnológicas para a gestão do cuidado e do trabalho em saúde.

Frente a estas demanda, o Ministério da Saúde tem lançado diversas publicações, em especial as cartilhas da Política de Humanização, assumindo referenciais teóricos e técnicos do Modelo em Defesa da Vida (COELHO, 2008), tendo como orientação principal a Clínica Ampliada e a Co-gestão do Cuidado (CAMPOS, 2000).

Assim, espera-se que as equipes de saúde da família, como as principais operadoras da APS, possam ser capazes de construir e implementar Projetos Terapêuticos Singulares (PTS), ou seja, "conjunto de propostas de condutas terapêuticas articuladas, para um sujeito individual ou coletivo, resultado da discussão coletiva de uma equipe interdisciplinar" (BRASIL, 2007, p. 40), que estejam articulados com um Projeto de Saúde do Território (PST). Este, por sua vez, implica na apreensão do território de saúde, que permita a identificação de áreas de risco/vulnerabilidades, assim como de suas potencialidades ambientais e sócio-culturais, para a construção de ações de saúde integralizadas com a realidade local (BRASIL, 2009).

4 O NASF NA ATENÇÃO PRIMÁRIA À SAÚDE: AS FRONTEIRAS ENTRE O REFORÇO AO MODELO FOCAL NEOLIBERAL E A DEFESA DA PROMOÇÃO DA SAÚDE

A implantação dos Núcleos de Apoio à Saúde da Família (NASF), através da Portaria n° 154, de 25 de janeiro de 2008, do Ministério da Saúde, tem por objetivo: "ampliar a abrangência e o escopo das ações da atenção básica, bem como sua resolutividade, apoiando a inserção da Estratégia de Saúde da Família na rede de serviços e o processo de territorialização e regionalização a partir da atenção básica (BRASIL, 2010b Art. 1º)."

O Ministério da Saúde propõe o NASF como suporte à Estratégia de Saúde da Família (ESF), para a qualificação da assistência e da gestão do trabalho no âmbito da APS, tendo como um das diretrizes a Promoção da Saúde (BRASIL, 2010b).

De acordo com as normas técnicas publicadas pelo Ministério da Saúde (BRASIL, 2009), as equipes do NASF, compostas por profissionais de diferentes áreas do conhecimento, devem atuar em conjunto com as equipes de Saúde da Família, compartilhando e apoiando as práticas em saúde nos território sob responsabilidade destas. Para tanto, deve nortear-se por "algumas diretrizes relativas à APS: ação interdisciplinar e intersetorial; educação permanente em saúde dos profissionais e da população; desenvolvimento da noção de território; integralidade, participação social, educação popular; Promoção da Saúde e humanização" (BRASIL, 2009, p. 7).

No Caderno da Atenção Básica que apresenta as diretrizes para o NASF (BRASIL, 2009 p.19), o Ministério da Saúde reafirma a Promoção da Saúde como "uma das estratégias de organização da gestão e das práticas em saúde", propondo que, ao operar na APS sob esta orientação, os NASF contribuam com novos modelos de cuidado, a partir dos quais

> as condições econômicas, sociais e políticas do existir não devem ser tomadas, tão somente, como meros contextos – para conhecimento e possível intervenção na realidade –, e sim como práticas sociais em transformação, exigindo constante reflexão das práticas do setor saúde (BRASIL, 2009, p.19).

De acordo com as referidas diretrizes, as equipes NASF devem estar comprometidas com o aperfeiçoamento das práticas desenvolvidas pela ESF, atuando de maneira interdisciplinar e intersetorial, de forma que cada profissional de saúde, a partir de seu conhecimento específico, possa contribuir na resolutividade das problemáticas apresentadas pela população usuária (CAMPOS; DOMITTI, 2007).

Sustentado no referencial de matriciamento, que compreende um "novo modo de produzir saúde em que duas ou mais equipes, num processo de construção compartilhada, criam uma proposta de intervenção pedagógico-terapêutica" (CHIAVERINI, 2011, p. 13), o NASF propõe assessorar as equipes de saúde da família com conhecimentos especializados, oferecendo retaguarda assistencial e suporte técnico-pedagógico, sem assumir a referência do cuidado. As equipes matriciais têm como objetivo, apoiar, ampliar e qualificar o processo de produção do cuidado, diversificando as condutas eficazes para cada caso singular, abrangendo as possibilidades de clínica ampliada. Para tanto, os NASF ao se constituírem num grupo de profissionais de diferentes formações em da saúde, oferecem às equipes da saúde da família um conjunto de novos olhares e tecnologias que ampliam sua capacidade técnica e resolutiva. Eles deverão, assim, atuar como apoiadores matriciais que acompanharão as atividades das equipes de referência, auxiliando-as na proposição de processos de co-gestão do trabalho em equipe e invenção de novas estratégias de ação no território, que permitam um cuidado integral e singular dos sujeitos e grupos, com vistas a Promoção da Saúde das comunidades.

Evidencia-se o caráter anti-taylorista da diretriz matricial ao sugerir a democratização do poder institucional, com ampliação da capacidade de análise e intervenção dos sujeitos e dos grupos (CAMPOS, 2000).

Nesse sentido, Campos e Domitti (2007) elucidam que o apoio matricial e a equipe de referência são arranjos organizacionais e uma maneira de gerir o trabalho em saúde com o intuito de ampliar as possibilidades de realizar-se clínica ampliada e integração dialógica entre diferentes especialidades e profissões.

O comprometimento com a ampliação da clínica no âmbito da APS pressupõe exatamente a superação do modelo biomédico de tratar as doenças, para a assunção da promoção de saúde das pessoas – que implica também em prevenir e tratar doenças, mas que transcende tal dimensão puramente biológica em direção à gestão coletiva de um cuidado integral, e por isso, necessariamente, interdisciplinar e intersetorial. Conforme explícito na portaria que os regulamenta, os NASF não têm a pretensão de ser porta de entrada do sistema, e devem atuar de forma integrada à rede de serviços de saúde, a partir das demandas identificadas no trabalho conjunto com as equipes Saúde da Família (BRASIL, 2010b).

Em outras palavras, espera-se que o trabalho desenvolvido entre ESF e NASF esteja organizado sob o eixo do trabalho coletivo e da gestão participativa do processo de trabalho (CAMPOS, 2003), no qual o fortalecimento dos atributos e do papel da ESF seja o foco das ações e não a transferência de responsabilidade. Nesse sentido,

> A responsabilização compartilhada entre as equipes SF e a equipe do NASF na comunidade prevê a revisão da prática do encaminhamento com base nos processos de referência e

> contrarreferência, ampliando-a para um processo de acompanhamento longitudinal de responsabilidade da equipe de Atenção Básica/Saúde da Família, atuando no fortalecimento de seus atributos e no papel de coordenação do cuidado no SUS (BRASIL, 2010b, p. 02).

Mais uma vez, a proposição teórica do NASF se alinha com a qualificação da APS sob o marco da Promoção da Saúde, na medida em que, como bem aponta Buss (2000, p.165), a Promoção da Saúde "partindo de uma concepção ampla do processo saúde-doença e de seus determinantes, propõe a articulação de saberes técnicos e populares, e a mobilização de recursos institucionais e comunitários, públicos e privados, para seu enfrentamento e resolução"

Contudo, apesar da visível coerência da proposta dos NASF com o apoio matricial, sua portaria de implantação (BRASIL, 2010b) não faz referência direta a este modelo teórico. Por outro lado, a portaria prevê que os profissionais dos NASF realizem "atendimento a casos específicos", não deixando claro quais critérios definem os "específicos".

Para Campos (1999), a equipe de saúde da família é a referência do cuidado para o sujeito, mesmo quando este é encaminhado para um nível diferenciado de assistência. A equipe de apoio matricial não assume esta referência, nem se caracteriza como um segundo nível de atenção para o qual o usuário possa ser encaminhado.

Assim, cabe questionar se a portaria não estaria permitindo, em sua operacionalização, uma equivocada interpretação das equipes da ESF de que os profissionais dos NASF seriam os mais habilitados para dar a resolutividade de tais casos.

Ao mesmo tempo, cabe interrogar se esta mesma normativa da portaria não permitiria a construção de vínculo entre o usuário e o profissional do NASF na condução do processo de cuidado, tornando este profissional a referência assistencial do usuário.

Como citado anteriormente, na perspectiva do apoio matricial, o NASF não deve tomar para si a condução de casos específicos, o que é função da equipe de referência (CAMPOS; DOMITTI, 2007). Cabe ao NASF, na perspectiva do matriciamento, a responsabilização compartilhada dos casos com as equipes de saúde da família. Com isso, propõe-se a reorientação das práticas de encaminhamento para níveis de maior densidade tecnológica, que muitas vezes são operadas na lógica da desresponsabilização do profissional pelo acompanhamento de casos que ainda poderiam ser resolvidos na APS, o que em última instância reforça o modelo da APS focalizada e simplificada que se contrapõe ao modelo da Promoção da Saúde.

Por isso, é importante reafirmar que a equipe de apoio matricial é referência técnico-pedagógica para a equipe de saúde da família, e nunca de seus usuários. Isto porque, caso se tornem referências especializadas, estas estariam atuando como equipes de referência em um nível de densidade tecnológica especializada, atuando na APS. Nesta lógica, a inserção do NASF na rede assistencial estaria também atendendo à macro determinação da saúde, representada pelas idéias neoliberais. Ele se configuraria como um dispositivo de gestão para conter a demanda reprimida da média complexidade por um valor menor do que aquilo que seria gasto em investimentos nesse nível de assistência.

Ao submeter-se ao atendimento de casos específicos, o que não seria sua função prioritária, o NASF fortalece a lógica do pacote mínimo baseado nas ações focais e seletivas, ferindo os princípios do SUS. Ele favorece a perspectiva do Estado neoliberal ao se encarregar da parte não lucrativa dos serviços de saúde (atenção básica), que não interessa ao capital, ao mesmo tempo em que a rede privada especializa-se na exploração dos serviços de alta complexidade (CORREIA, 2007).

Uma forma de construir resistências e rupturas a esta lógica é buscar romper com a fragmentação, estabelecendo redes de cuidado à saúde que amplie a corresponsabilidade numa perspectiva de afirmação do direito universal e integral a saúde. Nessa direção, o NASF tem a potencialidade de vir a contribuir significativamente através da utilização de novas tecnologias de cuidado em saúde, como o apoio matricial, os Projetos Terapêuticos Singulares (PTS) e o Projeto de Saúde do Território (PST), previstas nas diretrizes que o orientam (BRASIL, 2009), e que afirmam que

> para a Promoção da Saúde, é fundamental organizar o trabalho vinculado à garantia de direitos de cidadania e à produção de autonomia de sujeitos e coletividades. Trata-se de desenvolver ações cotidianas que preservem e aumentem o potencial individual e social de eleger formas de vida mais saudáveis (BRASIL, 2009, p. 19).

O apoio técnico-pedagógico parece ser uma importante estratégia de reestruturação das práticas da atenção básica, a partir da reorientação do perfil profissional na área de saúde. Nesse tocante, Ceccim (2005, p.161) aponta a educação permanente, como um "processo educativo que coloca o cotidiano do trabalho em saúde em análise, possibilitando espaços coletivos para a reflexão e avaliação das ações das unidades".

A educação permanente surge, assim, como contraponto aos modelos de capacitação pontuais e tecnicistas, centrados em procedimentos. Ela se apóia na singularidade dos processos de trabalho e das produções de cuidado, introduzindo mecanismos, espaços e temas que proporcionem a problematização e experimentação das práticas em saúde (CECCIM, 2005).

Nesta direção, o apoio matricial permite desencadear processos de educação permanente em saúde, ao proporcionar a produção de novos conhecimentos em ato e ao operar a gestão coletiva dos processos de cuidado, na qual os diferentes segmentos sociais contribuam na formação de uma clínica mais comprometida e participativa, além de potencializar as ações terapêuticas, possibilitando a reorientação do processo de trabalho em equipe interdisciplinar.

Com isso, acredita-se ser possível a construção de estratégias no âmbito do trabalho em saúde que superem "uma simples justaposição de diferentes profissionais [...] que mantém a fragmentação do trabalho e do olhar em relação à saúde do usuário, característico do modelo biomédico que se pretende superar" (GOMES, 2007, p. 19-20).

Uma vez operando como apoiadores matriciais, as equipes dos NASF podem favorecer, a partir do modelo da educação permanente em saúde, a reorganização da formação profissional das equipes, permitindo no próprio processo de trabalho, a constante problematização da prática profissional e a construção de estratégias coletivas para a qualificação do cuidado e ampliação da capacidade resolutiva da atenção básica para a Promoção da Saúde e não simplesmente controle de endemias e tratamento de doenças.

O NASF apresenta, portanto, potencialidades de desenvolver uma atuação que pode tanto fortalecer a APS na perspectiva da Promoção da Saúde, a partir da reorganização de um modelo de atenção que contribua para a afirmação do direito universal e integral a saúde, quanto de ampliação da proposta neoliberal na saúde, a depender do direcionamento concreto da sua implementação em cada contexto local.

CONSIDERAÇÕES FINAIS

Evidenciar as tensões e riscos existentes na operacionalização da proposta do NASF não representa sua desvalorização. Ao contrário, ao elencar tais problemáticas, busca-se permitir a potencialização do objetivo para o qual foi criado: fortalecer a APS.

Apesar de declararem explicitamente o compromisso do NASF com a Promoção da Saúde, ainda são poucas as normatizações ministeriais que esclarecem e orientam as condutas que as equipes de NASF devem assumir. A própria portaria de criação dos NASF tem pouco mais de 2 anos e ainda são escassos os relatos de experiências de sua implantação. Tal fato parece, em última instância, evidenciar a carência de direcionamentos políticos que auxiliem na organização e efetivação de um determinado modelo de organização da rede de serviços de saúde, que podem por um lado fortalecer a APS na perspectiva da Promoção da Saúde ou contribuir para a manutenção de lógicas neoliberais de focalização das ações, com forte tendência ao modelo tradicional biologicista, curativista, individual e medicamentoso.

Tais tensões políticas, que colocam em cheque a direcionalidade da APS e a efetivação da Promoção da Saúde, são perpassadas por macro e micro determinações que vão desde o perfil dos profissionais de saúde até exigências da lógica neoliberal de esfacelamento da rede assistencial, merecendo assim análises mais aprofundadas, considerando os diversos interesses em disputa na operacionalização de determinados modelos técnico-assistenciais, na efetivação dos princípios do SUS e na garantia da saúde como um direito de todos e dever do Estado.

REFERÊNCIAS

ALVES,V. S. Um modelo de educação em saúde para o Programa Saúde da Família: pela integralidade da atenção e reorientação do modelo assistencial. *Interface*: Comunicação, saúde e educação, *19* (16), p. 39-52, 2005. Disponível em: <http:// www.scielo.br/pdf /ics e/v9n16/v9n16a04.pdf.> Acesso em 30-9-2010.

BANCO MUNDIAL. *Brasil*: um novo desafio à saúde do adulto. Washington D. C., 1991 (séria de estudos do Banco Mundial sobre países).

BEHRING, E. R; BOSCHETTI, I. *Política Social.* Fundamentos e história. São Paulo Ed. Cortez, 2006.

BEHRING, E. R. *Brasil em Contra-Reforma:* Desestruturação do Estado e a perda de direitos. São Paulo: Cortez, 2003.

BRASIL. *Sala de situação:* Núcleo de Apoio à Saúde da Família. Disponível em <http://189.28.128.178/sage/?saude =http://189.28.128.178/sage/&botaook=OK&obj=ht tp://189.28.128.178/sage/> , acesso em 10 -6- 2011.

BRASIL. Ministério da Saúde. *Portaria nº 4.279*, de 30 de dezembro de 2010. Estabelece diretrizes para a organização da Rede de Atenção à Saúde no âmbito do Sistema Único de Saúde (SUS). Brasília, 2010a.

BRASIL. Ministério da Saúde. *Portaria nº 154, de 24 de Janeiro de 2008. Dispõe da criação dos Núcleos de Apoio à Saúde da Família- NASF.* Disponível em <http://dtr2001.saude.gov.br/ sas/PORTARIAS/Port2008/GM/GM-154.htm≥, Acesso em 01-09-2010b.

BRASIL. Ministério da Saúde. Secretaria de Atenção em Saúde. *Cadernos de Atenção Básica. Diretrizes do NASF:* Núcleo de Apoio a Saúde da Família. Brasília: Ministério da Saúde, 2009.

BRASIL, *Revista Painel de Indicadores do SUS*, Nº 4. Temático: Saúde da Família – 15 anos (v.II). DF: Ministério da Saúde, 2008a.

BRASIL. Ministério da Saúde. Secretaria de atenção á saúde. *Política Nacional de Humanização.* HumanizaSUS: Gestão participativa: Co-gestão. Ministério da Saúde, Secretaria de Atenção a Saúde. – 2 ed. Brasília, Editora do Ministério da Saúde, 2008b.

BRASIL. Ministério da Saúde. *Clínica ampliada, equipe de referência e projeto terapêutico singular.* 2 ed. Brasília: Secretaria de Atenção à Saúde, Núcleo Técnico da Política Nacional de Humanização, 2007.

BRASIL, Ministério da Saúde. *Política Nacional de Atenção Básica.* Brasília: Ministério da Saúde, Secretaria de Atenção à Saúde, Departamento de Atenção Básica, 2006a. (Série Pactos pela Saúde)

BRASIL, Ministério da Saúde. *Política Nacional de Promoção da Saúde.* Brasília: Ministério da Saúde, 2006b.

BRASIL, Lei 8.080. Dispõe sobre a promoção, proteção e recuperação da saúde, a organização e o funcionamento dos serviços correspondentes e dá outras providências. *Diário Oficial da União,* Brasil, DF, 20 de set. 1990. pp. 18055

BRASIL. Ministério da Saúde. *Saúde da Família:* uma estratégia para a reorientação do modelo assistencial. Brasília, 1997.

BRAVO, M. I. de S. A política de saúde no Brasil: trajetória histórica. In: BRAVO, M. I. de S.; MATOS, M. C. de; ARAÚJO, P. S. X. (Orgs.) *Capacitação para conselheiros de saúde:* textos de apoio. Rio de Janeiro: DEXEXT/Nape, 2001.

BUSS, P. M. Promoção da Saúde e qualidade de vida. *Ciência & Saúde Coletiva,* v. 5, n 1. pp.163-177, 2000

BUSS, P.M. Uma introdução ao conceito de Promoção da Saúde. In: CZERESNIA, D.; FREITAS, C. M. (orgs). *Promoção da Saúde:* conceitos, reflexões, tendência. Rio de Janeiro: Fiocruz, 2003.

CAMPOS, G. W. S. Papel da rede de atenção básica em saúde na formação médica – Diretrizes. *Cadernos ABEM,* v 3, 2007.

CAMPOS, G. W. S.; DOMITTI, A.C. Apoio matricial e equipe de referência: uma metodologia para gestão do trabalho interdisciplinar em saúde. *Caderno de Saúde Pública.* v. 23, n. 02, 2007.

CAMPOS, G. W. S. Prefácio. In: *SUS*: ressignificando a Promoção da Saúde. São Paulo, Hucitec: OPAS, 2006;

CAMPOS, G. W. S. Equipes de referência e apoio especializado matricial: um ensaio sobre a reorganização do trabalho em saúde. *Ciência & Saúde Col.* v 4, n 2, pp. 396, 1999.

CAMPOS G. W. S. Um método para a análise e co-gestão de coletivos: a constituição do sujeito, a produção de valor de uso e a democracia em instituições: O Método da Roda. São Paulo: Hucitec, 2000.

CAMPOS G. W. S. Saúde Paidéia. *Coleção Saúde e Debate* – São Paulo: Hucitec, pp. 09-48, 2003.

CARTA AOS MINISTROS DO SUPREMO TRIBUNAL, 2010. *Fórum Popular de Saúde* – PR. Online. Disponível em: HTTP://http://fopspr.wordpress.com/2010/05/21/carta-aos-ministros-do-supremo-tribunal-federal/. Acesso em: 16-7-2011.

CECCIM, R. B. Educação Permanente em Saúde: desafio ambicioso e necessário. *Comunic, Saúde,* Educ, v.9, n.16, pp.161-77, set.2004/fev.2005.

CHAUÍ, M. Raízes teológicas do populismo no Brasil: teocracia dos dominantes, messianismo dos dominados. In: *Anos 90:* Política e Sociedade no Brasil. São Paulo: Brasiliense, 1994.

CHIAVERINI, D. H. (Org) *Guia prático de matriciamento em saúde mental.* [Brasília, DF]: Ministério da Saúde: Centro de Estudo e Pesquisa em Saúde Coletiva, 2011.

COELHO, I. B. Formas de pensar e organizar o sistema de saúde: os modelos assistenciais em saúde. In: CAMPOS, G. W. de S.; GUERRERO, A. V. P. (orgs) *Manual de práticas de atenção básica:* saúde ampliada e compartilhada. São Paulo: HUCITEC, 2008.

CONASS — Conselho Nacional de Secretários de Saúde. *Atenção Primária e Promoção da Saúde.* Brasília: CONASS, 2007.

CORREIA, M.V. C. *O Conselho Nacional de Saúde e os Rumos da Política de Saúde Brasileira:* mecanismo de controle social frente às condicionalidades dos organismos financeiros internacionais. Recife, 2005, 322f. Tese (Doutorado em Serviço Social) – Pós-Graduação em Serviço Social da Universidade Federal do Pernambuco, 2005.

CORREIA, M.V.C. A saúde no contexto da crise contemporânea do capital: o Banco Mundial e as tendências da contra-reforma na política de saúde brasileira. *Temporalis*. Ano VII, n. 13. jan./jun. 2007, pp.11-38.

DRUK, G.; FILGUIRAS, L. Política social focalizada e ajuste fiscal: as duas faces do governo Lula. *Rev. Katál.* v. 10, n. 1, pp. 24-34. Jan./jun. 2007.

FAUSTO, M. C. R.; MATTA, G.C. Atenção Primária à Saúde: histórico e perspectivas. In.: MOROSINI, M.V.G.C.; CORBO, A.D. (Orgs). *Modelos de Atenção e a Saúde da Família.* Rio de Janeiro: EPSJV/ FIOCRUZ, 2007.

FEUERWERKER, L. Modelos tecnoassistenciais, gestão e organização do trabalho em saúde: nada é indiferente no processo de luta para a consolidação do SUS. *Temporalis*. Ano VII, n. 13. jan./jun. 2007, pp. 91-120.

GIL, A. C., LICHT, R. H. G., SANTOS, B. R. M. Regionalização da saúde e consciência regional. *Hygeia*, v. 2, n 3, pp. 35-46, 2006.

GIOVANELLA, L; MENDONÇA, M. H. M. de. Atenção Primária à saúde. GIOVANELLA, L *et al.* (orgs). *Políticas e sistema de saúde no Brasil.* Rio de Janeiro: Fiocruz, 2008.

GOMES, R. S. et al.Integralidade como princípio ético e formativo: um ensaio sobre os valores para estudos sobre o trabalho em equipe na saúde. In: *Trabalho em equipe sob o eixo da integralidade:* valores, saberes e práticas. Rio de Janeiro: CEPESC-IMS, 2007.

HEIMANN, L.S; MENDONÇA, M. H. A trajetória da atenção básica em saúde e do Programa Saúde da Família no SUS:

uma busca de identidade. In.: LIMA, N. T.(Org.) *Saúde e democracia:* história e perspectivas do SUS.Rio de Janeiro: Editora FIOCRUZ, 2005.

JUNQUEIRA, V. Organizações Sociais e as Fundações Estatais de Direito Privado: duas faces da contra-reforma de estado na saúde. *Temporalis*. Ano VII, n. 13. jan./jun. 2007, pp.67-90.

LUZ, M. T. *Novos Saberes e práticas em saúde coletiva:* estudos sobre racionalidades médicas e atividades corporais. São Paulo, HUCITEC, 2005.

MARQUES, M. B. Breve crônica sobre o Sistema Único de Saúde 20 anos depois de sua implantação. *Revista Saúde em Debate*, Rio de Janeiro, v. 33, n. 81, jan./abr. 2009.

MARQUES, R. M.; MENDES, A. A dimensão do financiamento da atenção básica e do PSF no contexto da saúde — SUS. In: *Os Sinais Vermelhos do PSF.* São Paulo: Hucitec, 2002.

MARQUES, R. M.; MENDES, Á. Atenção Básica e Programa de Saúde da Família (PSF): novos rumos para a política de saúde e seu financiamento? *Revista Ciência e Saúde Coletiva,* v. 8, n.2, 2003. Disponível em <www.scielo.br/pdf/csc/v8n2/a07v08n2.pdf>, acesso em 16-11-2009.

MEHRY, E. E. *Gestão da produção do cuidado e clínica do corpo sem órgãos:* novos componentes dos processos de produção do cuidado em saúde. 2007.

MENDES, E. V. *Uma agenda para a saúde.* São Paulo: HUCITEC, 1996.

MERHY, E. E.; FRANCO, T. B. Programa Saúde da Família: Somos contra ou a favor? *Rev. Saúde em Debate.*v. 26, n. 60, 2002.

MERHY, E. E.; FRANCO, T. B. Programa de Saúde da Família (PSF): contradições de um programa destinado à mudança do modelo tecnoassistencial. In: *O trabalho em saúde:* olhando e experienciando o SUS no cotidiano. São Paulo: HUCITEC, 2007, pp. 55-124.

MERHY, E. E, & ONOCKO R. (org.) In: *Agir em saúde:* um desafio para o público. São Paulo: Hucitec; 1997.

PAIM, J.; TRAVASSOS, C.; ALMEIDA, C.; BAHIA, L.; MACINKO, J. O Sistema de Saúde Brasileiro: história, avanços e desafios. *The Lancet.* pp. 11-30, mai. 2011.

PAIM, J. S.Vigilância da Saúde: tendências de reorientação de modelos assistenciais para a Promoção da Saúde. CZERESNIA, D.; FREITAS, C. M. (orgs). *Promoção da Saúde:* conceitos, reflexões, tendência. Rio de Janeiro: Fiocruz, 2003.

PAIM, J. S. Modelos de atenção à saúde no Brasil. GIOVANELLA, L et al (orgs). *Políticas e sistema de saúde no Brasil.* Rio de Janeiro: Fiocruz, 2008.

RABELLO, L. S. *Promoção da Saúde:* desafio ou adaptação? A construção social do conceito, de Alma-Ata aos dias atuais, no Brasil e no Canadá. Tese (Programa de Pós-Graduação em estudos Comparados sobre as Américas). Doutorado em Ciências Sociais. Brasília, 2006.

RIZZOTTO, M. L. F. O Banco Mundial e as Políticas de saúde no Brasil nos anos 90: um projeto de desmonte do SUS. Campinas, 2000, 260f. Tese (Doutorado em Saúde Coletiva) – Faculdades de Ciências Médicas da Universidade Federal de Campinas, 2000.

SANTOS, L. ; ANDRADE, L. O. M. de. Vinte anos de SUS: o sistema de saúde no Brasil no século 21. *Revista Saúde em Debate,* Rio de Janeiro, v. 33, n. 82, maio/ago. 2009.

SANTOS, N. R. dos. A Reforma Sanitária e o Sistema Único de Saúde: tendências e desafios após 20 anos. *Revista Saúde em Debate,* Rio de Janeiro, v. 33, n. 81, jan./abr. 2009.

SILVA, S. F. Sistema Único de Saúde 20 anos: avanços e dilemas de um processo em construção, *Revista Saúde em Debate,* Rio de Janeiro, v. 33, n. 81, jan./abr. 2009.

SILVA, A. L. M. A. *Referência e Contrarreferência em Campina Grande:* limites e possibilidades. Trabalho Acadêmico Orientado do Curso de Enfermagem- Bacharelado e Licenciatura. Universidade Estadual da Paraíba — UEPB. Campina Grande--PB, 2010.

SOUSA et al . A problemática do financiamento da saúde pública no contexto da seguridade social brasileira: elementos para o debate. *Saúde em Debate,* v. 35, n. 88. PP. 14-26, jan./mar., 2011

STARFIELD, B. *Atenção Primária:* equilíbrio entre necessidades de saúde, serviços e tecnologia. 2a ed. Brasília (DF): UNESCO-Brasil/Ministério da Saúde; 2004.

TEIXEIRA, C. F. Promoção da Saúde e SUS: um diálogo pertinente. In: **SUS**: ressignificando a Promoção da Saúde. São Paulo, Hucitec: OPAS, 2006;

TESSER, C. D.; LUZ, T. M. Uma introdução às contribuições da epistemologia contemporânea para a medicina. *Ciência & Saúde Coletiva,* v 7, n 2, p 363-372, 2002.

VIANA, S. B. P., AMARAL, I. M., CRUZ, M. E. E. & SAUPE, R. Formação para promoção e educação em saúde da família: opinião dos educadores. *Fam. Saúde Desenv.*, v 5, pp. 43-50, 2003.

NOTAS

1 Professora do Departamento de Enfermagem (UEPB).

2 Professora adjunto 3 da Universidade Federal da Paraíba, membro do Núcleo de Estudos em Saúde Coletiva da Paraíba e membro da Rede ABRAPSO Paraíba.

3 Professora do Departamento de Serviço Social da Universidade Estadual da Paraíba.

4 Para maiores aproximações à análise dos avanços e desafios verificados na trajetória dos 20 anos do SUS ver: Santos (2009); Silva (2009); Marques (2009); e Santos; Andrade (2009).

5 Segundo Paim (2008, p.550) "O desenvolvimento da saúde comunitária apresentou-se em alguns países de um modo focal, quando se restringia a atividades experimentais, vinculadas ao centro de saúde-escola, e de modo expansionista, quando se apresentava como programa de extensão de cobertura".

6 Destacamos as críticas de Merhy e Franco (2007) de que a Alma-Ata enfatiza uma lógica racionalizadora, voltada para a oferta de ações básicas de saúde para a população, minimamente eficiente e de baixo custo, sendo funcional às idéias neoliberais. Os autores apontam ainda uma compreensão linear e sequencial das ações de saúde, no tocante aos níveis de atenção e uma reedição das propostas da Medicina Comunitária e do ideário preventivista.

7 O moderno movimento de Promoção da Saúde surge no Canadá em 1974 e teve como marco o documento conhecido como informe Lalonde (ou relatório Lalonde), que questionava a exclusividade da abordagem médica para as doenças e sinalizava para a discussão dos determinantes de saúde. Neste documento, a Promoção da Saúde é mencionada como estratégia para a mudança de comportamentos individuais visando a melhoria da saúde. Segundo Buss (2003, p.36), "a evolução do conceito de Promoção da Saúde, desde que o termo foi usado pela primeira vez, transitou de 'um nível

de prevenção' da medicina preventiva, em Wislow (1920), Sigerist (1946) e Leavell & Clark (1965), para um 'enfoque político e técnico' do processo saúde-doença-cuidado, como vem sendo caracterizado nos últimos 25 anos (desde Alma-Ata e Ottawa)".

8 Tais idéias foram amadurecidas nas conferências internacionais de Promoção da Saúde ocorridas a partir dos anos 1980.

9 Esta foi a perspectiva predominante da APS no país antes do SUS, com destaque para o Serviço Especial de Saúde Pública (SESP), criado em 1942, como uma das primeiras iniciativas neste sentido.

10 Desde 2009 esta posição vem sendo modificada, com o uso da terminologia atenção primária à saúde (APS) no documento "Diretrizes do NASF", quando o termo utilizado na portaria de criação do NASF era atenção básica (AB). O discurso adotado pelo MS acerca da concepção de APS parece indicar uma associação restrita da atenção básica à ESF ao considerá-la como "vertente brasileira da APS" (BRASIL, 2009a, p. 7).

11 O PACS surgiu no Nordeste, e depois no norte do país, como forma de enfrentamento dos altos índices de morbimortalidade infantil e de algumas epidemias.

12 Implantado inicialmente em pequenos municípios das regiões norte e nordeste, privilegiando áreas de risco definidas pelo Mapa da Fome do IPEA.

13 Como forma de incentivar a expansão da ESF o MS instituiu o Piso da Atenção Básica (PAB), através da NOB/96, o Piso de Atenção Básica Ampliado (PAB-A), criado pela NOAS/2001 e o Projeto de Expansão e Consolidação da Saúde da Família (PROESF) em 2002.

14 No mesmo ano foi criado o Pacto pela Saúde, composto pelos Pacto pela vida, Pacto em defesa do SUS e Pacto de Gestão. No âmbito do Pacto pela vida, o fortalecimento da atenção básica por intermédio da Estratégia Saúde da Família foi definido como prioridade para os anos de 2007 e 2008 (BRASIL, 2008a).

15 Até o corrente ano, existe no país um total de 1.371 equipes (BRASIL, 2011).

16 Nesse sentido, ver discussão feita por Sousa et al (2011), em artigo que trata da problemática do financiamento da saúde pública no contexto da seguridade social brasileira.

17 Neste sentido, vale a pena considerar a proposta de Mehry (1997) de que a produção de saúde implica em tecnologias duras, leve-duras e leves, ou relacionais, e que estas últimas são de alta complexidade, na medida em que operam o trabalho vivo, que se produz na relação entre sujeitos na produção do cuidado.

Conselhos Locais de Saúde: um dos caminhos para efetivação das ações de Promoção da Saúde

Berenice Ferreira Ramos
Ana Fábia da Mota Rocha[1]

1 INTRODUÇÃO

Um dos princípios do Sistema Único de Saúde é a participação popular que permite o controle social das políticas públicas de saúde. Um dos espaços criados para garantir essa participação são os conselhos de saúde. Os conselhos de saúde são formados nos três níveis de gestão e em nível local, onde a atenção primária à saúde é desenvolvida. A Estratégia Saúde da Família (ESF), modelo da assistência básica no Brasil, favorece a formação e funcionamento dos Conselhos Locais de Saúde (CLS), devido, principalmente, ao vínculo que é criado entre os profissionais de saúde e a comunidade por eles assistida.

Os CLS têm como objetivos principais o levantamento dos problemas de saúde existentes na comunidade e a busca de meios para resolvê-los. Campina Grande, município paraibano, foi um dos pioneiros na implantação da ESF e se destacou ao por em prática os seus princípios ressaltando, dentre eles, a participação popular, utilizando como principal meio de sua concretização os CLS.

As experiências relatadas nesse artigo são exemplos da participação efetiva da população na busca de seus direitos que resultaram em ações concretas sobre alguns determinantes e condicionantes do processo saúde/doença, refletindo na melhoria do nível de vida das comunidades.

2 SISTEMA ÚNICO DE SAÚDE – ALGUMAS BREVES NOTAS

O Sistema Único de Saúde (SUS) é resultado de um grande processo de mobilização denominado Movimento pela Reforma Sanitária Brasileira, que teve início na década de 1970, associado à luta pela redemocratização do país, e contou com a participação de profissionais de saúde, lideranças políticas, sindicais e populares, que construíram coletivamente os valores que deveriam embasar o novo sistema de saúde dos brasileiros.

Tais valores, referendados na VIII Conferência Nacional de Saúde e posteriormente transformados em lei pela Assembleia Nacional Constituinte, conferem ao SUS a característica de ser uma conquista da sociedade brasileira.

Assim, o SUS, que traz na sua origem a marca da participação popular, contemplou no seu arcabouço jurídico e institucional a garantia de espaços de participação da população no controle da política de saúde. O controle social encontra-se inserido no texto constitucional, cujo artigo 198 apresenta a participação da comunidade como diretriz, e na Lei 8.142/90 que, dispondo sobre a participação da comunidade na gestão do SUS, trata sobre as condições de organização dos Conselhos e das Conferências de Saúde.

Além do espaço dos Conselhos de Saúde e das Conferências, o controle social do SUS deve ser exercido no nível local. Esse processo deve ser desencadeado principalmente a partir do encontro planejado e organizado entre usuários e trabalhadores articulados e mobilizados no sentido de fortalecer o SUS nesse nível de atenção.

3 ESTRATÉGIA SAÚDE DA FAMÍLIA – OUTRAS BREVES NOTAS

A Estratégia Saúde da Família (ESF), inicialmente denominada de Programa Saúde da Família (PSF), foi apresentada, em 1994, pelo Ministério da Saúde, como uma proposta alternativa ao modelo de atenção à saúde, até então de caráter predominantemente curativista, medicalizante e hospitalocêntrico. Este novo modelo propunha, a partir da reestruturação da atenção básica, o atendimento integral, humanizado e de qualidade, com o estabelecimento de relação de corresponsabilidade entre equipe e comunidade no enfrentamento dos problemas condicionantes e determinantes da saúde/doença.

Desde o início da sua implantação, a normatização da ESF aponta a Promoção da Saúde e o estímulo à participação popular como atividades a serem contempladas no processo de trabalho das equipes de saúde. A Portaria nº 1.886/GM de 18 de dezembro de 1997, que aprova as Normas e Diretrizes do Programa de Agentes Comunitários de Saúde e do Programa Saúde da Família, apresenta nas diretrizes operacionais do PSF, no item "aspectos que caracterizam a reorganização das práticas de trabalho nas unidades de saúde da família", o estímulo à ação intersetorial e à participação e controle social (BRASIL, 1997).

Posteriormente, o Ministério da Saúde procedeu à atualização da normatização da Saúde da Família publicando a Portaria nº 648/GM de 28 de março de 2006 que institui a Política Nacional de Atenção Básica, estabelecendo a revisão de diretrizes e normas para a organização da Atenção Básica com foco na Estratégia Saúde da Família (ESF) e o Programa de Agentes Comunitários de Saúde (PACS). Em relação à participação popular, o documento apresenta como característica do processo de trabalho das equipes de atenção básica (BRASIL, 2006, p.18):

> III – desenvolvimento de ações educativas que possam interferir no processo de saúde-doença da população e ampliar o controle social na defesa da qualidade de vida;
>
> IX – desenvolvimento de ações intersetoriais, integrando projetos sociais por setores afins, voltados para a Promoção da Saúde; e
>
> X – apoio a estratégias de fortalecimento da gestão local e do controle social.

Por seu caráter inovador, quando propõe novos espaços de atuação para o profissional de saúde, novas relações com a população, com o usuário, e com os demais profissionais, enfim, novas práticas em saúde, o Saúde da Família proporciona inúmeras oportunidades de atuação na perspectiva da Promoção da Saúde, por meio de importantes iniciativas de inserção social e construção da cidadania.

Campina Grande, município de médio porte do estado da Paraíba, foi um dos primeiros municípios a aderir à proposta do PSF, integrando o grupo de 12 municípios pioneiros no país, iniciando, em 1994, com a instalação de cinco equipes.

A Estratégia Saúde da Família (ESF), nesse município, nos primeiros anos de implantação, se destacou entre as experiências existentes no Brasil, por buscar, a partir da ação dos seus profissionais, a utilização de todo o potencial que a Estratégia oferece. A fase inicial da história do PSF em Campina Grande foi marcada pela ótica transformadora, de incentivar e efetivar a participação popular, desde os primórdios de sua implantação, quando ocorreram reuniões preliminares com a população e os movimentos sociais existentes nos bairros piloto (Pedregal, Mutirão e Tambor) para envolvimento, conhecimento e participação dos moradores na construção deste novo modelo de atenção à saúde. Mas não ficou por ai, pois em seguida foram formados os Conselhos Locais de Saúde, experiência sobre a qual discorreremos a seguir.

4 CONSELHOS LOCAIS DE SAÚDE: OS CAMINHOS PERCORRIDOS NA EXPERIÊNCIA DA ESF EM CAMPINA GRANDE

Para dar cumprimento à institucionalidade do Estado democrático de direito, em consonância com os princípios que o fundamentam, a Constituição Federal de 1988 definiu meios de viabilização da democracia, instituindo a participação popular na gestão da coisa pública, através de instrumentos legais como os Conselhos e Conferências nos três níveis de governo.

As Conferências de Saúde caracterizam-se como espaço legalmente destinado à participação da sociedade. É um evento que acontece a cada quatro anos, com a representação dos vários segmentos sociais, tendo por objetivo avaliar os avanços alcançados e identificar os desafios a serem superados, com a finalidade de propor as diretrizes para a formulação da política de saúde. Com base nas discussões e propostas aprovadas nas Conferências é elaborado o Plano Municipal de Saúde.

Os Conselhos de Saúde foram instituídos nas três esferas de governo com o objetivo de tratar da formulação de estratégias e do controle da execução das políticas de saúde, com pleno acesso aos aspectos econômico-financeiros voltados para o setor, propondo critérios para a programação, a execução, o acompanhamento, a avaliação e, também, a elaboração e a aprovação do plano de saúde, bem como o estabelecimento de estratégias para a sua execução. São órgãos que têm caráter permanente, deliberativo e paritário, composto por representantes do governo, prestadores de serviços, profissionais de saúde e usuários, distribuídos da seguinte forma:

50% usuários, 25% trabalhadores de saúde e 25% prestadores de serviços (entre públicos e privados) e governo.

Em nível local, um dos espaços constituídos para concretizar a contínua participação popular são os Conselhos Locais de Saúde (CLS), através da aglutinação e articulação de lideranças, usuários e profissionais de saúde. Esses Conselhos são, geralmente, formados por um representante titular e um suplente, de entidades ou agrupamentos existentes nas comunidades – sociedades amigas do bairro (SAB), Clubes de Mães, pastorais da saúde, entidades religiosas, diretores de escolas, representantes de ruas, representantes de portadores de patologias e profissionais da equipe de saúde da família. Conforme assinalam Vasconcelos, Silveira e Silva (2005, p.4), tais conselhos

Não apresentam, de maneira geral, uma estrutura formal e não são regidos por nenhuma legislação específica e, embora alguns disponham de regimento interno, geralmente não há normatização legalmente registrada. Ou seja, os Conselhos Comunitários de Saúde são entidades que, embora não estejam instituídas jurídica e legalmente, visam possibilitar a participação da comunidade na elaboração de propostas para a política de saúde em sua localidade (p.4).

Historicamente o movimento da Reforma Sanitária Brasileira tem defendido que os conselhos de saúde, inclusive os CLS se constituam instrumentos de participação e controle social da política de saúde. A diferença entre os mesmos seria o nível de abrangência das suas deliberações. Os CLS em Campina Grande tiveram como lócus central a área sob responsabilidade sanitária das Unidades Básicas de Saúde da Família (UBSF), envolvendo tanto os diversos problemas de saúde do bairro quanto o funcionamento da unidade. Sua finalidade é de buscar formas de solucionar ou minimizar os fatores condicionantes e determinantes do adoecimento da população, através de ações intersetoriais, visando à construção de bairros saudáveis.

As discussões travadas nos CLS formados nas áreas de abrangência do PSF, em Campina Grande/PB, no período de 1994 a 2006, envolviam questões referentes ao atendimento da equipe de saúde da família, à moradia, saneamento básico, educação, lazer, segurança, transporte, trabalho, entre outras relacionadas à saúde dos moradores, para os quais tais conselhos buscavam soluções, junto às instituições responsáveis pelos problemas identificados. Nesse sentido, estes CLS alcançaram algumas conquistas que contribuíram concretamente para melhorias nas condições de saúde da população, evidenciadas na realização de ações intersetoriais em busca de respostas para as demandas identificadas localmente.

Como médicas integrantes das equipes pioneiras do [programa] Saúde da Família de Campina Grande, pudemos vivenciar e testemunhar muitas experiências exitosas que tiveram a participação efetiva dos Conselhos Locais de Saúde das comunidades por nós assistidas. Entre tantas, selecionamos três para a composição deste texto.

5 CONTANDO HISTÓRIAS

5.1 Encontro campinense do programa saúde da família

Antes do relato desta experiência, é fundamental destacar que os profissionais pioneiros da ESF no município sentiram a necessidade de se organizarem e, para isso, criaram a Associação dos Profissionais de Saúde da Família (APSF). Esta associação teve importante papel na defesa do SUS e da ESF em Campina Grande, constituindo-se em uma vanguarda local na luta pela modificação do modelo de atenção à saúde.

Como estratégia para concretizar os princípios da intersetorialidade e da participação social, que norteiam o SUS e, consequentemente a ESF, a citada associação organizou o 1º Encontro Campinense do Programa Saúde da Família, em 26 de junho de 1997, que teve como objetivo principal avaliar os três anos de implantação do PSF no município de Campina Grande.

O evento contou com a participação de 100 moradores e lideranças das comunidades anteriormente mencionadas, profissionais que compunham as equipes de Saúde da Família que atuavam nestes bairros, e representantes de várias instituições (Secretaria Municipal de Saúde, Secretaria Municipal de Infraestrutura, Secretaria Municipal do Trabalho e Ação Social, Secretaria de Educação, Coordenação Estadual do PSF/PACS, Coordenação Municipal do PSF, Universidade Estadual da Paraíba, CENTRAC, Pastoral da Saúde, Centro de Saúde do Catolé, Associação dos Agentes Comunitários de Saúde, 3º Núcleo Regional de Saúde e Coordenação do Programa de Saúde Mental do Município). A plenária foi dividida em cinco grupos, tendo como roteiro para as discussões os seguintes temas:

a) Contribuição do PSF na comunidade;

b) Necessidade de melhorias no atendimento aos problemas de saúde;

c) Ações realizadas pelo poder público para melhoria das condições de vida e de saúde; organização comunitária e participação popular.

Como resultado das discussões foi apresentado o relatório final, com os seguintes destaques:

a) Contribuição do PSF na comunidade;

b) Visão holística do homem;

c) Conscientização da comunidade em relação à saúde preventiva; organização e participação da comunidade;
d) Melhoria do acesso e qualidade do atendimento; melhoria da relação entre profissionais e usuários;
e) Pontualidade do atendimento; diminuição da mortalidade infantil; aumento da cobertura vacinal;
f) Maior assistência às crianças desnutridas, atendimento aos idosos através da visita domiciliar e resgate da dignidade dos profissionais de saúde.

As principais propostas dos participantes do Encontro foram:

a) Construção da UBSF do Conjunto Mutirão;
b) Ampliação das UBSFs dos bairros do Pedregal e do Tambor;
c) Ampliação da equipe de saúde com a inclusão de dentista, assistente social e recepcionista;
d) Redução do número de famílias por equipes para o máximo de 400;
e) Aumentar o número de equipes no Pedregal e Tambor, proporcionando cobertura integral nesses bairros; garantir a medicação básica, de acordo com o perfil epidemiológico das comunidades;
f) Implantação e implementação do sistema de referência e contra referência;
g) Criação do Polo de Capacitação em Saúde da Família;
h) Construção da creche do Mutirão; aumento de vagas nas escolas; regularização na coleta de lixo; ampliação e manutenção da rede de esgoto;
i) Pavimentação das ruas; regularidade no abastecimento de água;
j) Construção de áreas de lazer;

l) Efetivação da intersetorialidade como a solução para o enfrentamento dos problemas de saúde das comunidades.

É importante registrar que muitas destas propostas foram atendidas, em curto, médio e longo prazo, e algumas, por se tratarem de questões estruturais, resultantes das desigualdades sociais e das limitações das gestões públicas em atender as necessidades das classes populares, até hoje se mantém na pauta de reivindicações de usuários e profissionais.

O Encontro foi avaliado como positivo, pois conseguiu colocar a Promoção da Saúde na pauta das discussões e preocupações tanto dos profissionais quanto dos usuários e, também, mostrou aos gestores e a sociedade a força de comunidades organizadas, juntamente com profissionais empenhados, em busca de direitos e de melhores condições de trabalho, visando à modificação do estado de saúde e à efetivação dos bairros saudáveis.

5.2 Mutirão – um povo que vivia "ao Deus dará"

O Mutirão é um conjunto habitacional, localizado no Bairro do Serrotão, situado a 10 km do centro de Campina Grande. Sua população, em 1994, era de 3.697 habitantes, distribuídos em 850 famílias. É uma comunidade extremamente pobre, tendo pouco ou nenhum acesso aos bens considerados básicos à subsistência humana. A maioria da população economicamente ativa é subempregada ou desempregada.

A equipe de Saúde da Família começou a atuar na área em maio do ano citado. Inicialmente era composta por um médico, um enfermeiro e um auxiliar de enfermagem, sendo introduzidos, depois, os agentes comunitários de saúde e uma assistente social, importantíssimos para a concretização das ações de promoção à saúde.

O primeiro contato da equipe com a população aconteceu em uma oficina que reuniu os representantes da comunidade, os membros da equipe de Saúde da Família e o coordenador municipal do PSF e tinha como objetivo enumerar as principais necessidades e as prioridades de ação sentidas e almejadas pela população.

O segundo contato se deu através do cadastramento das famílias, o qual continha a seguinte pergunta: "Em sua opinião, o que está mais precisando no bairro?" De posse desses dados e já com certo conhecimento da área de atuação e de seus moradores, a equipe sistematizou um primeiro cenário (conhecido tradicionalmente como diagnóstico) e planejou as atividades que deveriam ser executadas a curto, médio e longo prazo.

Uma das atividades que poderia ser executada em curto prazo foi a formação do Conselho Local de Saúde, que inicialmente contou com os participantes da oficina citada anteriormente: presidente da SAB, presidente do Clube de Mães, diretora da Escola Local, representantes de entidades religiosas, etc., sendo depois acrescidos representantes de ruas e de grupos de patologias que vinham se formando na Unidade Básica de Saúde da Família (hipertensos, diabéticos, mulheres, saúde mental, etc.). As reuniões ordinárias aconteciam mensalmente e, além da discussão sobre o funcionamento da Unidade de Saúde, eram também levantados os problemas principais da comunidade, tendo como base o diagnóstico de saúde. Assim, a cada reunião centrávamos em um problema prioritário até que encontrássemos formas de resolvê-lo. Quando isto acontecia, íamos por em prática o que tinha sido decidido e, só assim, outro problema era abordado.

Os profissionais da equipe de saúde participavam ativamente destas reuniões, orientando os moradores nas formulações de suas reivindicações, na elaboração de ofícios e acompanhando-os nas reuniões com as diversas instituições.

Por se tratar de uma comunidade pobre, não contando com boa infraestrutura, as prioridades eram muitas e só uma delas dependia da ação dos profissionais que compunha a equipe – o funcionamento da UBSF, oferecendo assistência integral, de qualidade, com resolutividade, a todos os moradores. As outras dependiam da ação de outras secretarias municipais e de outras instituições. Buscou-se, então, a intersetorialidade e as parcerias.

É importante ressaltar que, logo após a implantação do PSF no município, o coordenador municipal organizou um encontro dos profissionais das equipes com todos os secretários municipais e com representantes das diversas instituições responsáveis pela oferta de serviços básicos, no qual foi apresentada a proposta de trabalho do novo modelo de assistência à saúde, enfatizando a necessidade da participação efetiva de todos os órgãos para a melhoria da qualidade de vida da população assistida.

O problema mais urgente a ser enfrentado era a desnutrição infantil, responsável pela maioria dos óbitos de menores de um ano, estando o Coeficiente de Mortalidade Infantil local em nível considerado muito alto – 136 por mil nascidos vivos (1993).

Este grave problema de saúde foi apresentado pela equipe de saúde ao Conselho Local de Saúde, e de lá surgiram as estratégias para seu enfrentamento. A primeira solução encontrada foi o incentivo ao uso da multimistura que, devido às precárias condições econômicas das famílias, tinha que ser distribuída pela equipe. Procuramos a Fundação de Ação Comunitária (FAC), um órgão do Governo Estadual, do campo da assistência social, que já atuava na área e que, após seus representantes virem à reunião do CLS e conhecerem a problemática, passou a fornecer os ingredientes e depois montou uma oficina para o preparo, utilizando, como mão de obra, mulheres da comunidade. Esta iniciativa constituiu-se em fonte de renda, uma vez que foi ampliada a distribuição para escolas e creches municipais.

Como esta estratégia não conseguiu reverter o estado nutricional das crianças mais graves, a questão foi novamente abordada na reunião do Conselho, que contou com a participação das mães das crianças desnutridas. Nesta reunião surgiu a ideia da criação do Centro de Recuperação Nutricional. Para viabilizar a proposta foram buscadas parcerias, após a elaboração do projeto do Centro.

Encontramos várias pessoas e instituições dispostas a participar, entre estas destacamos: o Projeto Nosso Irmão (desenvolvido por funcionários do Banco do Brasil, que realizava atividades filantrópicas); a FAC, o Clube de Mães do Mutirão, a Secretaria Municipal de Saúde e os voluntários da comunidade.

Uma destas voluntárias cedeu a casa onde funcionou "O Cantinho da Criança", modo como o Centro de Recuperação Nutricional ficou conhecido. O Projeto Nosso Irmão doou o mobiliário e se responsabilizou pelo fornecimento dos insumos alimentícios. A Secretaria de Saúde assumiu o pagamento das contas de água e luz e designou um nutricionista para assistir as crianças. As voluntárias, ligadas ao Clube de Mães, cuidavam da higiene da casa e da preparação dos alimentos. As mães das crianças se revezavam no cuidado delas e a equipe de saúde fazia o acompanhamento sistemático do estado de saúde de todos.

O Centro começou suas atividades no início de 1996 e funcionou por quase dois anos, havendo cumprido um importante papel para a melhoria do nível de saúde da população, tendo como dado mais representativo a queda do Coeficiente de Mortalidade Infantil e melhoria da Curva de Mortalidade Proporcional, como podemos observar nas tabelas abaixo.

Coeficiente de Mortalidade Infantil (1000NV) – Mutirão – 1993/2000

1993	1994	1995	1996	1997	1998	1999	2000
136	107	69	61	51	26	33	19

Fonte: Arquivo particular

Mortalidade Proporcional (%) – Mutirão – 1993 e 2000

FAIXA ETÁRIA/ANOS	1993	2000
Menores de 1 ano	47	9
1 a 4 anos	16	0
5 a 19 anos	5	0
20 a 49 anos	47	18
Acima de 50 anos	21	68

Fonte: Arquivo particular

É importante situar que um dos elementos responsáveis pela desnutrição, na comunidade, era a falta de renda das famílias, que não permitia aos pais ofertar alimentação adequada para favorecer o crescimento e desenvolvimento saudável das crianças. Assim, foram tomadas várias iniciativas visando à geração de emprego e renda. Além da já citada, foram feitos cursos de trabalhos manuais, com comercialização dos produtos, em parceria com a Universidade Federal de Campina Grande (UFCG) e Secretaria do Trabalho e Ação Social (SETRASS). Junto com a UFCG, Prefeitura Municipal e Governo Estadual foi feito um projeto para uma Usina de Reciclagem de Resíduos Sólidos, tendo sido feito cursos sobre coleta seletiva e reciclagem, para as pessoas selecionadas, que recebiam uma ajuda de custo. Foram realizadas gincanas, onde eram distribuídos prêmios, ao mesmo tempo em que se incentivava a limpeza da área, eliminando, assim, os vetores responsáveis pelas enfermidades infectocontagiosas, bastante prevalentes na comunidade. Contatos com professores da Universidade Federal da Paraíba, de João Pessoa (capital do Estado), resultaram em um projeto para a criação de uma cooperativa de trabalho, que capacitou e empregou várias pessoas. Com órgãos estaduais e ONGs internacionais foram criados cursos profissionalizantes nas áreas de marcenaria, elétrica e construção civil.

Diversas outras iniciativas foram tomadas, a partir do CLS, visando o enfrentamento dos vários problemas da comunidade. Na área de saneamento básico, outro grande problema da comunidade, reuniões com representantes da Companhia de Água e Esgotos da Paraíba (CAGEPA) resultaram na regularidade do abastecimento de água, parcelamento das dívidas de alguns moradores, manutenção da rede e atividades educativas visando à conservação da rede e o uso racional da água. No setor de comunicação conseguimos a ampliação do número de telefones públicos, a instalação de uma caixa coletora dos Correios e a aquisição de uma caixa postal. Reuniões diversas com a empresa de transportes coletivos resultaram na regularização dos horários dos ônibus. Depois de muita pressão o Posto Policial foi concluído e começou a funcionar, assim como a sede do Clube de Mães e a Unidade de Saúde, que funcionava, até então, na sede da Sociedade de Amigos do Bairro (SAB). Parceria com uma instituição religiosa proporcionou a elaboração de projetos de assistência educacional, sanitária e social para a comunidade. Como resultado da luta contínua do Conselho Local de Saúde, ainda tivemos o aumento do número de vagas na Escola Local, a construção de uma creche, coleta de lixo regular e sistemática, iluminação das vias públicas e a credibilidade do PSF junto à comunidade e instituições.

Dos itens constantes no Plano de Ação, alguns não foram concretizados, destacando-se, entre eles, a ampliação da rede de esgotos e a pavimentação das ruas. Mas continuaram a serem pontos de destaque nos planos de ação dos anos subsequentes, sempre na perspectiva de continuar a luta até que sejam realizados.

Todos esses esforços conseguiram melhorar as condições de vida da comunidade do Mutirão, formada por gente tão sofrida, pobre em recursos e direitos, porém rica em esperança, fé, desejos e boa vontade. Sem muito brilho, pois as condições em que vive não deixam mostrar suas potencialidades. Porém, se continuar organizada, estimulada e ciente dos seus direitos e deveres de cidadania, participando efetivamente do planejamento e avaliação das políticas públicas que precisam ser implementadas em sua área de vivência, visando à promoção de sua saúde e da qualidade de vida, poderá trilhar novos caminhos e brilhar, porque, como dizia o compositor Caetano Veloso, "gente é para brilhar e não para morrer de fome".

5.3 Vidas valiosas

O Bairro Monte Castelo, também situado no município de Campina Grande, começou a ser atendido por equipe de saúde da família, anos depois da implantação da ESF na cidade e, seguindo o exemplo das equipes pioneiras, logo formou o CLS. Então a equipe de saúde pôde testemunhar o importante papel que este desempenha em prol da melhoria da qualidade de vida das famílias.

Uma das experiências vivenciadas pelos profissionais da equipe de saúde foi um problema trazido pela Agente Comunitária de Saúde Carmem Lúcia Rodrigues, que começou a atuar no Saúde da Família em 2002. Em sua microárea existia um lugar chamado de "Curral das Éguas", cujas 14 famílias, de até dez pessoas cada uma, habitavam em casas de um só cômodo, compartilhando um único banheiro e um espaço, no chão, para lavar louças. Ao se deparar com esta triste realidade Carmem parou e pensou em desistir, por achar que nunca poderiam ocorrer mudanças naquele lugar. Mas, ao refletir melhor, ela acreditou que algo poderia ser feito.

Seu primeiro trabalho foi conscientizar as pessoas de sua importância, mostrando o valor de cada um e a necessidade de se buscar mudanças, ressaltando que o modo como eles viviam não era motivo para fazê-los desanimar e sim ser fonte de coragem para a luta e reconstrução. A segunda ação foi apresentar o problema em uma reunião do Conselho Local de Saúde e foi lá que surgiram as soluções. Através de contatos com os órgãos responsáveis foram construídos mais três banheiros na localidade e instaladas pias para lavar as louças.

Assim, o Curral das Éguas tornou-se um ambiente melhor, sem água suja, que as famílias usavam para preparar os alimentos, sendo fonte de várias doenças infectocontagiosas que acometiam seus moradores.

A equipe de saúde reconhece que o que foi feito é pouco, pois muitos outros problemas ainda persistem, mas ela se sente mais confiante e estimulada a continuar a detectar as necessidades da comunidade que assiste, por saber que naquele lugar pode contar com a participação da população na busca de supri-las, e, assim, poderem viver com mais dignidade.

CONSIDERAÇÕES FINAIS

Foi com estas e outras tantas experiências que Campina Grande se destacou no cenário nacional, mostrando que é possível cumprir os princípios e diretrizes do SUS. E isto lhe proporcionou o recebimento do Prêmio, oferecido pelo Ministério da Saúde, de umas das experiências exitosas do PSF. O trabalho executado pela equipe de saúde do Mutirão foi reconhecido, pela Fundação Getúlio Vargas, como uma das dez melhores ações de Combate à Pobreza, no Brasil, em 1999.

Por muito tempo esta prática foi mantida em todas as Unidades Básicas de Saúde da Família que era implantada, pois se tratava de um projeto das gestões que, desde a implantação do PSF, havia administrado o município. Contudo, atualmente a realidade é bem diferente. Um estudo realizado por Lima (2006) revelou que, em 2006, havia 35 CLS atuantes nas 50 equipes existentes. Hoje o quadro é bem mais desalentador, pois das 91 equipes agora existentes, apenas três possuem Conselhos (VASCONCELOS et al, 2011) e nenhum deles possui o perfil atuante.

O desmonte dos CLS foi resultado da não valorização, por parte da gestão municipal que assumiu em 2005, da participação popular e do trabalho de Promoção da Saúde que vinha sendo desenvolvido pelos profissionais que atuavam nas equipes de saúde da família. Tal gestão optou por expandir a cobertura populacional, sem importar-se com a qualidade da atenção prestada, que se tornou mais curativista do que de promoção e prevenção. Esse fato fez com que muitos desses profissionais se demitissem e, assim, o controle social não foi mais efetivado, pois os novos profissionais que assumiram não o viam como prioridade, não fazendo, portanto, qualquer esforço para que os CLS se mantivessem atuantes.

Diante de tal realidade, certamente pouquíssimas equipes terão experiências positivas para relatar, envolvendo a participação popular, o trabalho interdisciplinar e intersetorial, e tudo que é essencial nas ações de Promoção da Saúde, tendo como ponto de partida os Conselhos Locais de Saúde. E são estas ações que podem eliminar ou reduzir os fatores de risco que determinam o estado de não saúde. São estas ações que são capazes de melhorar os indicadores sociais e de saúde das comunidades e, consequentemente, as condições de vida.

REFERÊNCIAS

BRASIL, Ministério da Saúde. Saúde da Família: Uma estratégia de organização dos serviços locais de saúde. Brasília: Ministério da Saúde, 1996.

__ Ministério da Saúde. Saúde da Família: Uma estratégia para a reorientação do modelo de atenção. Brasília: Ministério da Saúde, 1997.

__ Ministério da Saúde. Secretaria de Atenção à Saúde. Departamento de Atenção Básica. Política nacional de atenção básica / Ministério da Saúde, Secretaria de Atenção à Saúde, Departamento de Atenção à Saúde. – Brasília: Ministério da Saúde, 2006.

LIMA, Francisca Eugênia Bernardino Casimiro de. Controle Social no contexto do Programa Saúde da família em Campina Grande/PB: um estudo acerca das concepções dos profissionais. Monografia (Curso de Especialização em Saúde da Família) – UEPB, UFPB e NESC, Campina Grande/PB, 2006.

MENDES, E.V. Uma Agenda para a Saúde. São Paulo: HUCITEC, 1996.

ASSOCIAÇÃO DOS PROFISSIONAIS DE SAÚDE DA FAMÍLIA (APSF). Relatório do I Encontro Campinense do Programa Saúde da Família, 1997 (texto não publicado).

Campina Grande. Secretaria Municipal de Saúde. Saúde da Família em Contos e Poesias. Campina Grande: Secretaria de Saúde, 2004.

VASCONCELOS, K.E.L.; SILVEIRA, S.A.S. SILVA, M.J.M. Conselhos Comunitários de Saúde: Espaços de ampliação da democracia participativa? Anais do 14 Internacional Symposium ofThe Inter-University Cosortium for Internacional Social Development (IUCISD). Recife/PE, 2005.

__ et al. Saúde da Família e Serviço Social: uma análise da inserção da profissão na Estratégia. Relatório Final do Programa de Iniciação Científica da UEPB/CNPq, cota 2008/2010. Campina Grande, 2011.

NOTAS

1 Professoras da Universidade Federal de Campina Grande –UFCG – Departamento de Saúde Coletiva.

2 Extraído de Saúde da Família em Contos e Poesias. Campina Grande: Secretaria de Saúde, 2004.

Contribuições do Serviço Social para a Promoção da Saúde: socializando experiências desenvolvidas na Estratégia Saúde da Família de Campina Grande-PB

Kathleen Elane Leal Vasconcelos[2]
Rosa Maria Limeira de Queiroz[3]
Vânia Maria Oliveira de Farias[4]

1 INTRODUÇÃO

Nas últimas décadas, o debate e as práticas em torno da Promoção da Saúde (PS) vem se projetando em todo o mundo, num processo regido pela Organização Mundial de Saúde (OMS) e suas regionais.

Neste sentido, são empreendidas críticas ao modelo médico-assistencial privatista e colocadas em tela questões como determinantes sociais da saúde, intersetorialidade, politicas públicas saudáveis, desenvolvimento sustentável, Atenção Primária à Saúde (APS).

Conforme demonstrado por Vasconcelos e Schmaller (2012a) em texto desse livro, as discussões sobre APS e Promoção da Saúde estão intimamente relacionadas: por suas características[5], a APS é defendida como o espaço promocional por excelência. Dessa forma, as ações dos profissionais de saúde da atenção primária deveriam concretizar práticas que ultrapassem o tratamento e a prevenção, tendo a PS como o referencial.

Em território brasileiro, é no final da década de 1970, com o Movimento de Reforma Sanitária (MRS)[6], que reivindicações em torno da alteração do modelo de atenção à saúde tomam força. Segundo Costa (1998), as proposições de mudanças giravam em torno de dois eixos principais: o da macropolítica, que envolve as decisões sobre as políticas sociais em geral, o planejamento, a gestão e a coordenação da rede sanitária, no qual a preocupação com a determinação social da saúde deve estar presente; e o da organização dos serviços sanitários, abrangendo inclusive o processo de trabalho das equipes, no sentido de superação da abordagem predominantemente médica, assistencial, individualista.

Segundo Vasconcelos e Schmaller (ibid.), o debate sobre Promoção da Saúde no país vem à tona a partir dos anos 1990. Não obstante, a discussão sobre a Promoção da Saúde ganha fôlegos após 2006, com a publicação da Política Nacional de Promoção da Saúde (PNPS). Apesar disso, desde meados da década anterior o Ministério da Saúde (MS) vinha desenvolvendo experiências de atenção "básica"[7] da saúde, tendo como principal instrumento o Programa Saúde da Família (PSF), atualmente considerado Estratégia Saúde da Família (ESF). Esta é apontada pelo MS como a vertente brasileira da APS (BRASIL, 2009), cuja expansão e qualificação são assumidas como parte do conjunto de prioridades sanitárias no país (Id., 2011a).

De acordo com informações do MS, as equipes da ESF[8] são compostas por um Médico Generalista, um Enfermeiro, um Auxiliar de Enfermagem e seis Agentes Comunitários de Saúde. Quando ampliadas incorporam um Cirurgião Dentista, um Auxiliar de Consultório Dentário e um Técnico em Higiene Bucal (Id.,Ibid.).

Cumpre indicar que, em alguns documentos do Ministério da Saúde produzidos nos primeiros anos da implantação da Saúde da Família (cf, por exemplo, BRASIL, 1994), havia o reconhecimento de que, além dos profissionais citados, existia a possibilidade de inserção de outros profissionais na composição de tais equipes, embora sem financiamento federal. Entretanto, o processo de expansão do PSF se consolidou nos marcos da equipe básica financiada pelo MS. Dessa forma, a incorporação de profissionais para além da equipe financiada pelo citado órgão está sujeita a decisões políticas das gestões municipais.

Tanto por razões relacionadas à precariedade de recursos financeiros, quanto por questão afetas a decisões políticas, no entanto, a grande maioria dos municípios estrutura suas equipes tomando como parâmetro a composição preconizada pelo MS. Além disso, alguns justificam sua posição afirmando que estão cumprindo as determinações federais. Nesse sentido, o que de fato tem feito a diferença entre ampliar ou limitar a equipe tem sido determinado pelas lutas sociais e da organização dos profissionais de saúde, principalmente pela sua capacidade de articulação junto aos movimentos sindical, social e popular no sentido de ampliar o debate e as forças políticas em prol de condições para uma efetiva mudança no modelo de atenção à saúde na perspectiva da Promoção da Saúde, que requer concepção e equipe ampliada de saúde.

Assim, dependendo da concepção de gestão e suas prioridades, da própria concepção de saúde adotada, bem como das lutas dos profissionais, alguns municípios tem procedido a ampliação das equipes básicas com recursos próprios, enfrentando criativamente os diversos desafios e dificuldades no que se refere ao financiamento, como foi o caso da gestão municipal de Campina Grande-PB, no período de 2003 a 2005, no qual assistentes sociais e profissionais de saúde bucal[9] foram incluídos oficialmente nas equipes básicas da ESF.

É nessa direção que buscaremos socializar algumas experiências na perspectiva da Promoção da Saúde desencadeadas por

Assistentes Sociais atuantes nas equipes básicas da estratégia no município em foco.

2 A ESTRATÉGIA SAÚDE DA FAMÍLIA E A PROMOÇÃO DA SAÚDE

Conforme mencionamos anteriormente, um dos focos das reivindicações do MRS era a organização dos serviços sanitários e o redimensionamento do processo de trabalho em saúde, objetivando a superação do modelo médico-assistencial curativo, que gera a organização de um processo de trabalho focado na atenção curativa individual, tendo o médico como sujeito central, decidindo sobre o diagnóstico, os exames, a terapêutica, delegando tarefas aos demais profissionais (MERHY, 2002). Isso desencadeia um trabalho fragmentado, parcelado (COSTA, 1998), que não se preocupa com os impactos causados na saúde da população, mas é **procedimento--centrado***10* (MERHY; FRANCO, 2007).

Dessa forma, o MRS propugnava a superação de tal modelo, conforme os princípios do SUS, no sentido de tornar o trabalho em saúde **usuário-centrado**, pautado na perspectiva interdisciplinar, intersetorial, baseado na abordagem por problemas (MENDES, 1996), bem como na incorporação de ações de prevenção de riscos e agravos e de Promoção da Saúde (TEIXEIRA, [s.d.], apud PAIM, [s.d.]) no cotidiano dos serviços de saúde, indo além dos muros das unidades de saúde, aos locais onde vivem e trabalham os usuários.

De acordo com o MS (BRASIL, [s.d.]), a proposta da ESF caminha nessa direção. Seus profissionais devem desenvolver ações de Promoção da Saúde, prevenção, recuperação, reabilitação de doenças e agravos mais frequentes, e na manutenção da saúde da comunidade, se caracterizando também pelo desafio de buscar:

> estabelecer vínculos de compromisso e de co-responsabilidade com a população; por estimular a organização das

> comunidades para exercer o controle social das ações e serviços de saúde; por utilizar sistemas de informação para o monitoramento e a tomada de decisões; por atuar de forma intersetorial, por meio de parcerias estabelecidas com diferentes segmentos sociais e institucionais, de forma a intervir em situações que transcendem a especificidade do setor saúde e que têm efeitos determinantes sobre as condições de vida e saúde dos indivíduos-famílias-comunidade (Ibid., não paginado).

De acordo com Tesser et al (2010), a ESF deve atingir alguns campos da Promoção da Saúde: o fortalecimento da ação comunitária, o desenvolvimento de habilidades e atitudes pessoais e o desenvolvimento de políticas públicas saudáveis em seu território. Além disso,

> deseja-se, pela adoção do conceito ampliado de saúde e pela valorização da Promoção da Saúde, que as equipes de saúde da família associem sua função clínica com prevenção de doenças e Promoção da Saúde, com atuação no território e nas comunidades, com educação em saúde e empoderamento coletivo para intervenção em determinantes sócio-sanitários, políticos e culturais da saúde (Id., Ibid., p.49).

O que observamos, contudo, é que apesar de todas as reivindicações da RSB, bem como dos avanços legais advindos com o Sistema Único de Saúde (SUS), as alterações no modelo de atenção à saúde são ainda embrionárias, inclusive na APS. Em outas palavras, a hegemonia da racionalidade assistencial-privatista se mantém, em todas as esferas de atenção à saúde: suas ideias e valores seguem predominantes e orientam formação e práticas sanitárias (FEUERWERKER, 2007). Para Costa (2010, p.225), "o SUS permanece privilegiando ações curativas e refém da fragmentação, especialização, racionamento da oferta, precarização do trabalho, contenção dos gastos sociais e refuncionalização de práticas tradicionais no seu âmbito".

No que diz respeito ao processo de trabalho das equipes de saúde no SUS, evidenciam-se as fragilidades que perpassam o trabalho dos profissionais da área no sentido de construir novas práticas, estando, muitas vezes, ainda orientadas fortemente pelo enfoque centrado na doença, na cura e nos indivíduos (SILVA, 2008). Ilustrativo dessa dificuldade é o estudo de Tesser et al (2010), desenvolvido junto a profissionais de equipes básicas de Saúde da Família (em Florianópolis), que, em tese, deveriam privilegiar o enfoque da promoção, em virtude dos objetivos da Estratégia. Porém, no trabalho de campo, os autores constatam que as iniciativas que se diziam de PS são restritas, em sua maioria, a atividades voltadas para oferecer informações sobre a prevenção de doenças[11]. Além disso, eles verificam que as atividades relacionadas ao estímulo à organização popular e comunitária e ao controle social praticamente não foram mencionadas pelos (as) profissionais.

Aqui vale pontuar que a tessitura do trabalho dos(as) diferentes profissionais sanitários e equipes não se esgota na dimensão/responsabilidade individual, mas abrange a organização do trabalho na instituição na qual está inserido; a configuração da gestão local; o delineamento da política de saúde; os rumos da formação acadêmica e da educação permanente; enfim, à racionalidade que direciona o delineamento da política de saúde e às condições objetivas que perpassam sua implementação. Contudo, é preciso considerar também como tais equipes e profissionais constroem respostas às demandas que lhes são colocadas, norteadas pelo conceito de saúde adotado pelos(as) mesmos(as); pelo percurso de sua formação profissional; pelos compromissos adotados ético-políticos adotados, enfim, pela "atitude dos profissionais de saúde para com seu universo de trabalho, [que] por sua vez, guarda uma relação muito íntima com as ideias que esses profissionais têm do mundo e, evidentemente, de sua própria profissão" (GALLO; NASCIMENTO, 1989, p. 95).

Considerando tais aspectos, é importante destacar que, embora ainda não seja a conotação hegemônica do SUS, práticas no sentido das proposições do MRS e da Promoção da Saúde vem sendo delineadas em diversos pontos do país, por gestões municipais ou por equipes e/ou profissionais em territórios específicos, num processo complexo, muitas vezes tenso, de avanços e recuos. É sobre uma dessas experiências que trataremos adiante.

2.1 A ESF e a inserção de assistentes sociais

É preciso aqui situar que a inclusão de assistentes sociais na ESF[12], até a criação dos (NASF), eram incipientes em nível nacional. Entre os locais que inseriram tais profissionais nas equipes básicas, que se apresentaram como contínuas e que tiveram divulgação nacional, pudemos localizar apenas os municípios de Campina Grande/PB e Aracaju/SE (VASCONCELOS et al, 2009).

Em nossa análise, nos dois municípios esse processo aconteceu a partir de experiências nas quais assistentes sociais, lotados(as) em Secretarias Municipais como a de Saúde ou Assistência Social, foram disponibilizados(as) para dar suporte ao trabalho das equipes da ESF. Em tais realidades, marcadas por tradições de lutas locais em defesa do SUS, os(as) profissionais das equipes básicas e os assistentes sociais com elas envolvidos, em parceria com os Conselhos Regionais de Serviço Social (CRESS) e outros sujeitos coletivos, iniciaram um processo de articulação com sujeitos locais, numa luta para que tal inclusão ocorresse de maneira oficial.

Em ambos os casos, em gestões municipais do Partido dos Trabalhadores (PT), conseguem resposta positiva às suas reivindicações, o que ocorreu em Aracaju no ano de 1998 e em Campina Grande em 2003[13]. Dessa maneira, nas duas localidades, parece ter havido uma conjunção entre as lutas pela inclusão do assistente social nas equipes básicas e a decisão política da gestão municipal em investir na ESF como estratégia para reverter a configuração da política municipal de saúde, objetivando modificar o modelo de atenção à saúde.

Vale registrar que, em Campina Grande[14], nosso lócus de atuação, o principal argumento na reivindicação para a inserção de tal profissional era a contribuição da profissão para o campo da **Promoção da Saúde,** no sentido de incorporar profissionais que contribuíssem para que o processo de trabalho na ESF ultrapassasse a abordagem tradicional. Não obstante, cumpre enfatizar que havia o entendimento de que a PS e o "social" não são exclusivos de nenhuma profissão e não adiantaria ter, na equipe, a responsabilização por essa demanda para um profissional específico, no caso, o assistente social. No entanto, partia-se da necessidade de abordar a problemática de saúde como fenômeno coletivo e da contribuição do assistente social para tal processo (VASCONCELOS, 2008).

Destarte, em 2002, num contexto em que a gestão municipal era progressista e os profissionais da ESF estavam aglutinados em torno da Associação de Profissionais da Saúde da Família (APSF) (que fizera uma greve na qual uma das reivindicações era a inclusão de dentistas e assistentes sociais nas equipes básicas), os profissionais de Serviço Social foram incluídos na composição de tais equipes, objetivando darem contribuições para o campo da PS[15], como veremos a seguir.

3 O TRABALHO DE ASSISTENTES SOCIAIS NAS EQUIPES BÁSICAS DA ESF DE CAMPINA GRANDE

De forma distinta dos demais profissionais da equipe básica da ESF, cujas atribuições são determinadas pelo Ministério da Saúde, as dos profissionais de Serviço Social foram elaboradas localmente[16] - com base nos princípios do SUS e da ESF, bem como nos instrumentos normativos profissionais, como o Código de Ética e a Lei de Regulamentação da profissional. Conforme mostram Ribeiro et al (2006), tais atribuições foram assim definidas:

a) encaminhar providências, prestar orientações, informações a indivíduos, grupos e à população na defesa, ampliação e acesso aos direitos de cidadania;

b) prestar assessoria a grupos, entidades e movimentos sociais existentes na comunidade, viabilizando o processo de mobilização, organização e controle social;

c) desenvolver ações socioeducativas e culturais com a comunidade;

d) identificar as potencialidades existentes na comunidade, bem como os recursos institucionais, estimulando as ações intersetoriais, para a melhoria da qualidade de vida da população;

e) identificar, implementar e fortalecer os espaços de controle social na comunidade;

f) contribuir para a capacitação e formação de conselheiros (as) de saúde e de outros sujeitos sociais;

g) discutir, de forma permanente, junto à equipe de trabalho e à comunidade, o conceito de cidadania, enfatizando os direitos à saúde e as bases que o legitimam;

h) elaborar, coordenar e executar capacitações para os profissionais da ESF;

i) realizar atendimentos individuais de demandas espontâneas e/ou referenciadas na Unidade Básica de Saúde da Família;

j) emitir laudos, pareceres sociais e prestar informações técnicas sobre assunto de competência do Serviço Social;

k) planejar, executar e avaliar pesquisas que possam contribuir para a análise da realidade social e para subsidiar as ações do PSF;

l) acompanhar, na qualidade de supervisor(a) de campo, estagiários(as) de Serviço Social, desde que tenha supervisão acadêmica; e

m) sistematizar e divulgar as experiências do profissional de Serviço Social no PSF.

Observe-se que as atribuições acima descritas estão concatenadas com as proposições do MRS, bem como com o Projeto Ético-Político do Serviço Social (PEPSS)[17].

Com tal referencial "embaixo do braço", enquanto assistentes sociais aprovadas no processo seletivo que fora realizado, nos inserimos nas equipes e comunidades adscritas, buscando contribuir para avanços nos processos de trabalho no sentido de ultrapassar o modelo tradicional.

É importante mostrar que tal inserção se deu, num primeiro momento, na proporção de um assistente social para duas equipes, o que nos possibilitava o conhecimento da realidade de cada área, a criação de vínculos com os usuários, a inserção na dinâmica de trabalho das equipes, inclusive no planejamento e avaliação, bem como que nos envolvêssemos com atividades que fossem além do meramente assistencial, investindo em ações que caminhassem na perspectiva da Promoção da Saúde.

Cumpre mencionar que, na tessitura de nosso trabalho, como dos demais profissionais de saúde, era necessário levar em consideração o contexto socioeconômico e político, a configuração das diversas políticas sociais, a questão da intersetorialidade, bem como era imprescindível considerar a dinâmica de trabalho das diferentes equipes, as peculiaridades das comunidades atendidas, sua forma de organização, a correlação de forças em nível local. Isso significa que, embora nossa atuação nas diversas equipes tivesse diversos traços comuns, havia também particularidades no trabalho em cada equipe.

Uma das preocupações de nosso grupo era que o trabalho desenvolvido se desse numa perspectiva interdisciplinar, conforme proposto pelo MRS e pelas diretrizes da ESF. Como mostra Peduzzi (2001), a proposta do trabalho em equipe tem sido discutida como um meio para enfrentar o processo de especialização na área da saúde e requer o entendimento das várias disciplinas para enfrentar a complexidade que é a atenção primária, a qual toma a saúde no seu contexto pessoal, familiar e social, bem como a Promoção da Saúde, a prevenção e reabilitação, ressaltando a intersetorialidade como parceira fundamental para a resolutividade dos problemas de saúde.

Neste sentido, em cada equipe, as assistentes sociais buscávamos desenvolver articulações interdisciplinares. Nesta direção, diante da heterogeneidade do perfil dos profissionais das equipes, buscávamos aliados, entre os diversos membros das equipes, na tessitura de práticas sanitárias no sentido da Promoção da Saúde. Na maioria das vezes, as ações e atividades que desenvolvíamos eram construídas em parceria com alguns dos colegas das equipes, principalmente enfermeiros, cirurgiões dentistas e agentes comunitários de saúde ACS's).

Como um dos focos do nosso trabalho era a mobilização e a organização popular, procurávamos também envolver os grupos organizados de cada comunidade, bem como os usuários em geral, objetivando construir e desenvolver ações conjuntamente. Além disso, buscávamos tecer articulações intersetoriais com as demais instituições atuantes nas áreas adscritas, bem como com a rede de proteção social existente no município.

Assim, geralmente em conjunto com as equipes da ESF e a população organizada, desencadeávamos/incentivávamos ações no campo da organização e da mobilização comunitária, do controle social, da intersetorialidade, da educação popular em saúde e da divulgação e defesa dos direitos sociais, atividades passíveis de serem inseridas no âmbito do que se denomina Promoção da Saúde, conforme relataremos nesse momento.

4 A TESSITURA DO TRABALHO NUMA PERSPECTIVA DE PROMOÇÃO DA SAÚDE

Em nosso trabalho, havia diversificadas demandas, inclusive no campo assistencial, sobre as quais nos voltávamos cotidianamente, através de atendimentos individuais, visitas domiciliares, encaminhamentos, etc. No entanto, como nosso horizonte era a contribuição para a mudança do modelo de atenção à saúde, buscávamos desenvolver ações que caminhassem na perspectiva da prevenção e da Promoção da Saúde, em conjunto com os demais profissionais das equipes.

Apesar de termos elegido duas experiências para serem descritas no próximo item, podemos aqui mencionar diversas vivências interessantes na perspectiva da Promoção da Saúde, como veremos a seguir.

No campo da participação popular, em Campina Grande havia uma preocupação das equipes em implantar Conselhos Comunitários de Saúde, que se configuraram em um dos eixos prioritários de nossa intervenção. Assim, com a participação das equipes de saúde e de usuários, foram realizadas inúmeras reuniões e ações no sentido de discutir e encaminhar questões relacionadas a problemas vivenciados pela comunidade, tais como moradia, saneamento básico, educação, lazer, segurança, transporte, trabalho, entre outros. Tais reuniões resultaram em diversas ações de busca da intersetorialidade, que resultaram em algumas conquistas para as comunidades, como se pode observar em Ramos e Rocha (2012), neste livro.

Sob a responsabilidade de assistentes sociais, em diversas equipes houve iniciativas de formação política de conselheiros locais de saúde, com "capacitações" objetivando fornecer informações básicas aos sujeitos sociais para atuarem de forma mais qualificada nos espaços locais de controle social, bem como subsidiá-los na formulação de estratégias, na tomada de decisões e no controle da execução da política de saúde (VASCONCELOS, SILVEIRA, SILVA, 2005). Os temas abarcados envolviam cidadania e participação, controle social, política da saúde (SUS e PSF), direitos dos usuários do SUS, entre outros.

O longo depoimento de uma assistente social ilustra os desafios e potencialidades da realização de tais cursos:

> Eu já era assistente social da ESF desde 2003, sendo responsável por duas equipes básicas da área urbana. Após a aprovação no concurso público, contudo, provavelmente em virtude de minha militância junto à APSF, a partir da qual realizamos atos públicos e nos envolvemos em diversas

formas de mobilização para reivindicar direitos dos trabalhadores da ESF, fui transferida para um distrito rural de Campina Grande, uma extensa área, cuja cobertura era realizada por três equipes. Para se ter uma ideia da distância, para chegar a uma das ancoras da última delas, tínhamos que passar pelo município vizinho para poder ter acesso à unidade de saúde. Em época de chuvas intensas, o acesso a tal localidade não podia acontecer. Todo o percurso, para qualquer uma das unidades, era por estrada de terra, repleta de pedrinhas, com uma paisagem semi-árida. O transporte público no distrito era precário e os ônibus só faziam uma cobertura regular da primeira parte do distrito. As pessoas se locomoviam na área a pé, de motocicleta, a cavalo ou até mesmo de carro de boi. Numa das equipes sob minha responsabilidade, conversando com os agentes de saúde, vimos a necessidade de retomar a organização do Conselho Local de Saúde (CLS), que estava inativo desde a saída da assistente social anterior da equipe, havia vários meses. Dessa forma, conversamos com o restante da equipe (médica, enfermeira e auxiliar de enfermagem), que se dispôs a contribuir com as atividades. Dessa forma, elaboramos um projeto para a realização de um "curso de capacitação para conselheiros de saúde", objetivando, a partir dele, a reorganização do CLS. Como a unidade não tinha espaço apropriado, fizemos a reserva de uma sala da escola municipal, que funcionava em frente à UBSF. Na Secretaria de Saúde, conseguimos obter material de escritório e cópia do material didático que utilizaríamos: a Cartilha "O SUS pode ser seu melhor plano de saúde", elaborada pelo Instituto de Defesa do Consumidor (IDEC). Os temas a serem debatidos, a partir de encontros periódicos, abrangeriam: a política de saúde e o SUS; o controle social no SUS; os direitos dos usuários do SUS. Os ACS's contribuíram na divulgação e conseguiram mobilizar membros de associações rurais, igrejas, lideranças de cooperativas e assentamentos existentes na área (inclusive um deles era do MST) para participarem do curso. Estranhamente, os demais membros da equipe, que num primeiro momento tinha se disposto a participar da tessitura do mesmo, não assumiram suas responsabilidade. Minha suposição é que a motivação para isso foi a minha participação na APSF, somada ao fato de que, por ser ano eleitoral, qualquer reunião com a comunidade podia ser entendida como envolvendo questões partidárias. Nesse contexto, apenas eu e os ACS's tivemos que executá-lo, assumindo inclusive as tarefas das quais os outros profissionais abdicaram. Os primeiros encontros foram muito interessantes, ricos em debate: os usuários referiam as verdadeiras descobertas que estavam fazendo em relação ao SUS e ao controle social. No dia do encerramento do curso, imaginando alguma tentativa de boicote por parte da secretaria, cheguei muito cedo à sede da mesma, na qual usualmente esperávamos o transporte que nos levaria às UBSF. Eu tinha duas opções de carro que passariam na escola na qual estávamos desenvolvendo o curso, já que a primeira equipe ficava distante daquela. No entanto, bem depois do horário que geralmente os carros chegavam, nenhum dos dois apareceu na secretaria. Tive que ir, portanto, no transporte da primeira equipe, que distava alguns quilômetros do local onde precisaria estar. Fiquei aguardando a passagem do outro carro na primeira UBSF. Ao mesmo tempo, tentava falar com os colegas das equipes que estavam em deslocamento, mas não conseguia linha de maneira alguma (depois uma colega informou que estava tentando se comunicar comigo, para informar que o motorista tinha recebido ordem para mudar o caminho naquela manhã e que não teriam como me pegar). A hora ia passando e eu sabia que os usuários estavam me aguardando para o a conclusão de nosso curso. Resolvi então ir na única opção disponível: uma moto-táxi. O problema é que, por estarem circulando em área rural, geralmente os condutores não tinham nem disponibilizam capacete. Conversei com um deles, que conseguiu o item de segurança. Assim montei na motocicleta e lá fomos nós: estrada poeirenta, repleta de pedrinhas escorregadias. Ao chegar na escola, os participantes ainda me aguardavam. Fizemos a última oficina e, em determinado momento, os usuários que militavam no MST vieram me informar algo que, para mim, valeu a aventura da estrada, o enfrentamento das adversidades junto à secretaria e a minha equipe, bem como o investimento em atividades como aquela: eles disseram que tinham feito cópia da Cartilha do IDEC e iriam trabalhar com as crianças e adolescentes da escola existente no assentamento os direitos do usuário do SUS! Após o encerramento do curso, com a entrega de certificados para os participantes, ao entrar na unidade de saúde, outro situação me tocou profundamente: algumas das pessoas do MST que conosco estavam tinha atravessado diversos quilômetros de carro de boi, junto com outros usuários, para chegarem na UBSF e irem para o curso. Acomodadas atrás do lentíssimo veículo, por conta do sol escaldante, se protegiam com sombrinhas. Assim chegariam ao assentamento, por aquelas poeirentas estradas, com as informações as quais tinham tido acesso e lutando por uma política de saúde e uma melhor qualidade de vida. Lição maior eu não poderia ter de que, apesar da necessidade de enfrentar muitas barreiras (como mostra Ramos, 2012, em artigo nesta coletânea), investir no controle social e na Promoção da Saúde é algo imprescindível se quisermos transformar as condições de vida e de saúde de nossa população.

Prosseguindo nas atividades desenvolvidas por assistentes sociais, diretamente associadas ao controle social estavam as ações intersetoriais, que eram realizadas em dois eixos principais: em nível local, especialmente com as políticas de educação (articulação com escolas e creches existentes nas áreas atendidas, com associações de moradores, Clubes de Mães, pastorais, etc) e assistência social (articulação com os Centros de Referência em Assistência Social, o Programa Agente Jovem, o Programa de Erradicação do Trabalho Infantil, entre outros), tanto no sentido de ações coletivas quanto voltadas para situações envolvendo usuários específicos. Como exemplo, podemos citar a formação de turmas de alfabetização de jovens e adultos em vários bairros, a partir de iniciativas desencadeadas por assistentes sociais a partir da identificação da relação entre problemas de saúde e nível de escolaridade. Outro exemplo era o desenvolvimento de atividades voltadas para educação sexual nas escolas ou a formação de grupos de adolescentes nas unidades de saúde, em parceria com as instituições de educação formal.

O segundo eixo de articulação intersetorial era em nível municipal: nosso trabalho constantemente buscava a interlocução com as demais instituições da rede de proteção social, especialmente nas áreas de proteção da infância, dos idosos, na assistência social, na saúde mental, na saúde do trabalhador, na área jurídica. Aqui destacamos a articulação com os Conselhos Tutelares, especialmente no que se refere ao enfrentamento da violência contra criança e adolescente.

No campo das atividades de educação em saúde com abordagem coletiva, na perspectiva da educação popular em saúde, em articulação com os demais membros das equipes, desenvolvemos inúmeras ações, participando desde as atividades de planejamento, organização, execução e avaliação. Tais ações ocorriam em salas de espera ou em grupos formados nas unidades de saúde, como gestantes, idosos, hipertensos, de saúde mental, de adolescentes, de mulheres. Temáticas importantes que discutimos, especialmente junto aos últimos dois grupos, foram: gênero, sexualidade e violência contra a mulher.

Vale destacarmos que, na divulgação dos direitos sociais, importantes ações foram desencadeadas por assistentes sociais, especialmente no tocante aos direitos previdenciários, aos direitos dos usuários do SUS, aos direitos das mulheres e das crianças e adolescentes.

Cumpre mencionar que, em todo esse percurso, em geral as assistentes sociais participavam do desenvolvimento de iniciativas relacionadas à organização de discussões coletivas, eventos culturais, como Mostras Culturais, Semanas do Bairro Saudável, eventos em dias comemorativos, entre outros.

Após termos exposto ligeiramente as linhas gerais do trabalho desenvolvido na perspectiva da promoção, relataremos agora duas experiências propostas por assistentes sociais e executadas conjuntamente com outros profissionais tanto da ESF quanto de instituições parceiras do município de Campina Grande: a primeira se refere a atividades formativas que contribuíram para a qualificação profissional dos Agentes Comunitários de Saúde; a segunda se voltou para o campo da nutrição, através da proposta de uma Cozinha Comunitária.

4.1 Formação em saúde e cidadania: uma estratégia para a Promoção da Saúde

Para o desenvolvimento de um trabalho voltado para a mudança do modelo de atenção à saúde, algumas de nós, assistentes sociais, percebemos a necessidade dos Agentes Comunitários de Saúde (ACSs) possuírem mais informações sobre os direitos civis, políticos e sociais (QUEIROZ, et al, 2005), o que certamente qualificaria o seu trabalho na perspectiva da saúde em seu sentido ampliado.

Até aquele momento, os(as) ACS's tinham realizado o Curso Introdutório para a ESF e outros pequenos cursos de formação (que se voltavam especialmente patologias diversas, como hipertensão arterial, diabetes, etc). Ainda não havia começado o Curso Técnico de ACS, realizado pelo governo federal, e as discussões sobre educação permanente em saúde era incipientes.

Diante desse quadro, foi elaborado por algumas assistentes sociais um projeto de capacitação para os ACSs[18], posteriormente ampliado para outras equipes do município de Campina Grande/PB.

Nossa ideia era colocar em pauta discussões que possibilitassem aos ACS's a identificação das situações de violação de direitos - especialmente dos grupos mais vulneráveis, como crianças, idosos, portadores de necessidades especiais -, bem como o conhecimento sobre os encaminhamentos e procedimentos necessários para o acionamento da rede de proteção social. Além disso, os ACS's poderiam contribuir para a divulgação dos direitos, processo fundamental para a busca da efetivação da cidadania, no papel de sujeitos multiplicadores nas comunidades onde estavam inseridos. Enfim, esse processo muniria os profissionais em tela de conhecimentos importantes para o desenvolvimento de um trabalho na perspectiva da Promoção da Saúde da população, ao se debruçarem sobre situações condicionantes e determinantes da saúde dos usuários.

Em síntese, o projeto tinha como objetivo propiciar aos referidos profissionais, que lidam cotidianamente com a população usuária da ESF um espaço de discussão sobre temáticas relacionadas aos direitos do cidadão, visando contribuir para uma atuação ativa e qualificada destes sujeitos no processo de construção e formação da consciência coletiva em prol dos direitos legalmente assegurados.

Após apresentação e discussão da proposta com todos os profissionais das equipes, iniciamos a execução da experiência piloto em abril de 2004, com encontros sistemáticos, finalizando em novembro do mesmo ano. Foram envolvidos quarenta e cinco Agentes Comunitários de Saúde de sete comunidades nas quais a ESF atuava, o que significou 25% de localidades cobertas naquela época.

As temáticas que trabalhamos possibilitaram aos profissionais maior aprofundamento do conhecimento acerca dos Direitos Civis, Direitos Políticos, Direitos Sociais, destacando-se as legislações brasileiras, a exemplo do Estatuto da Criança e do Adolescente; Estatuto do Idoso; Lei dos Portadores de Deficiência Física; Lei de Diretrizes e Bases da Educação; legislações referentes à Previdência Social; Lei Orgânica da Assistência; Lei Orgânica da Saúde.

Os encontros foram realizados através de oficinas, utilizando-se os seguintes instrumentais técnico-operativos: painéis, reflexão de textos, álbuns seriados; dinâmicas, filmes; músicas; apresentação e discussão dialógica dos conteúdos e avaliação contínua. Na execução de tais oficinas, foram envolvidos outros profissionais das equipes (médicos, enfermeiros e cirurgiões dentistas) e de instituições parceiras (Professores da Universidade Estadual da Paraíba, profissionais do Centro de Referência de Saúde do Trabalhador, do Conselho Municipal do Idoso), considerando a importância do trabalho interdisciplinar e intersetorial.

Avaliamos que o projeto possibilitou alguns resultados positivos, dentre os quais destacamos: a importância de educação permanente para melhor qualificação das ações dos Agentes Comunitários de Saúde e dos demais membros das equipes; construção e ampliação do conhecimento dos usuários sobre os direitos civis, políticos e sociais; envolvimento da equipe multiprofissional, tanto na coordenação quanto na participação das oficinas; construção de saberes entre os diversos profissionais envolvidos; melhoria na qualidade das ações desenvolvidas pelos Agentes Comunitários de Saúde, na perspectiva de contribuírem para ampliação da cidadania da população e, consequentemente, fomentarem a prática de Promoção da Saúde, entendida como uma estratégia transversal, multi e interdisciplinar que deve possibilitar ao sujeito a autonomia para a tomada de decisão, determinação para lutar pelos seus direitos e cumprir os seus deveres de forma responsável e autônoma (SILVA; ARAÚJO, 2007).

A segunda experiência que desejamos socializar aqui diz respeito a ações de uma equipe da ESF voltadas para segurança alimentar: a implantação de uma cozinha comunitária, conforme veremos no próximo item.

4.2 Cozinha comunitária: uma experiência de Promoção à Saúde

Antes de relatarmos a experiência, é importante situar que as equipes da Estratégia Saúde da Família desenvolvem ações voltadas para as questões de saúde de maior relevância nas diferentes fases da vida. Uma dessas ações é o acompanhamento e desenvolvimento das crianças de 0 a 5 anos, considerando que a alimentação e a nutrição são condições fundamentais para o crescimento das mesmas.

Cumpre registrar que a Política Nacional de Promoção da Saúde, em um dos seus eixos de intervenção, contempla a alimentação saudável, que visa à Promoção da Saúde e a segurança alimentar e nutricional que contribuem para a redução da pobreza, a inclusão social e o cumprimento do direito humano à alimentação adequada.

Tendo como horizonte tais parâmetros, uma das equipes da ESF de Campina Grande[19] fazia mensalmente o acompanhamento da saúde das crianças, e, além de pesar as mesmas, realizava atividades educativas coletivas - na forma de oficinas - com as mães, envolvendo temas como a importância da puericultura, do aleitamento materno, da alimentação saudável, da alimentação alternativa, da vacinação, do Estatuto da Criança e do Adolescente e da violência doméstica contra a criança.

Em um determinado momento (março de 2004), a equipe resolveu traçar um perfil nutricional do público-alvo, ocasião em que desenvolveu oficinas de pesagem com 193 crianças na faixa etária de 02 a 05 anos, buscando identificar os fatores causais e desencadeantes para a desnutrição infantil. Constatamos que 14,5 % crianças estavam em estado de desnutrição, enquanto a média nacional na época era de 10,6%. Além disso, 46% delas estava em risco nutricional.

Depois de constatar esse número elevado de crianças desnutridas na comunidade, a assistente social da equipe, junto com a enfermeira, elaborou um projeto que visava ações de prevenção das doenças e promoção à saúde, entre as quais a implantação de uma cozinha comunitária.

Para tanto, partiram da compreensão defendida pelo Ministério da Saúde (2005) de que a desnutrição é um problema sério de saúde e uma das causas de morbidade e mortalidade mais comuns entre crianças de todo o mundo. No Brasil, apesar da prevalência da desnutrição na infância ter reduzido nas últimas décadas, o percentual se mantém muito acima dos valores recomendados pela Organização Mundial de Saúde, que são inferiores a 5%. Consideravam também que a alimentação e a nutrição são condições fundamentais para o crescimento e desenvolvimento humano com qualidade de vida e cidadania (BRASIL, 2008).

Nessa perspectiva, projeto foi discutido inicialmente com a equipe e representantes da comunidade. Em 2006, ele foi aprovado pelo

Ministério do Desenvolvimento Social e Combate à Fome e pela Fundação Banco do Brasil, os quais destinaram recursos para a aquisição de equipamentos e utensílios para a cozinha e pagamento para os instrutores que realizaram o curso de capacitação com as mães. Em 2007 foi instalada a cozinha comunitária no Clube de Mães da Comunidade Nossa Senhora Aparecida, no bairro do Catolé.

Os objetivos do projeto de implantação da Cozinha Comunitária foram os seguintes:

1) recuperar as crianças em estado de desnutrição e em risco nutricional, contribuindo para uma infância saudável e um crescimento satisfatório dentro dos padrões de normalidade;
2) melhorar a qualidade de vida das famílias, a partir de capacitações em reeducação alimentar; contribuir para o fortalecimento e organização das mulheres para a geração de trabalho e renda;
3) prevenir doenças por erro alimentar através de capacitações voltadas para a importância da alimentação saudável;
4) e capacitar mulheres na área de alimentos como forma de gerar trabalho e renda informal, contribuindo para a autonomia do indivíduo e da sua família.

Logo em seguida realizaram uma capacitação com a presença de cinquenta mães. Para a execução da mesma, contaram com uma equipe multidisciplinar e de diversos setores: nutricionista, enfermeira, professora da Universidade Estadual da Paraíba, instrutora da Pastoral da Criança e mulheres da própria comunidade.

Como temáticas dos cursos, selecionamos as seguintes: manipulação dos alimentos; reeducação alimentar; alimentação alternativa; preparação de multimistura, pães integrais e soja; confecção de salgados e doces; associativismo e cooperativismo.

Cada curso tinha uma parte teórica apresentada através de discussão dialógica, com exibição de filmes educativos. Havia também a parte prática, na qual as mulheres manipulavam os alimentos e trocavam experiências cotidianas, onde tinham oportunidade de adquirir novos conhecimentos e de ter um olhar diferenciado sobre a problemática da desnutrição e sobre a importância da alimentação saudável.

Em nossa avaliação, os resultados alcançados por essa experiência foram: a implantação da Cozinha Comunitária na comunidade (um equipamento permanente que está presente até os dias atuais na comunidade); mudanças de hábitos alimentares por parte de algumas famílias, proporcionando às crianças um desenvolvimento satisfatório; ampliação dos conhecimentos das mulheres através de cursos sobre diversos temas; parcerias realizadas entre a Estratégia Saúde da Família com o Clube de Mães, a Fundação Banco do Brasil e o Ministério do Desenvolvimento Social e Combate á Fome; e o enfrentamento de uma problemática através de uma abordagem multiprofissional e intersetorial.

Apesar da riqueza da experiência, durante a execução do projeto da Cozinha Comunitária, houve a realização do concurso público para o PSF. Após a convocação dos profissionais concursados, a enfermeira e a assistente social da equipe (também envolvidas com a APSF) foram transferidas para unidades em outros bairros, não sendo levado em consideração pela gestão os projetos desenvolvidos e o vínculo com a comunidade. Sendo assim, houve uma descontinuidade nas ações desenvolvidas e atualmente a cozinha comunitária está servindo apenas para a preparação e distribuição de um sopão para as famílias pobres da comunidade, oferecido pelo Clube de Mães, com o apoio do SESC e da Prefeitura Municipal.

CONSIDERAÇÕES FINAIS

As experiências mencionadas no decorrer deste artigo mostraram ações de Promoção da Saúde desenvolvidas pelas equipes da ESF que contribuírem para a melhoria da qualidade de vida da população, para que todos sejam partícipes na proteção e no cuidado com a vida.

Em que pesem as lacunas e fragilidades presentes no processo de prevenção e Promoção da Saúde na Estratégia Saúde da Família no Município citado, vale destacar algumas lições apreendidas, como a importância da equipe da Estratégia Saúde da Família se envolver com as mais variadas problemáticas vivenciadas pela comunidade e, conjuntamente com outros profissionais da rede de serviços local, buscar alternativas de enfrentamento dos problemas; a valorização de pesquisas/estudos aprofundados para embasamento de projetos de Promoção da Saúde que possam beneficiar a comunidade na qual está inserida a Unidade Básica de Saúde da Família; bem como a relevância de projetos de trabalho efetivamente compartilhados pelas equipes multiprofissionais e intersetorialmente.

É importante indicarmos que, não obstante a fértil experiência das ações desenvolvidas aqui descritas, desenvolver atividades relacionadas à Promoção da Saúde tem se tornado um desafio para os profissionais da ESF, especificamente em Campina Grande, tendo em vista a fragilidade na formação e educação permanente para os profissionais; o desinteresse da gestão municipal (2006/2011) e de alguns profissionais para desenvolver projetos de intervenção que visem à melhoria da qualidade de vida dos usuários; o maior investimento nas ações de recuperação e assistência á saúde em detrimento as ações de prevenção e Promoção da Saúde e a grande demanda para a parte curativa, bem como a valorização da quantidade em relação à qualidade do trabalho das equipes. Conforme mencionamos anteriormente, podemos afirmar que as novas práticas ligadas à produção social de saúde ainda são incipientes nos serviços de saúde (SILVA, 2007).

Outro fato que devemos enfatizar é a fragilidade no âmbito da intersetorialidade: apesar de no decorrer das ações relacionadas nesse trabalho, alguns setores do município estarem presentes, através de seus profissionais, a intersetorialidade deve ser vislumbrada de forma mais concreta, como política, pois os problemas de saúde resultam de múltiplas determinações e necessitam de amplas, múltiplas, simultâneas e concomitantes articulações com as várias instituições no sentido de enfrentar de forma adequada as reais necessidades de saúde da população.

Por fim, gostaríamos de enfatizar que tais ações constituíram iniciativas desencadeadas, coordenadas e viabilizadas a partir da inserção de assistentes sociais incorporados a equipe básica de saúde de Campina Grande, embora não está na composição oficial das equipes básicas da ESF preconizada pelo MS. Nas experiências que relatamos, fica evidente a importância da atuação dos profissionais de Serviço Social, justamente por deter domínio técnico e teórico-metodológico sobre cidadania, mobilização e participação popular (TEIXEIRA, 2001), essenciais à abordagem necessária ao trabalho com a comunidade das áreas adscritas. Esse potencial da profissão se expressara no fato de que tais assistentes sociais assumiram e articularam diversas iniciativas:

1) desenvolvimento de ações centradas na perspectiva da Promoção da Saúde;
2) através do convite, estímulo e incentivo aos demais profissionais e representantes da comunidade a se envolverem em ações que visam à melhoria das condições de vida da população;

3) de realização de ações de educação em saúde, de mobilização e participação popular, de ações intersetoriais;
4) da busca da defesa e legitimação de um projeto democrático-popular na perspectiva da gestão participativa do Sistema Único de Saúde, em conformidade com o Projeto Ético Político do Serviço Social.

É importante demarcamos que, apesar dos avanços obtidos a partir da inserção do citado profissional nas equipes básicas, as experiências anteriormente descritas vem sendo profundamente comprometidas pelo novos rumos da gestão municipal, expressa inclusive na ampliação da quantidade de equipes para cada assistente social (agora responsáveis por de 4 a 6 equipes básicas). Tal ampliação vem sendo justificada pela (in)compreensão de que as atribuições do assistente social nas equipes básicas são as mesmas do NASF. No entanto, a realidade tem mostrado exatamente o contrário: estar responsável por muitas equipes compromete a qualidade da atuação dos assistentes sociais, principalmente em termos da perspectiva da Promoção da Saúde, e acaba por restringir a mesma ao âmbito assistencial, conforme demonstra depoimento coletado por Vasconcelos et al (2011):

> Eu acho que **o Serviço Social no PSF vive um processo de precarização, desgaste**, por que há uma cobrança principalmente por parte da comunidade e dos outros profissionais que integram a equipe, de permanência do profissional, de ver o profissional, de ver o trabalho do profissional, e nesse atual processo de trabalho a gente não consegue, por **que a gente tá atuando em nível de emergência. Então eu posso atender vinte pessoas numa manhã, mas aí o que foi que eu fiz de promoção** [da saúde]**?** (Entrevistada 5 – grifos das autoras).

Sabemos que essa realidade de uma atenção à saúde focada no assistencial e na quantidade de procedimentos é uma antiga conhecida da política sanitária brasileira e de diversas profissões. Foi contra ela que se insurgiu o Movimento de Reforma Sanitária, cujas proposições continuam atuais, apesar das diversas reconfigurações da atenção à saúde no país: ao avaliarmos o cenário atual, constatamos que não basta ampliar a cobertura da ESF ou da APS para que este quadro mude. É preciso muito mais: é necessário que a concepção ampliada de saúde se enraíze nos serviços, na formação dos profissionais, na cultura popular.

Neste quadro, a perspectiva da Promoção da Saúde, se antenada aos preceitos do MRS, pode contribuir para a difícil tarefa de efetiva modificação do modelo de atenção, para a qual se torna fundamental que equipes da ESF ultrapassem os muros das Unidades Básicas de Saúde e mergulhem na realidade vivida pela população usuária buscando realizar ações que, zelando pela universalidade e integralidade da atenção com base na efetivação da participação popular, caminhem no sentido da prevenção e, sobretudo, da Promoção da Saúde na perspectiva subjacente ao Movimento de Reforma Sanitária.

REFERÊNCIAS

ABRANTES, F.M.N. *Saúde da Família em questão:* uma avaliação da estratégia em Campina Grande/PB. Relatório de Pesquisa de Iniciação Científica/PROINCI. Campina Grande: Universidade Estadual da Paraíba, 2008.

BRASIL, Ministério da Saúde. Cadernos de Atenção Básica, n. 1. A implantação da Unidade de Saúde da Família, Brasília, 1994.

__, CONSTITUIÇÃO (1998). *Constituição da República Federativa do Brasil*. Brasília – DF: Senado, 1998.

__. Ministério da Saúde. *Manual de atendimento da criança com desnutrição grave em nível hospitalar.* Brasília, 2005.

__. Ministério da Saúde. *Política Nacional de Promoção da Saúde*. Brasília: Ministério da Saúde, 2006.

__. Ministério da Saúde. *Temático Saúde da Família*. Organização Pan- Americana da Saúde, 2008.

CARNEIRO,T.S. *Discutindo a Estratégia Saúde da Família em Campina Grande/PB*: um "Neo-PSF às avessas"? Monografia (Graduação em Serviço Social). UEPB, Campina Grande, 2008.

CFESS. Grupo de Trabalho Serviço Social na Saúde. *Parâmetros para a Atuação de Assistentes Sociais na Saúde*. Brasília: Novembro de 2009.

COSTA, M. D. H. *Serviço Social e Intersetorialidade:* a contribuição dos assistentes sociais para a construção da intersetorialidade no cotidiano do Sistema Único de Saúde. Tese (Doutorado em Serviço Social). UFPE, Recife, [s.d.].

__. *Os elos invisíveis do processo de trabalho em saúde:* um estudo sobre as particularidades do trabalho dos assistentes sociais nos serviços públicos de saúde nos anos 90. Dissertação de Mestrado (Serviço Social). Recife: PPGSS/UFPE, 1998.

FEUERWERKER, L. Modelos tecnoassistenciais, gestão e organização do trabalho em saúde: nada é indiferente no processo de luta para a consolidação do SUS. *Temporalis:* Revista da Associação Brasileira de Ensino e Pesquisa em Serviço Social. São Luiz: n. 13, 2007.

GALLO, E.; NASCIMENTO, P. C. Hegemonia, Bloco Histórico e Movimento Sanitário. TEIXEIRA, S.F. In.: *Reforma Sanitária:* em busca de uma teoria. São Paulo: Cortez; Rio de Janeiro: ABRASCO, 1989.

HEIMANN, L. S.; MENDONÇA, M. H.. A trajetória da Atenção Básica em Saúde e do Programa de Saúde da Família no SUS: uma busca de identidade. LIMA, Nísia Trindade (org.). *Saúde e democracia:* história e perspectivas do SUS. Rio de Janeiro: Fiocruz, 2005.

MARTINIANO, C.S.; SAMPAIO, J.; SILVEIRA, S.A.S. Os desafios do Núcleo de Apoio à Saúde da Família para a consolidação da Atenção Primária à Saúde na perspectiva da Promoção da Saúde. In.: VASCONCELOS, K.E.L.; COSTA, M.D.H. *Por uma crítica da Promoção da Saúde:* contradições e potencialidades no contexto do SUS. Campinas: Hucitec, 2012 (no prelo).

MENDES, Eugênio Vilaça. *Uma agenda para a saúde.* Ed. Hucitec. São Paulo, 1996

MERHY, E. E. *Saúde:* Cartografia do trabalho vivo. São Paulo: Hucitec; Washington (DC): OPAS, 2002.

__; FRANCO, T.B. Programa de Saúde da Família (PSF): contradições de um programa destinado à mudança do modelo tecnoassistencial. In.: __. (orgs). *O trabalho em saúde:* olhando e experienciando o SUS no cotidiano. São Paulo: HUCITEC, 2007, p. 55-124.

OPAS/OMS. *Promoción de la salud em las Américas.* Washington, DC, Programa provisional, tema 5.9, 1993.

RAMOS, B.F. Promoção da Saúde no cotidiano dos serviços de saúde: um caminho com muitas barreiras. In.: VASCONCELOS, K.E.L.; COSTA, M.D.H. *Por uma crítica da Promoção da Saúde:* contradições e potencialidades no contexto do SUS. Campinas: Hucitec, 2012a (no prelo).

__; ROCHA, A.F.M. Conselhos Locais de Saúde: um dos caminhos para efetivação das ações de Promoção da Saúde. In.: VASCONCELOS, K.E.L.; COSTA, M.D.H. *Por uma crítica da Promoção da Saúde:* contradições e potencialidades no contexto do SUS. Campinas: Hucitec, 2012a (no prelo).

RIBEIRO, S. P.. Et.al. O cotidiano profissional de assistente Social no Programa Saúde da Família em Campina Grande. In.: *Revista Katálisis.* Universidade Federal de Santa Catarina. n. 1, junho, 1997.

PEDUZZI, M. Equipe Multiprofissional de Saúde: a interface entre trabalho e interação. Campinas, 1988. Faculdade de Ciências Médicas. UNICAMP.

PEDUZZI, M. *Trabalho em equipe multiprofissional.* In: Revista Saúde Pública, FSP, USP. São Paulo, 2001.

QUEIROZ, Rosa Maria Limeira de. Et all. *Saúde e cidadania em debate: uma experiência em Campina Grande.* In: Anais do VI Congresso Nacional da Rede Unida – Belo Horizonte, 2005.

SILVA, C. M. Equidade e Promoção da Saúde na estratégia Saúde da Família: desafios a serem enfrentados. *Revista de APS,* V. 11, n. 4, 2008. Disponível em <www.aps.ufjf.br/index.php/aps/article/download>. Acesso em 15-6- 2011

SILVA, Raimunda Magalhães da e ARAÚJO, Maria Alix Leite. Promoção da Saúde no contexto interdisciplinar. in: Revista Brasileira em Promoção da Saúde. Universidade de Fortaleza, 2007.

TEIXEIRA, Mary Jane de Oliveira. O Programa Saúde da Família, o Serviço Social e o canto do rouxinol. In: BRAVO, Inês Souza e PEREIRA, Potiara A. P. (orgs). *Política Social e Democracia.* Ed. Cortez, São Paulo, 2001.

TESSER, Charles Dalcanale et al. Concepções de Promoção da Saúde que permeiam o ideário de equipes da estratégia saúde da família da grande Florianópolis. *R. Saúde Públ.* Santa Cat., ISSN: 2175-1323, Florianópolis, Santa Catarina - Brasil, v. 3, n. 1, jan./jun. 2010.

VASCONCELOS, K.E.L. et al. *Serviço Social e estratégia saúde da família: contribuições ao debate.* In: Revista de Serviço Social & Sociedade. n. 98. Ed. Cortez. São Paulo, 2009.

__.*Saúde da família e serviço social:* uma análise da inserção da profissão na estratégia. Relatório de Iniciação Científica/UEPB. Campina Grande, 2011 (Texto não publicado).

__; SCHMALLER,V.P.V. Promoção da Saúde: polissemias conceituais e ideopolíticas. In.: VASCONCELOS, K.E.L.; COSTA, M.D.H. *Por uma crítica da Promoção da Saúde:* contradições e potencialidades no contexto do SUS. Campinas: Hucitec, 2012a (no prelo).

__.Estratégia Saúde da Família**:** foco da disputa entre projetos sanitários no Brasil. Artigo no prelo da *Revista Sociedade em Debate.* 2012b.

__; SILVEIRA, S.A.S.; SILVA, M.J.M. Conselhos Comunitários de Saúde: Espaços de ampliação da democracia participativa?[20] ("Health & Commonalty Councils: Democracy Partnership Enlargement Room?"). In.: *Anais do 14 Internacional Symposium of The Inter-University Cosortium for Internacional Social Development* – IUCISD. Recife, 2005.

NOTAS

2 Assistente Social da ESF de Campina Grande no período de 2003 a 2006; docente do Departamento de Serviço Social da Universidade Estadual da Paraíba; doutoranda em Serviço Social pela UFPE; mestre em Sociologia pela UFPB.

3 Assistente Social da Estratégia Saúde da Família do município de Campina Grande/PB desde 2003, Mestre em Educação.

4 Assistente Social da Estratégia Saúde da Família do município de Campina Grande/PB desde 2003, Especialista em Saúde da Família.

5 Starfield (2002, p.28) menciona que a APS pode ser definida como "aquele nível de um sistema de serviço de saúde que oferece a entrada no sistema para todas as novas necessidades e problemas, fornece atenção sobre a pessoa (não direcionada para a enfermidade) no decorrer do tempo, fornece atenção para todas as condições, exceto as muito incomuns ou raras, e coordena ou integra a atenção fornecida em algum outro lugar ou por terceiros. Assim, é definida como um conjunto de funções que, combinadas, são exclusivas da atenção primária". De acordo com a autora (ibidem), a APS possui os seguintes atributos: atenção ao primeiro contato; longitudinalidade; integralidade e coordenação.

6 "A principal proposta da Reforma Sanitária é a defesa da *universalização das políticas sociais* e a *garantia dos direitos sociais*. Nesta direção, ressalta-se a *concepção ampliada de saúde*, considerada como *melhores condições de vida e de trabalho, ou seja, com ênfase nos determinantes sociais*; a nova organização do sistema de saúde por meio da construção do SUS, em consonância com os princípios da intersetorialidade, integralidade, descentralização, universalização, participação social e redefinição dos papéis institucionais das unidades políticas (União, Estado, municípios, territórios) na prestação dos serviços de saúde; e efetivo financiamento do Estado" (CFESS, 2009, p.11 – grifos nossos).

7 É importante sinalizar que, no Brasil, o governo federal adotava o termo

atenção básica, evitando a terminologia APS, usualmente associada à concepção seletiva (HEIMANN; MENDONÇA, 2005). No entanto, a partir de 2009, as publicações do MS passam a usar a terminologia internacional.

8 Estas equipes trabalham a partir da adscrição de território e são responsáveis pelo acompanhamento de um número definido de famílias que variam entre 600 e 1.000 o que equivale a aproximadamente 3 mil a 4,5 mil pessoas localizadas em uma área geográfica delimitada. (BRASIL, [s.d.]).

9 Atualmente, o MS vem incentivando a introdução dos profissionais de saúde bucal na ESF, havendo o repasse de recursos financeiros destinados a tal objetivo. A inserção de outros profissionais de saúde junto à Estratégia tem sido efetuada, a partir de 2008, com a publicação da portaria 154, através da criação dos Núcleos de Apoio á Saúde da Família (NASF). Uma das prerrogativas centrais na proposta do NASF é a de apoio à ESF, refletida na utilização da ferramenta de "apoio matricial" ou "matriciamento". Dessa forma, os profissionais do NASF não são inseridos diretamente nas equipes básicas e são responsáveis pela cobertura de diversas destas, a depender de seu tipo. Sobre o NASF e a Promoção da Saúde, cf artigo de Martiniano, Sampaio e Silveira (2012).

10 Isto é, um modelo no qual o principal compromisso do ato de assistir à saúde é com a produção de procedimentos. Apenas secundariamente existe compromisso com as necessidades dos usuários. A assistência à saúde confunde-se, portanto, com a extraordinária produção de consultas e exames, associados à crescente medicalização da sociedade (MERHY; FRANCO, op.cit.).

11 sobre isso, cf Ramos, 2012.

12 Embora não conste na composição oficial das equipes básica e não haja incentivo financiamento federal para a inserção de tal profissional, é considerável o contingente de assistentes sociais atuando junto à Estratégia. A partir de levantamento empreendido por Vasconcelos et al (2009), foram identificados basicamente cinco (5) tipos de inserção/contribuição do Serviço Social à ESF: 1) profissionais lotados(as) em outras Secretarias que prestam serviço na Estratégia; 2) assistentes sociais inseridos(as) em equipes básicas; 3) assistentes sociais inseridos(as) em Residências Multiprofissionais em Saúde da Família; 4) assistentes sociais partícipes de equipes de apoio ou de supervisão à ESF; 5) projetos de extensão da universidade. Atualmente, com a

criação dos Núcleos de Apoio à Saúde da Família (NASF), há a possibilidade de inserção da referida profissão nos mesmos e vem sendo efetivadas diversas experiências nesse sentido. Cumpre destacar que se encontra em tramitação no Congresso Nacional o projeto de lei 6271, de proposição do deputado Maurício Trindade (PR/BA), que dispõe: "o programa Saúde da Família fica obrigado a incluir o assistente social, devidamente habilitado e inscrito no respectivo conselho profissional, na composição das equipes da estratégia de Saúde da Família ou junto aos Núcleos de Apoio à Saúde da Família" (p.01)

13 Para uma visão geral da experiência desenvolvida, ver Ribeiro et al (2006). Quanto aos argumentos para defesa da inclusão de assistentes sociais nas equipes básicas, cf Vasconcelos et al (2009).

14 É importante situar que a localidade em tela, historicamente, possuía traços que a colocavam entre as experiências de destaque na concretização da Estratégia, dentre eles: a) o pioneirismo na implantação das equipes (em 1994); b) a militância de seus profissionais na defesa do SUS, o que levou, em 1997, à criação da APSF, que atuava como instrumento de organização dos profissionais e de defesa da ESF, protagonizando inclusive duas greves de trabalhadores; c) a realização de seleção pública simplificada, através de prova escrita, entrevista e análise de currículo para todas as categorias de nível médio e superior e a contratação dos(as) profissionais via CLT (com a mediação de associações comunitárias), num contexto em que não havia nenhuma orientação do MS em relação aos direitos trabalhistas do profissionais da ESF; d) o recebimento de algumas expressivas premiações nacionais; e) a inclusão de assistentes sociais nas equipes básicas.

15 No sentido de contextualizar o(a) leitor(a), é importante situar que a riqueza de tal experiência abrange principalmente o período de 2003 a meados de 2006, pois, a partir deste momento, o quadro sanitário municipal se tingiu de cores diferenciadas e a o foco da ESF passa a ser a ampliação da cobertura e da quantidade de equipes, num contexto que não privilegiava a mudança do modelo de atenção à saúde, conforme analisado em Carneiro (2008), Abrantes (2009), Vasconcelos et al (2011). Com tais modificações, apenas através de lutas e reivindicações de profissionais da ESF foi possível a continuidade da inserção de assistentes sociais nas equipes básicas. Contudo, poucos(as) profissionais aprovados(as) no concurso público foram convocados e houve a redefinição de sua inserção, ficando com número de equipes muito maior, sem falar na existência de diversas equipes que não contam

com tais profissionais em seu quadro. Este nova configuração veio a alterar - e comprometer - a forma como as atividades vinham sendo desenvolvidas pelas equipes, com destaque para o trabalho das(os) assistentes sociais. Assim, embora oficialmente exista o cargo de assistente social no quadro da ESF (como resultado das lutas anteriormente mencionadas), essa inserção aparece como "**secundária**" ou "**periférica**", o que se expressa nas condições de trabalho nas quais as profissionais estão inseridas.

16 Durante a realização do Curso Introdutório, com a participação das assistentes sociais nas equipes, da coordenação local da ESF, bem como de professoras do departamento de Serviço Social da UEPB.

17 O interessante a destacar é que o debate teórico-conceitual sobre a Promoção da Saúde era incipiente entre as assistentes sociais, e o referencial que norteava ações que desenvolvíamos estava situado no debate do PEPSS, bem como nas contribuições do Movimento de Reforma Sanitária.

18 Inseridas nas equipes do Distrito de São José da Mata, Nossa Senhora Aparecida, Cinza, Verdejante e Tambor I e II.

19 Atuante na comunidade Nossa Senhora Aparecida, do bairro do Catolé.

20 Trabalho apresentado com o título "*Health & Commonalty Councils: Democracy Partnership Enlargement Room?*" no 14 Internacional Symposium of The Inter-University Cosortium for Internacional Social Development – IUCISD, realizado no período de 25-29 de julho, em Recife/PE, 2005.

"Cirandando": uma experiência de Promoção da Saúde mental na Estratégia Saúde da Família de Campina Grande/PB

Gicélia Maria Simplício de Santana[1]
Joselita Alves Brasileiro[2]
Lucieuda Rodrigues de Araújo[3]

1 INTRODUÇÃO

Neste artigo pretendemos socializar uma experiência exitosa em Promoção da Saúde mental na atenção básica conduzida por uma equipe da Estratégia Saúde da Família, no bairro do Pedregal, município de Campina Grande-PB.

A superação da prática tradicional e ultrapassada em saúde é apresentada, neste relato, pelas possibilidades de reflexão sobre a forma de pensar e agir na saúde. A experiência com um grupo de mulheres com sofrimento mental foi o fio condutor deste trabalho, transitando pela interface teoria e prática da Reforma Psiquiátrica/Sanitária.

"Casa da Ciranda", nome designado ao espaço no qual esta experiência foi desenvolvida, é carregada de simbolismo, porque traduz a trajetória de uma dança de solidão para uma dança de Ciranda, resultante de um trabalho de prevenção e Promoção da Saúde.

2 SAÚDE MENTAL E ATENÇÃO BÁSICA: UMA DANÇA DE PARES

Com a luta pela redemocratização brasileira na década de 1980, as camadas da população ganham espaço e representatividade, levantando a bandeira de luta pela Reforma Sanitária e o subsetor representado pela saúde mental participa e incorpora essa luta, abrangendo reivindicações pela reforma psiquiátrica e a revogação da legislação para os portadores de transtorno mental.

Como se sabe, o Sistema Único de Saúde (SUS) foi criado na Constituição Federal, em 1988 e, embora alguns passos no sentido da Reforma Psiquiátrica Brasileira tenham se iniciado em fins da década de 1970, a legislação que a consolida foi aprovada apenas em 2001, com a lei nº. 10.216. Esta foi implantada com o objetivo de contribuir efetivamente para o processo de inserção social das pessoas com transtornos mentais, buscando incentivar a organização de uma rede ampla e diversificada de recursos assistenciais e de cuidados facilitadora do convívio social, capaz de assegurar o bem-estar global e estimular o exercício pleno de seus direitos civis, políticos e de cidadania (BRASIL, 2001).

É importante mencionar que o projeto de Reforma Psiquiátrica se inscreve nas possibilidades e limites das políticas públicas do SUS e de projetos comprometidos com a afirmação de direitos de cidadania e a luta contra a desigualdade social.

Basaglia (1982) afirmava que a situação se invertia com o fechamento dos manicômios, pois antes "eles" estavam presos e "nós" livres, e agora eles estão soltos e cabe aos profissionais e a sociedade a responsabilidade para manter o cuidado. Neste contexto, destacamos o papel da atenção básica, através da Estratégia de Saúde da Família (ESF), como espaço privilegiado para o desenvolvimento de ações de promoção e prevenção à saúde mental, além do papel assistencial.

Implantada como estratégia de reorganização da Atenção Básica e da prestação de serviços de saúde, a ESF deveria desenvolver práticas humanizadas, buscando o reconhecimento da saúde como um direito à cidadania e expressão de qualidade de vida, tendo como um dos pilares básicos a Promoção da Saúde, junto com políticas intersetoriais e a participação da população como agentes construtores de sua própria história.

A Estratégia Saúde da Família pode ser uma forte aliada para a consecução da Reforma Psiquiátrica, uma vez que a equipe está inserida na realidade onde os usuários vivem, podendo utilizar o território como espaço para a inserção social. Segundo o Manual do Centro de Apoio Psicossocial (CAPS) (BRASIL, 2004), o território não reflete apenas um espaço geográfico, mas agrupa a noção de território no desejo de organizar uma rede de atenção às pessoas que sofrem com transtornos mentais e suas famílias, amigos e interessados. É neste território dinâmico, no qual o usuário estabelece suas relações familiares e sociais, que deve ser trabalhado o cuidado conjuntamente para que se possa adequar a aceitação dos diferentes num, exercício de inclusão social, de respeito às individualidades e no trato em lidar com os que fogem à normalidade.

Esta característica demanda que a equipe da ESF esteja apta a assistir não só o portador de sofrimento psíquico, mas todo seu entorno, os familiares e a comunidade, que historicamente cristalizaram seus valores e preconceitos sobre a loucura.

3 SAÚDE DA FAMÍLIA E SAÚDE MENTAL: O DESAFIO DO TRABALHO DE PREVENÇÃO E PROMOÇÃO NO TERRITÓRIO

O anteriormente denominado Programa de Saúde da Família (PSF) foi implantado no município de Campina Grande/PB em 1994. O bairro do Pedregal foi um dos primeiros a ser contemplado, por sua precariedade sócio-sanitária e dificuldades no acesso aos serviços de saúde. Tinha uma população aproximada de 12 mil habitantes situados em uma área na qual algumas ruas eram calçadas e possuíam saneamento básico e outras apresentavam regiões de risco, com casas expostas a alagamentos e esgotos a céu aberto, morros, vielas e escadarias íngremes, enfim, moradias precárias e condições sociais aviltantes. A vulnerabilidade social estava associada à alta taxa de desemprego, alcoolismo, tráfico de drogas e predominância de violência urbana e doméstica, decorrentes da desigualdade socioeconômica e cultural a qual estava submetida à população do bairro, num quadro propicio ao aumento da incidência de sofrimento mental.

Quando iniciamos o trabalho na ESF, identificamos uma alta quantidade de pessoas portadoras de sofrimento psíquico, sem assistência médica adequada, reflexo de uma concepção de saúde que separa o físico do mental, baseado num modelo biomédico, que prioriza a doença em detrimento da saúde. Assim, realizamos um diagnóstico de saúde mental do bairro e constatamos uma situação de vulnerabilidade conjugada à debilidade de apoio social. Cowan e Schulz (1996) exemplificam "fatores que levam a situações de vulnerabilidade, como diminuição da autoestima, traços de personalidade e depressão".

Assim, nas consultas ambulatoriais e visitas domiciliares realizadas pela equipe da ESF, notamos uma alta incidência de doenças psicossomáticas, ansiedade, depressão, ideação suicida, consumo crônico de benzodiazepínicos e antecedentes de internações em hospital psiquiátrico. Tal perfil epidemiológico aparecia predominante entre as mulheres, questão certamente associada a relações de gênero desiguais.

A inexistência de apoio social a estas mulheres em situação de risco era constatada pelo estado de pobreza e sofrimento mental, representando uma conjugação de polos de fragilidade que conduzem a um estado de vulnerabilidade, observadas nas situações de convivência comunitária.

É importante situar que, até dezembro de 2003, o município de Campina Grande possuía como forma de assistência ao portador de transtorno Mental apenas dois Hospitais Psiquiátricos da rede privada e o Núcleo de Atendimento Psiquiátrico (NAP), no Hospital Universitário de Campina Grande, realizando atendimento ambulatorial (CIRILO, 2006).

Neste contexto, enquanto equipe da Saúde da Família, nos deparávamos com as dificuldades existentes e nos indagávamos: como seria o enfrentamento à alta incidência de ansiedade e sofrimento psíquico que vinha acometendo a população do bairro nas últimas décadas?

3.1 Tessitura de práticas de prevenção e Promoção da Saúde mental: uma ciranda de artes

Em 1996, resolvemos então iniciar um trabalho na área na perspectiva de contribuir para Promoção da Saúde mental, buscando reverter o paradigma médico assistencial predominante, mudando a forma de se fazer saúde.

Nossa atuação se deu em três níveis principais: o primeiro se refere à reivindicação de uma efetiva política de saúde mental para o município, através da Associação de Profissionais de Saúde da Família (APSF) de Campina Grande, via pela qual participamos de Conferências municipais de saúde, de fóruns de saúde mental, colocando em pauta a importância da reforma psiquiátrica e da saúde mental na atenção básica. O segundo diz respeito ao trabalho diretamente com as mulheres (e familiares) do bairro, tanto em termos assistenciais quanto de prevenção e Promoção da Saúde, o que demandava um terceiro nível de atuação, que era o trabalho intersetorial.

Tínhamos também uma preocupação com o trabalho em equipe, buscando a integração e comunicação entre todos os profissionais, de modo que todos ficavam atualizados sobre o comportamento e evolução das usuárias que participavam do grupo. Entendemos que a comunicação em equipe é um fator imprescindível para o trabalho na ESF.

Desta forma, considerando a necessidade de um trabalho em múltiplas frentes de ação, traçamos como objetivos de nosso trabalho:

a) Promover a saúde mental na atenção básica e introduzir uma concepção de saúde que não separe o físico do mental, fatores intrinsecamente interdependentes;

b) Organizar um grupo de saúde mental com finalidade de contribuir no processo de reforma psiquiátrica;

c) Reduzir o número de internações das usuárias em hospital psiquiátrico;

d) Viabilizar os direitos assegurados na Constituição de 1988 de exercer sua cidadania;

e) Garantir o acesso irrestrito e a disponibilidade de medicação básica da saúde mental na Unidade Básica de Saúde;

f) Incorporar a Saúde Mental na Atenção Básica, política inexistente no município.

g) Envolver os usuários, a família e comunidade no trabalho desenvolvido.

h) Contribuir na formulação de políticas públicas visando à Promoção da Saúde mental.

i) Contribuir para a inclusão de indicadores de saúde mental no Sistema de Informação em Atenção Básica (SIAB);

j) Reduzir o estigma social com o portador de sofrimento psíquico.

Para a composição de um grupo de saúde mental, resolvemos priorizar as mulheres, pois consideramos que o tema referente à relação de gênero seria abordado e por constatarmos que a demanda parecia ser mais latente entre este público.

O funcionamento de cada grupo, com a participação de toda a equipe, ocorria por um período de seis meses, com encontros de um turno semanal, que aconteciam no salão paroquial da Igreja Nossa Senhora de Fátima (já que na unidade de saúde não havia espaço apropriado para o desenvolvimento desse tipo de atividade). O momento contava com uma participação média de dez mulheres, o que possibilitava um melhor acolhimento. A faixa etária das participantes variava entre vinte e setenta anos.

A metodologia utilizada era a de **oficinas,** consideradas por Carneiro e Agostini (1994) como um espaço histórico de construção coletiva de um saber transformador. De acordo com Silveira et al (2003, p.),

> As oficinas são instrumentos de conhecimento, o que permite o compartilhar de histórias pessoais dos integrantes do grupo, evidenciando as preocupações com a prática cotidiana, onde cada história comporta um fato social e político, que cada história ou caso individual é também coletivo.

As oficinas eram planejadas pela equipe e as técnicas oferecidas tinham uma função: ampliar a cada dia o fortalecimento da autoestima. Desse modo, as dinâmicas de grupo que realizávamos deram suporte para evidenciar as histórias de vida de cada uma das mulheres e favoreceram a explicitação dos processos de adoecimento mental e os significados que neles estão arraigados à situação de vida de cada uma.

Vale destacar que o foco do trabalho terapêutico sobre a escuta, a validação da identidade dos usuários, bem como a abordagem aos pontos positivos, introduz refinamentos conceituais que se traduzem na filosofia dos novos serviços pautados na égide da Reforma

Psiquiátrica (SARACENO, 1997). Nesta perspectiva, buscávamos ouvir as necessidades e contribuições das mulheres, fator que considerávamos indispensável, tanto para a equipe quanto para as próprias mulheres. Neste cenário, em cada grupo era construído um acordo inicial, no qual cada mulher se comprometia a assumir o respeito pela fala e escuta da outra, num pacto de sigilo, fortalecendo dessa forma vínculos de confiança e responsabilidade.

Além de visarmos contribuir para o processo de construção de sua autonomia, objetivávamos democratizar e socializar as relações equipe-usuário, quebrando o autoritarismo arraigado nos planejamentos verticalizados onde se subestima o saber e o desejo do outro. Desta forma, acordávamos em conjunto as ideias e sugestões das mulheres para as oficinas seguintes, o que se tornou mais um desafio no processo educativo em construção.

Como indicamos anteriormente, a proposta era discutir temas referentes à autoestima, relacionamentos afetivos e familiares e/ ou outros que foram surgindo à medida de suas necessidades, de modo que proporcionasse subsídios para a equipe identificar as dificuldades e limites que perpassavam no cotidiano dessas mulheres. Foi nesse espaço de troca, experiências e diálogos, pautado numa relação de confiança, que identificamos as situações de risco e a singularidade de cada uma.

Para apresentação das mulheres em cada grupo que se iniciava, geralmente usávamos uma técnica que consistia em fazer desenhos, colagens ou pinturas em folhas de papel, com o objetivo de relatar fatos marcantes de suas vidas.

A construção coletiva desta técnica, conhecida como "Cineminha", permitia uma leitura aproximada das emoções, autoestima e percepção de como se sentiam no meio social e na família. Nesse ínterim, ao expor seus desenhos e falas, iam se reportando a sua história de vida, simbolizada nos desenhos, e oferecendo suporte teórico para a compreensão dos fenômenos internos de modo a subsidiar o processo de construção e propostas de ações que deveríamos encaminhar nos próximos encontros.

Ribeiro (2004), afirma que as oficinas se sustentam "na possibilidade de representarem dispositivos que sejam catalisadores da produção psíquica dos sujeitos envolvidos, facilitando o trânsito social deles na família, na cultura, bem como sua inserção ou reinserção no trabalho produtivo". Dessa maneira, os estatutos que regulamentam as Oficinas Terapêuticas mostram que elas são a estratégia por meio da qual a reabilitação psicossocial pode se realizar.

Foram ainda utilizados recursos audiovisuais como a leitura de textos, poesias e música. Trabalhos manuais com barro, apetrecho usado na infância como brinquedo acompanhado de fantasias, resgatando o aspecto lúdico da infância, tornou-se uma das formas mais importantes de relatos da vida. Ressaltamos o fato de que as mulheres eram em sua maioria oriundas da zona rural, na qual haviam vivenciado este brinquedo na infância, o que também as lembrava de um tempo da vida em que se sentiam mais felizes, segundo seus relatos.

A confecção de bonecas de pano, o teatro de marionetes e os trabalhos artesanais, permitiram a descoberta de habilidades manuais em mulheres que nunca haviam tido oportunidade de realizá-las, levando-as a descobrir possíveis fontes de renda, que melhoravam o orçamento doméstico. De acordo com a Organização Mundial de Saúde (OMS),

> A reabilitação psicossocial permite a muitas pessoas adquirir ou recuperar as aptidões práticas necessárias para viver e socializar na comunidade e lhes ensina a maneira de fazer face as suas incapacidades. Inclui assistência no desenvolvi-

> mento das aptidões sociais, interesses e atividades de lazer que dão um senso de participação e de valor social (OPAS--OMS, 2001).

Nesse processo de interação, as participantes revelam suas habilidades, criatividade, afetividade e prazer, construindo sentido para a vida e alternativas como forma de enfrentar o sofrimento psíquico. Segundo Costa (2004, p.95),

> O "fazer artístico" na busca da criatividade em determinados aspectos poderia mostrar-se intangível para alguns e, quando despertado, surge como o primeiro passo do autodescobrimento, levando cada indivíduo a se reconhecer com habilidades nunca antes percebidas, trazendo, em consequência, resultados bastante benéficos a quem, de certa forma, acostumou-se a ser desacreditado no convívio social

A formação de um grupo de dança, designado "Dança da Ciranda", resgatou do significado da Ciranda como uma metáfora para a vida: dança, roda, alegria, dar às mãos, altos e baixos, criatividade e crescimento. O grupo foi convidado a se apresentar em vários eventos públicos, ocorridos na cidade e para isso trajavam roupas típicas para apresentações em festas populares, a exemplo do maior São João do Mundo (típico da nossa cidade) e do carnaval fora de época.

Um dos desdobramentos do grupo de saúde mental foi a formação de um segundo grupo denominado de "Âncora", cujas características eram oferecer um suporte permanente de apoio emocional, funcionando, com prazo indeterminado, mais um dia na semana. Do Grupo Âncora participavam as usuárias oriundas do grupo inicial, funcionando com oficinas de trabalhos manuais, sendo coordenado por uma parte da equipe, representado pela Assistente Social e a Agente Comunitária de Saúde de uma das micro áreas. Neste espaço foram mantidos o acolhimento, a fala e a escuta atenta e cuidadosa.

De acordo com Amarante (2007), é necessário que, nestes serviços de Atenção Psicossocial, todas as pessoas que necessitem de tratamento possam ser escutadas em seu sofrimento psíquico, expressem suas dificuldades, tremores, medo, angústia e suas expectativas. O autor enfatiza ainda a importância de serem estabelecidos vínculos afetivos dos profissionais com estas pessoas, para que as mesmas sintam-se acolhidas, cuidadas e respeitadas no processo terapêutico.

A realização de passeios a fazendas, parques e praças tinha o objetivo de proporcionar o exercício de conhecer outros lugares da cidade e estimulá-las a sair de casa nos fins de semana, com suas famílias, estimulando o lazer.

O desejo de conhecer o mar permeava o imaginário das participantes do grupo como algo inalcançável. Deste modo, promovemos uma visita a João Pessoa, capital do nosso estado, situada no litoral, a 120 km de distância de Campina Grande. Foi um dia de passeio que ficou na memória afetiva de todas.

Percebemos, nesse desejo, que o grupo relatava sonhos possivelmente inalcançáveis, mas bastante representativos, pois iam além das necessidades mínimas de sobrevivência a que estavam expostas. Compreendemos desse modo que as estratégias de intervenção devem priorizar experiências que promovam emoções positivas. Essas experiências ampliam o repertório de ações e de pensamentos e constroem recursos pessoais que serão necessários ao longo da trajetória dos indivíduos (POLETTO; KOLLER, 2006).

O trabalho inclusivo foi realizado também com as famílias das portadoras de sofrimento psíquico que participavam das oficinas e eram acompanhadas em visita domiciliar. Segundo Melman (2002), as relações sociais da família também são afetadas pelo processo de sofrimento psíquico, pois muitas vezes sentem vergonha, cansaço, se distanciam das atividades sociais, deixando de ir a festas e eventos culturais, restringindo visitas à casa de amigos e parentes próximos. Entendemos que a falta de conhecimento da doença, a falta de apoio familiar, a exclusão social, o preconceito e a cultura medicalizante, fazem com que muitos seres humanos percam seu trabalho, sua capacidade laborativa, até mesmo sua identidade.

Havia uma grande preocupação, por parte da equipe de Saúde da Família, quando, em momentos de crise da usuária, não se podia contar com o apoio da família. Buscando superar tal lacuna, era requisitado ao agente de saúde que fosse como acompanhante ao ambulatório de psiquiatria, pois durante a maior parte de existência do grupo, ainda não havia Referência no município (o CAPS só iniciou em 2004). Além disso, de modo informal, acionamos colegas psiquiatras que se dispuseram a ajudar, porém não era o ideal e não atendia ao princípio da hierarquização.

Cumpre mencionar que houve um movimento reivindicatório relacionado ao enfrentamento da violência doméstica. Os depoimentos de agressão física sofrida pelas mulheres, vitimadas por maridos e filhos, por vezes usuários de álcool e outras drogas, as sensibilizaram a solicitar uma reunião com representantes da Delegacia da Mulher e o Conselho Municipal de Direitos da Mulher, apoiado por uma carta escrita por uma das usuárias, relatando o sofrimento e o desejo de mudança, mencionando o seguinte conteúdo:

> Em acordo com as demais mulheres solicitamos para criarmos no nosso bairro o Instatuto da Mulher. Pois nós temos certeza que através desse Instatuto, possamos dar um basta na violência contra a mulher. Nós precisamos de autoridades, pessoas mais fortes, para nos apoiar nessa luta. Temos que ver que várias mulheres são violentadas por esposos e

> filhos etc, mas ficam caladas por não conhecer seus direitos. Muitas mulheres sofrem, não têm ninguém para lhe apoiar e esclarecer suas dúvidas no que devem fazer. Por esses e outros motivos, venho pedir o esclarecimento e o apoio de todos que possam nos ajudar nesse caso sério e muitas vezes com consequências gravíssimas.

Outra situação de exclusão social encontrada devia-se ao fato de haver um elevado índice de analfabetismo entre as participantes do grupo. A partir desta constatação, firmamos uma parceria com a Universidade Federal de Campina Grande (UFCG) com o objetivo de alfabetizar as mulheres do grupo de saúde mental. A proposta da alfabetização não se limitou à escolarização, mas se remetia a uma nova visão de sujeito na sociedade, buscava inseri-las em contextos culturais nos quais a decodificação da informação escrita é importante para o lazer, o consumo e o trabalho.

O envolvimento de outros atores se deu a partir da sensibilização e divulgação dos resultados positivos ocorridos com a existência do grupo. Houve a formação de uma rede de apoio informal, constituída por professores, estudantes, comerciantes locais, pequenos empresários, ONGs, além de um incipiente envolvimento de outras Secretarias Municipais, configurando-se em uma dança de pares e condição fundamental para a manutenção e viabilidade do grupo.

Contamos com a participação efetiva de um grupo de capoeira, composto por filhos das usuárias do grupo, envolvendo as habilidades pessoais e culturais existentes no bairro, apontando o esporte e a arte como um caminho de promoção e prevenção à saúde. Para Costa (2004), através da produção artística, o indivíduo recupera sua autoestima e sente-se convidado a localizar-se como agente de seu destino, possibilitando-lhe, ainda, chegar ao autoconhecimento através da manifestação que em si germina e cresce e que, quando externa numa relação direta com o autor, conceitua-se arte.

Nesse sentido, a equipe da ESF realizou mostras culturais com os talentos artísticos do bairro, quando foram articuladas as famílias e a comunidade, contribuindo com o incentivo à cultura local a exemplo de grupos de dança e teatro, repentistas, sanfoneiros, compositores, grupos de forró, pintores, artesãos, mágicos da arte circense, todos envolvidos numa parceria de solidariedade, quebra de preconceitos e estigmas, num rico processo de inclusão social e de uso da arte como importante instrumento de Promoção da Saúde.

A equipe da Saúde da Família e as usuárias do grupo de saúde mental já haviam reivindicado à Prefeitura Municipal (e elaborado vários projetos com tal objetivo) um espaço para reuniões, no qual fossem oferecidos um acolhimento mais adequado, insumos e condições de trabalho produtivo para geração de renda.

Quando, no ano de 2003, o bairro do Pedregal foi contemplado com o Projeto BID HABITAR (em uma parceria entre a Prefeitura Municipal de Campina Grande e o Banco Mundial) para a construção de moradia, saneamento básico e reurbanização, o projeto foi aprovado e contemplado com a construção de um espaço comunitário denominado de "Casa da Ciranda". A inauguração oficial da Casa da Ciranda foi realizada em abril de 2005.

No mesmo período, um dos hospitais psiquiátricos da nossa cidade, conveniado ao SUS, sofria uma intervenção do Ministério da Saúde, por não atender aos princípios do Programa Nacional de avaliação de Serviços Hospitalares (PNASH) (BRASIL, 2002). Foram constatados falta de estrutura física e maus tratos com os internos, e a não adequação ao que preconiza a atual legislação da saúde mental. Na ocasião, o grupo "Casa da Ciranda" recebeu a visita de mulheres que se encontravam internadas há mais de vinte anos naquele hospital.

A experiência das mulheres do grupo serviu de exemplo para as mulheres que iriam passar a morar numa Residência Terapêutica, na perspectiva da política de desinstitucionalização e do Programa "De Volta pra Casa" (BRASIL, 2003) Essa visita contribuiu para que elas entendessem que seria possível viver além dos espaços institucionais antes conhecidos, apreendendo um pouco da realidade de mulheres que apresentavam sofrimento psíquico, mas que estavam no seu espaço comunitário.

4 NOS ACORDES DA CIRANDA: OS DEPOIMENTOS DAS MULHERES PARTICIPANTES DO GRUPO

Os resultados encontrados nesta experiência nos apontam para o resgate da autoestima, resiliência e reinserção social das participantes do grupo, que contabilizaram um total de 141 mulheres durante os oito anos iniciais do trabalho, quando toda a equipe se envolvia nas atividades.

Benedita, Amarílis, Dália e Rosa, identificadas com nomes fictícios, relatam, em seus depoimentos, coletados em oficinas de pesquisa de mestrado em Saúde Coletiva da Universidade Estadual da Paraíba/UEPB, a vivência que tiveram no grupo, comprovando a relevância do trabalho em saúde mental na atenção básica realizado no bairro do Pedregal.

> Meu nome é Benedita, antes [aos] 17 anos, triste, depois com 19 anos, após frequentar o grupo de saúde mental, estou muito feliz. Depois de muito apoio, eu estou me sentindo melhor, não tenho mais vergonha de mim e dos meus erros. Eu aprendi a encarar a vida e resolver os problemas na maior calma... e se não fosse o grupo ...eu acho que hoje

> em dia eu estava louca.... Eu tive problemas na infância... agora eu aprendi que quando há uma nuvem assim, tem sempre um sol que há de brilhar.

Pode-se observar na fala de Benedita uma nova percepção, com o aumento da autoestima após o apoio social do grupo, já que antes havia uma visão negativa que a enquadrava no modelo de vulnerabilidade psicossocial, por meio de uma exacerbada autocrítica que está sendo substituída por atitudes positivas de enfrentamento aos problemas.

> Eu já sofria muito nas internações... Eu já fui internada pra lá de 20 vezes, era um sofrimento, a gente era tratado como bicho! Pensa que é bom levar choque? Eu levei muito choque, isso não é tratamento...Agora que estou boa! Não precisava dessas coisas para melhorar... Era muito triste, todo mundo pelado, a gente preso numa jaula como bicho, e ainda levava choque. Era assim, não gosto nem de me lembrar... Hoje eu sou feliz e tenho saúde.Antes era só choque, hoje é só amor e carinho (Amarílis).

Durante o acompanhamento desta usuária no grupo terapêutico comunitário, a equipe da saúde da família constatou que não houve reinternação hospitalar.

No tocante aos resultados exitosos do grupo, verificamos mais um depoimento que reafirma a importância da Promoção da Saúde mental na Atenção Básica.

> Eu vivia sempre com problema de saúde não tinha alegria pra nada, vivia sempre me escondendo de todos e de tudo, mas hoje graças a Deus e ao grupo sou feliz. Participo há sete anos... Eu era uma pessoa completamente isolada de todo mundo, pra mim eu só pensava em morrer, me suici-

> dar, se isolar, pense que uma doença muito ruim é o tal do nervosismo, deixa uma pessoa num baixo astral (Dália.).

Uma crônica, escrita por uma das profissionais da equipe, também ilustra a experiência vivenciada no trabalho com saúde mental na ESF:

> Lindomar Messias era aproximadamente a 12ª usuária a ser atendida no ambulatório daquele turno, após aproximadamente 6 meses de experiência minha como médica de família. O motivo de sua consulta era para que eu lhe prescrevesse fenobarbital e benzodiazepínico dos quais, segundo ela, fazia uso há vários anos. Há poucos dias, em função do uso irregular da medicação, havia apresentado crise na casa onde trabalhava como doméstica, tendo a sua patroa a demitido alegando a existência de risco para as crianças da casa. Fiz a consulta, mediquei-a, dei as orientações devidas e indique-lhe a procurar um especialista.
>
> Passados alguns dias ela retorna com um quadro de surto psicótico e o motivo da consulta era para que fizéssemos um "pacto" para não interná-la em um hospital psiquiátrico. Dizia ela que havia pedido a sua mãe para construir um quartinho nos fundos da casa para enclausurá-la e eu, "a sua doutora", a medicaria. O que ela não queria era voltar para "aquele lugar". Fiquei perplexa com sua história de vida, seu sofrimento psíquico e seu apelo, a ponto de minha despreparação nesta especialidade e minha responsabilidade não serem suficientes para eu não tentar. Evidentemente não fiz um pacto incondicional, mas disse-lhe que iríamos tentar e vi que naquele momento um vínculo terapêutico havia se estabelecido.

> Acionei uma referência "oficiosa" com uma maravilhosa amiga psiquiatra que me orientou no sentido irrestrito da palavra. Num esforço conjunto da equipe de Saúde da Família, a agente comunitária de saúde e a usuária, enfrentamos o desafio e, entre muitos altos e baixos prosseguimos e conseguimos evitar até hoje a internação tão temida pela paciente. Este foi o nosso primeiro caso em saúde mental e o responsável pelo nosso despertar para contribuir, no nosso nível de atenção, com a reforma psiquiátrica.
>
> Lindomar, como pioneira, é hoje uma das mulheres mais atuantes do grupo de saúde mental que reunimos semanalmente. Tornou-se uma liderança, despertou aptidões surpreendentes em trabalhos manuais, participa de passeios, organiza festas, dança, vive. E se vocês pudessem ver através de meus olhos, veriam um belo processo de resgate da autoestima e de construção de cidadania, enfim, uma bela lição de vida. E o melhor de tudo é que não construímos um quarto, mas abrimos as portas para o mundo. Mundo este ainda muito restrito pelas desigualdades sociais, mas que permite enxergarmos um horizonte imenso.
>
> E esta sua história vai se somando a outras tantas e misturando-se com a própria história do PSF, que é o verdadeiro catalisador desta mudança.

Em síntese, foi possível observarmos, ao longo do grupo, evidências que mesmo sem um diagnóstico específico, cada mulher, ao seu modo, tinha histórias de perdas, solidão e de conflitos familiares. Constatamos que o desafio inicial de construirmos um espaço coletivo funcionava como uma rede de apoio, proporcionando o descortinar de fortalezas em mulheres que vivem em situações de adversidades emocionais, violência de gênero e social.

Apesar de conviver com as injustiças sociais de um país capitalista que contribui para este sofrimento psíquico, as mulheres estão descobrindo saídas para melhorar sua saúde mental. Vislumbramos, nesta perspectiva, não uma forma de alienação, mas um fator de proteção à doença mental e uma contribuição à conquista da cidadania.

Os resultados obtidos com grupo podem ser mensurados através da redução do número de internações em hospital psiquiátrico; redução do preconceito; prevenção da primeira internação, criação informal de uma rede de apoio; melhoria da qualidade de vida e resgate da autoestima. Houve ainda uma produção incipiente de geração de renda, a construção da Casa da Ciranda, um espaço adequado para produção material e para acolhimento de afetos, intimidades e reflexões subjetivas de cada uma.

5 OS PASSOS DA CIRANDA: NOSSA APRENDIZAGEM

As lições adquiridas na experiência pioneira com o grupo de saúde mental[4] representaram um grande aprendizado profissional e pessoal para todos os integrantes da Equipe da Saúde da Família. Revelou-nos um novo olhar sobre a saúde mental, o saber fazer sobre o desafio que resolvemos assumir. Partimos do desconhecido e nos encantamos com a força e coragem daquelas mulheres.

Descobrimos, no espaço da fala que foi ofertado, algo relativamente simples, mas de grande valia para todos os envolvidos, usuárias e equipe. Desvendamos o prazer e a grandeza de escutar, de estarmos atentas a tudo que acontecia com as mesmas e, deste modo, nos surpreendíamos com os resultados positivos que fomos encontrando, nos depoimentos de resgates da vida, na identificação entre elas e a dimensão que passaram a ter ao relatar seus problemas e ouvir o das outras.

Muitos foram os questionamentos que acompanharam toda a experiência: como poderíamos melhorar a saúde mental daquelas mulheres sem mudarmos as condições de vida; como poderiam elas, vivendo em situações tão adversas não sucumbirem; haveria possibilidades de um grupo de saúde mental dar conta deste desafio? Ele poderia funcionar como fator de proteção a estas mulheres? Teríamos condições técnicas e conhecimento suficiente para acompanhar os processos em questão?

A doença mental na sociedade contemporânea vem ocupando dimensões incalculáveis. Ressalta-se o aumento significativo do sofrimento psíquico na população, o que requer um maior investimento na produção científica que nos leve a compreender a epidemiologia destes eventos crescentes e formas de intervenção e Promoção da Saúde Mental.

Não obstante, nesta experiência desenvolvida, buscamos desenvolver o viés da resiliência como forma de enfrentamento: o apoio social como fator importante no processo de construção da resiliência, abrindo perspectivas de contribuição em nível da atenção básica com a Promoção da Saúde mental.

No que concerne aos depoimentos referidos pelas participantes do grupo e na nossa avaliação, a capacidade de enfrentamento pode ser vista como um processo dialético no qual, mesmo não se eliminando o problema, muda-se a forma de enfrentá-lo, o que nos faz otimistas quanto à importância de conhecermos e estudarmos mais sobre a qualificação da saúde mental na Atenção Básica como fator importante na promoção e prevenção da saúde mental.

A experiência foi exitosa por ter mostrado a viabilidade de se incorporar a saúde mental na Atenção Básica. Conseguimos pôr em prática um conceito ampliado da saúde mental, o qual não separa o biológico do mental e espiritual. Passamos a valorizar a capacidade de interação, fortalecimento da autonomia e da construção de sujeitos formuladores de sua história. O envolvimento da equipe foi fundamental para caracterizar a interdisciplinaridade e o êxito de uma experiência que se tornou transformadora por não estar centrada na figura tradicional do médico, tampouco da doença.

Ao nos aproximarmos - profissionais, usuários e comunidade – vimos descortinar um entrelaçamento de vidas, de solidariedade, de respeito e de cuidado para com o outro, permitindo o acesso de mão dupla de todos os integrantes da equipe, favorecendo a vinculação, a persistência e o companheirismo. O espaço ofertado, a escuta e olhares atentos a cada uma dessas mulheres, o nosso e o despertar do outro tiveram efeitos surpreendentes, proveitosos, resolutivos. Criamos o espaço do cuidar, do acolher, fortalecemos laços de afeto, de respeito e admiração mútua.

A ausência de uma política municipal de saúde mental articulada nos diversos níveis hierárquicos de atenção foi um fator agravante para o desdobramento de estratégias que garantissem a viabilização da proposta. Deste modo, a experiência nos revelou alguns fatores que devem ser incorporados para obter maior êxito.

É fundamental a construção de uma rede de referência hierarquizada, facilitando a integralidade e o melhor acesso aos diversos níveis de atenção. Concomitantemente, é imprescindível que haja decisão política do município para elaborar um projeto de saúde mental para a Atenção Básica, com apoio e educação permanente em saúde, bem como uma equipe de acompanhamento e avaliação, para monitorar e qualificar as ações desenvolvidas, aliada à capacitação em serviço com toda a equipe no intuito de sensibilizar e preparar a equipe para a complexidade de trabalhar a saúde mental na atenção básica.

Na prevenção e promoção à saúde se fazem necessárias parcerias com os diversos setores da sociedade. É importante o entendimento dos gestores no investimento de políticas públicas que priorizem educação, trabalho e construção da intersetorialidade.

Um dos desafios para inclusão social destas mulheres é a inserção no mercado de trabalho formal. Sabemos da dificuldade de absorção de mão-de-obra qualificada para concorrer ao emprego no sistema capitalista, imagine-se o preconceito com os portadores de sofrimento psíquico. Entende-se a importância do trabalho como fonte de subsistência e fator importante de realização pessoal e autonomia. Neste sentido é desafiante uma política intersetorial que vislumbre a inclusão social destes usuários no mercado de trabalho.

Identificamos uma lacuna existente no sistema de informação referente aos indicadores de saúde mental, o que se configura como negligência nesta área. O Sistema de Informação em Atenção Básica (SIAB) não contempla um programa de registros dos indicadores de saúde mental que permita uma contínua monitoração, avaliação e atualização dos dados, pois as informações disponíveis além de serem quantitativas, são irrelevantes para tal, o que faz necessário construir indicadores de saúde para um planejamento em saúde mental mais adequado no âmbito da Atenção Básica.

Constatamos também uma frágil política de distribuição uso de psicofármacos para Atenção Básica: as Unidades Básicas de Saúde da Família não contemplam em sua farmácia a dispensação de antipsicóticos, antidepressivos e ansiolíticos, o que dificulta o acesso dos usuários que fazem uso contínuo desta medicação e que não deve ser descontinuada sem indicação devida. Avaliamos a necessidade de descentralizar para a unidade a medicação necessária, facilitando e garantindo o acesso a esta medicação próximo ao local de moradia.

Em 2008, a experiência que aqui descrevemos recebeu um prêmio de "Menção Honrosa" do Ministério da Saúde na 3ª Mostra Nacional de Saúde da Família, ocorrida em Brasília.

É importante situarmos que a existência do grupo de saúde mental se deu com a presença de toda a equipe durante oito anos. Em 2006, contudo, por questões relacionadas aos (des) caminhos da gestão municipal, como podemos visualizar em outras experiências sobre a realidade de Campina Grande descritas neste livro, a equipe que criou este grupo se dispersou. Isso não significou, porém, o encerramento do trabalho: uma Agente Comunitária de Saúde vem dando continuidade a ele, o que reitera o princípio da autonomia das participantes.

Para finalizar, gostaríamos de mencionar que, da vivência que tivemos junto às mulheres do Pedregal, retiramos inúmeras lições profissionais e de vida. Esperamos que essa experiência venha contribuir com o nível de compreensão dos vários sujeitos envolvidos na condução da política de saúde, sobretudo àqueles envolvidos diretamente no processo do cuidado, munindo-os a adotar práticas justas e humanizadas, evitando a fragmentação da prática que separa o ser de sua integralidade biopsicossocial e caminhando no sentido da prevenção e da Promoção da Saúde.

REFERÊNCIAS

AMARANTE, P. *Saúde mental e atenção psicossocial.* Fio Cruz. Rio de Janeiro, 2007.

BASAGLIA, F. *A Psiquiatria Alternativa: contra o pessimismo da razão o otimismo da prática.* 3. Ed. São Paulo: Brasil Debates, 1982. v.1. 160 p.

__.**Lei nº 10.216, de 6 de abril de 2001**. Dispõe sobre a proteção e os direitos das pessoas portadoras de transtornos mentais e redireciona o modelo assistencial em saúde mental. Brasília/ DF, 2001.

BRASIL. Ministério da Saúde. *Manual do Programa De Volta para Casa*. Brasília-DF: 2003.

__. Ministério da Saúde. *Portaria GM/MS N.º 251, de 31 de Janeiro de 2002*. Brasilia-DF.

__. Ministério da Saúde. Secretaria de Atenção à Saúde. *Departamento de Ações Programáticas Estratégicas. Saúde mental no SUS: os centros de atenção psicossocial*. Brasília-DF: 2004.

__.Ministério da Saúde. Secretaria de Assistência à Saúde. *Reforsus –prioridades de investimentos*. Brasília-DF: 1996. (documento interno).

CARNEIRO, Fernanda; AGOSTINI, Márcia. *Oficinas de reflexão: espaços de liberdade e saúde*. Rio de Janeiro: ENSP; FIOCRUZ, 1994.

CIRILO, L. S. *Novos Tempos: Saúde Mental, CAPS e cidadania no discurso de usuários e familiares*. (Dissertação de Mestrado) UEPB, Campina Grande, 2006.

COSTA, C. M. ;FIGUEIREDO A. C. *Oficinas Terapêuticas em Saúde Mental: Sujeito, produção e cidadania*. Rio de Janeiro: Contra Capa Livraria, 2004.

COWAN, Philip A.; COWAN, Carolyn P.; SCHULZ, Mark S. Thinking about risk and resilience in families. In: HETHERINGTON E. Mavis; BLECHMAN, Elaine A. (Ed.).

Stress, coping and resiliency in children and families. New Jersey: Lawrence Erlbaum, 1996, p. 1-38

MELMAN, Jonas. *Família e Doença mental: Repensando a relação entre profissionais de saúde e familiares.* São Paulo: Escrituras, 2001.

OPAS-OMS. The World Health Report 2001. *Mental Health: New Understanding, New Hope.* Lisboa: OMS, 2002. Disponível em: <http://www.who.int/whr/>. Acesso em [?] -04-2002.

POLETTO, M., & KOLLER, S. H. Resiliência: Uma perspectiva conceitual e histórica. In Dell'Aglio, D. D.; Koller, S. H.; Yunes, M. A. M. (Orgs.), *Resiliência e psicologia positiva: Interfaces do risco à proteção* São Paulo: Casa do Psicólogo, 2006. p. 19-44.

PREFEITURA municipal de Campina Grande. *Programa Habitar Brasil/Banco Interamericano de Desenvolvimento: Trabalho de Participação Comunitária.* Campina Grande-PB, 2004.

RIBEIRO, R. C. F. Oficinas e redes sociais na reabilitação psicossocial. In Costa, C. M.; Figueiredo, A. C. (Orgs). *Oficinas terapêuticas em saúde mental: Sujeito, produção e cidadania.* Rio de Janeiro: Contra Capa, 2004. p.105-116.

SARACENO, B.; ASIOLI, F.; TOGNONI, G. *Manual de saúde mental.* 2. ed. São Paulo: Hucitec, 1997.

SILVEIRA M. F.A; GUALDA, D. M. R.; SOBRAL, V.; GARCIA, A. M. S. et al. *Workshop of sensitivity, expressiveness and creativity: a path to integrate subjectiv and reflection in qualitative research.* Forum Qualitative Social Research [on-line journal], v. 2, n. 4. Available at: <www.qualitativeresearch.net/fqs>. Date of access: 15-12-2011.

Teixeira, Mirna Barros. *Empoderamento de idosos em grupos direcionados à saúde.* [Dissertação de Mestrado]. Fundação Oswaldo Cruz, Escola Nacional da saúde Pública; 2002. 105 p.

NOTAS

1 Bacharel em Enfermagem, pela UEPB; Mestre em Enfermagem e Políticas de Saúde e Cuidado, pela UFPB; Sanitarista com Residência em Medicina Preventiva e Social pela UFBP; Especialista em Saúde da Família pela UEPB/UFPB; Especialista em Saúde Mental pela Faculdades Integradas de Patos- FIP; Terapeuta Comunitária Sistêmica Integrativa pela Universidade Federal do Ceará- UFC; Enfermeira das equipes pioneiras do Saúde da Familia de Campina Grande; Docente dos Cursos de Enfermagem e Medicina da Faculdades de Ciências Médicas de Campina Grande nas disciplinas Saúde Comunitária e Epidemiologia.

2 Bacharel em Serviço Social pela Universidade Regional Do Nordeste – Campina Grande-PB; Especialista em saúde mental Faculdades Integradas de Patos – FIP; Especialização em Auditoria em Serviços de Saúde pela Faculdade de Ciências Sociais Aplicadas – FACISA; Especialização em Programa de Saúde da Família pela Faculdade de Ciências Sociais Aplicadas – FACISA.

3 Possui graduação em medicina pela Universidade Federal da PB (1988). Residência médica em Medicina Preventiva e Social – Sanitarista – UFPB, Campus l (1991); Residência em Clínica Médica- UFPB campus ll, HUAC (1995). Possui especialização: em Saúde Mental e atenção psicossocial pela FIP (2008) e em geriatria pela UNIPB (2010). Atuação profissional na área de medicina de Família e docente da Faculdade de Ciências Médicas FCM-CESED Campina Grande PB, disciplina Saúde do idoso.

4 Que atualmente poderia ser denominado de "terapia comunitária".

Autoras

Ana Fábia da Mota Rocha

Médica, docente do Curso de Medicina (UFCG), departamento de Saúde Coletiva.

Berenice Ferreira Ramos

Médica, Especialista em Medicina Preventiva e Social, Homeopatia, Saúde da Família e Medicina do Trabalho. Docente da UFCG, departamento de Saúde Coletiva.

Cláudia Santos Martiniano

Enfermeira, Mestre em Saúde Coletiva pela UEPB. Professora do Departamento de Enfermagem (UEPB). Doutoranda em Ciências da Saúde pela Universidade Federal do Rio Grande do Norte; pesquisadora do GEAPS/UEPB.

Gicélia Maria Simplicio De Santana

Bacharel em Enfermagem, pela UEPB; Mestre em Enfermagem e Políticas de Saúde e Cuidado, pela UFPB; Sanitarista com Residência em Medicina Preventiva e Social pela UFBP; Especialista em Saúde da Família pela UEPB/UFPB; Especialista em Saúde Mental pela Faculdades Integradas de Patos- FIP; Terapeuta Comunitária Sistêmica Integrativa pela Universidade Federal do Ceará- UFC; Enfermeira das equipes pioneiras do Saúde da Familia de Campina Grande; Docente dos Cursos de Enfermagem e

Medicina da Faculdades de Ciências Médicas de Campina Grande nas disciplinas Saúde Comunitária e Epidemiologia.

Jordeana Davi

Assistente Social, Doutora em Serviço Social pela UFPE. Professora do Departamento de Serviço Social da UEPB. Coordenadora do Grupo de Pesquisa, Estudo e Assessoria em Políticas Sociais (GEAPS/UEPB).

Joselita Alves Brasileiro

Bacharel em Serviço Social pela Universidade Regional Do Nordeste Campina Grande-PB; Especialista em saúde mental Faculdades Integradas de Patos – FIP; Especialização em Auditoria em Serviços de Saúde pela Faculdade de Ciências Sociais Aplicadas – FACISA; Especialização em Programa de Saúde da Família pela Faculdade de Ciências Sociais Aplicadas – FACISA.

Juliana Sampaio

Possui graduação em Psicologia pela Universidade Federal de Pernambuco (1998), graduação em Bacharelado em Psicologia pela Universidade Federal de Pernambuco (1998), mestrado em Serviço Social pela Universidade Federal de Pernambuco (2001) e doutorado em Saúde Pública pela Fundação Oswaldo Cruz (2006). Atualmente é professora adjunto3 da Universidade Federal da Paraíba, membro do Núcleo de Estudos em Saúde Coletiva da Paraíba e membro da Rede ABRAPSO Paraíba. Tem experiência na área de Psicologia, com ênfase em Psicologia Social e da Saúde, atuando principalmente com os seguintes temas: atenção básica, gestão do cuidado, políticas públicas, direitos sexuais e reprodutivos e gênero.

Kathleen Elane Leal Vasconcelos

Docente do Departamento de Serviço Social da Universidade Estadual da Paraíba; Assistente Social, mestre em Sociologia, doutoranda em Serviço Social pela UFPE.

Lucieuda Rodrigues de Araújo

Possui graduação em medicina pela Universidade Federal da PB (1988). Residência médica em Medicina Preventiva e Social – Sanitarista – UFPB, Campus l (1991); Residência em Clínica Médica- UFPB campus ll, HUAC (1995). Possui especialização: em Saúde Mental e atenção psicossocial pela FIP (2008) e em geriatria pela UNIPB (2010). Atuação profissional na área de medicina de Família e docente da Faculdade de Ciências Médicas FCM- CESED Campina Grande PB, disciplina Saúde do idoso.

Maria Aparecida Nunes dos Santos

Assistente Social, Mestre em Serviço Social pela UFPB. Professora Substituta do Departamento de Serviço Social (UEPB). Pesquisadora do GEAPS/UEPB.

Maria Dalva Horácio da Costa

Docente do Departamento de Serviço Social da Universidade Federal do Rio Grande do Norte. Graduada em Serviço Social pela Universidade Federal do Rio Grande do Norte (1985). Mestre em Serviço Social pela Universidade Federal de Pernambuco (1998). Doutora em Serviço Social pela Universidade Federal de Pernambuco (2010). Desenvolve atividades de ensino, pesquisa e extensão na área Serviço Social e Saúde, destacando-se os seguintes temas: Saúde como política de Seguridade Social, SUS, Intersetorialidade, Promoção da Saúde, Trabalho em Saúde e inserção do Assistente Social em Processos Coletivos de Trabalho, Participação e Controle Social, Gestão Participativa e Serviço Social.

Maria Valéria Costa Correia

Assistente Social e professora adjunta da Graduação e da Pós-Graduação da Faculdade de Serviço Social da Universidade Federal de Alagoas UFAL. Coordenadora do Grupo de Pesquisa e Extensão Políticas Públicas, Controle Social e Movimentos Sociais/ UFAL. Pós-Doutora em Serviço Social pela Universidade do Estado do Rio de Janeiro – UERJ. Membro do Observatório Políticas Públicas e Lutas Sociais – POLUS.

Moema Amélia Serpa Lopes de Souza

Docente da UEPB, Doutora em Serviço Social pela Universidade Federal de Pernambuco (2009). Graduação e Mestrado em Serviço Social. Professora titular da Universidade Estadual da Paraíba, atuando principalmente nos seguintes temas: Relações de trabalho, Trabalho em saúde e Serviço Social.

Rosa Maria Limeira de Queiroz

Assistente Social da Estratégia Saúde da Família do município de Campina Grande/PB desde 2003, Mestre em Educação.

Sandra Amélia Sampaio Silveira

Possui graduação em Serviço Social pela Universidade Estadual do Ceará (1994) e mestrado em Serviço Social pela Universidade Federal de Pernambuco (1999). Atualmente é professora do Departamento de Serviço Social da Universidade Estadual da Paraíba. Tem experiência na área de Serviço Social, atuando principalmente nos seguintes temas: serviço social, estratégia saúde da família, educação em saúde e formação profissional.

Sheila Suely de Souza Silva

Assistente Social, Mestre e Doutoranda pela Universidade Federal de Pernambuco (UFPE); Professora do Departamento de Serviço Social da Universidade Estadual da Paraíba (UEPB), bolsista do CNPq e pesquisadora do GEAPS/UEPB.

Silvana Márcia de Andrade Medeiros

Assistente Social e professora adjunta do Curso de Serviço Social na Unidade Educacional de Palmeira dos Índios / UFAL. Doutora em Serviço Social pela UFPE. Membro do Observatório Políticas Públicas e Lutas Sociais – POLUS.

Valdilene Pereira Viana Schmaler

Docente Adjunta do Departamento de Serviço Social da Universidade Federal de Pernambuco; Assistente Social, mestre em Serviço Social e Doutora em Serviço Social pela UFPE.

Vânia Maria Oliveira de Farias

Assistente Social da Estratégia Saúde da Família do município de Campina Grande/PB desde 2003, Especialista em Saúde da Família.

TÍTULOS PUBLICADOS NA COLEÇÃO "SAÚDE EM DEBATE" ATÉ DEZEMBRO DE 2009

Saúde e Assistência Médica no Brasil, Carlos Gentile de Mello
Ensaios Médico-Sociais, Samuel Pessoa
Medicina e Política, Giovanni Berlinguer
O Sistema de Saúde em Crise, Carlos Gentile de Mello
Saúde e Previdência: Estudos de Política Social, José Carlos de Souza Braga & Sérgio Góes de Paula
Saúde nas Fábricas, Giovanni Berlinguer
Ecologia: Capital, Trabalho e Ambiente, Laura Conti
Ambiente de Trabalho: a Luta dos Trabalhadores Pela Saúde, Ivar Oddone et al
Saúde Para Todos: um Desafio ao Município — a Resposta de Bauru, David Capistrano Filho (org.)
Os Médicos e a Política de Saúde, Gastão Wagner de Sousa Campos
Epidemiologia da Desigualdade, César G. Victora, Fernando C. de Barros & Patrick Vaughan
Saúde e Nutrição das Crianças de São Paulo, Carlos Augusto Monteiro
Saúde do Trabalhador, Aparecida Linhares Pimenta & David Capistrano Filho
A Doença, Giovanni Berlinguer
Reforma Sanitária: Itália e Brasil, Giovanni Berlinguer, Sônia M. Fleury Teixeira & Gastão Wagner de Sousa Campos
Educação Popular nos Serviços de Saúde, Eymard Mourão Vasconcelos
Processo de Produção e Saúde, Asa Cristina Laurell & Mariano Noriega
Trabalho em Turnos e Noturno, Joseph Rutenfranz, Peter Knauth & Frida Marina Fischer
Programa de Saúde dos Trabalhadores (a Experiência da Zona Norte: Uma Alternativa em Saúde Pública), Danilo Fernandes Costa, José Carlos do Carmo, Maria Maeno Settimi & Ubiratan de Paula Santos
A Saúde das Cidades, Rita Esmanhoto & Nizan Pereira Almeida
Saúde e Trabalho. A Crise da Previdência Social, Cristina Possas
Saúde Não se Dá, Conquista-se, Demócrito Moura
Planejamento sem Normas, Gastão Wagner de Souza Campos, Emerson Elias Merhy & Everardo Duarte Nunes
Epidemiologia e Sociedade. Heterogeneidade Estrutural e Saúde no Brasil, Cristina Possas
Tópicos de Saúde do Trabalhador, Frida Marina Fischer, Jorge da Rocha Gomes & Sérgio Colacioppo
Epidemiologia do Medicamento. Princípios Gerais, Joan-Ramon Laporte et al.
Educação Médica e Capitalismo, Lilia Blima Schraiber
SaúdeLoucura 1, Antonio Lancetti et al.
Desinstitucionalização, Franco Rotelli et al.
Programação em Saúde Hoje, Lilia Blima Schraiber (org.)
SaúdeLoucura 2, Félix Guatarri, Gilles Deleuze et al.
Epidemiologia: Teoria e Objeto, Dina Czeresnia Costa (org.)
Sobre a Maneira de Transmissão do Cólera, John Snow
Hospital, Dor e Morte Como Ofício, Ana Pitta
A Multiplicação Dramática, Hernán Kesselman & Eduardo Pavlovsky
Cinco Lições Sobre a Transferência, Gregorio Baremblitt
A Saúde Pública e a Defesa da Vida, Gastão Wagner de Sousa Campos
Epidemiologia da Saúde Infantil, Fernando C. Barros & Cesar G. Victora
Juqueri, o Espinho Adormecido, Evelin Naked de Castro Sá & Cid Roberto Bertozzo Pimentel
O Marketing da Fertilidade, Yvan Wolffers et al.
Lacantroças, Gregorio Baremblitt
Terapia Ocupacional: Lógica do Trabalho ou do Capital? Lea Beatriz Teixeira Soares
Minhas Pulgas, Giovanni Berlinguer
Mulheres: Sanitaristas de Pés Descalços, Nelsina Mello de Oliveira Dias
Epidemiologia — Economia, Política e Saúde, Jaime Breilh
O Desafio do Conhecimento, Maria Cecília de Souza Minayo
SaúdeLoucura 3, Herbert Daniel et al.
Saúde, Ambiente e Desenvolvimento, Maria do Carmo Leal et al.
Promovendo a Eqüidade: um Novo Enfoque com Base no Setor da Saúde, Emanuel de Kadt & Renato Tasca
A Saúde Pública Como Política, Emerson Elias Merhy
Sistema Único de Saúde, Guido Ivan de Carvalho & Lenir Santos
Reforma da Reforma, Gastão Wagner S. Campos
O Município e a Saúde, Luiza S. Heimann et al.
Epidemiologia Para Municípios, J. P. Vaughan
Distrito Sanitário, Eugênio Vilaça Mendes
Psicologia e Saúde, Florianita Braga Campos (org.)

Questões de Vida: Ética, Ciência, Saúde, Giovanni Berlinguer
Saúde Mental e Cidadania no Contexto dos Sistemas Locais de Saúde, Maria E. X. Kalil (org.)
Mario Tommasini: Vida e Feitos de um Democrata Radical, Franca Ongaro Basaglia
Saúde Mental no Hospital Geral: Espaço Para o Psíquico, Neury J. Botega & Paulo Dalgalarrondo
O Médico e seu Trabalho: Limites da Liberdade, Lilia Blima Schraiber
O Limite da Exclusão Social. Meninos e Meninas de Rua no Brasil, Maria Cecília de Souza Minayo
Saúde e Trabalho no Sistema Único do Sus, Neiry Primo Alessi et al.
Ruído: Riscos e Prevenção, Ubiratan de Paula Santos (org.)
Informações em Saúde: da Prática Fragmentada ao Exercício da Cidadania, Ilara Hammerty Sozzi de Moraes
Saúde Loucura 4, Gregorio Baremblitt et al
Odontologia e Saúde Bucal Coletiva, Paulo Capel Narvai
Manual de Saúde Mental, Benedetto Saraceno et al.
Assistência Pré-Natal: Prática de Saúde a Serviço da Vida, Maria Inês Nogueira
Saber Preparar Uma Pesquisa, André-Pierre Contandriopoulos et al.
Pensamento Estratégico e Lógica da Programação, Mario Testa
Os Estados Brasileiros e o Direito à Saúde, Sueli G. Dallari
Inventando a Mudança na Saúde, Luiz Carlos de Oliveira Cecílio et al.
Uma História da Saúde Pública, George Rosen
Drogas e Aids, Fábio Mesquita & Francisco Inácio Bastos
Tecnologia e Organização Social das Práticas de Saúde, Ricardo Bruno Mendes Gonçalves
Epidemiologia e Emancipação, José Ricardo de Carvalho Mesquita Ayres
Razão e Planejamento, Edmundo Gallo, Ricardo Bruno Mendes Gonçalves & Emerson Elias Merhy
Os Muitos Brasis: Saúde e População na Década de 80, Maria Cecília de Souza Minayo (org.)
Da Saúde e das Cidades, David Capistrano Filho
Sistemas de Saúde: Continuidades e Mudanças, Paulo Marchiori Buss & María Eliana Labra
Aids: Ética, Medicina e Tecnologia, Dina Czeresnia et al.
Aids: Pesquisa Social e Educação, Dina Czeresnia et al.
Maternidade: Dilema entre Nascimento e Morte, Ana Cristina d'Andretta Tanaka
Construindo Distritos Sanitários. A Experiência da Cooperação Italiana no Município de São Paulo, Carmen Fontes Teixeira & Cristina Melo (orgs.)
Memórias da Saúde Pública: a Fotografia como Testemunha, Maria da Penha C. Vasconcellos (coord.)
Medicamentos, Drogas e Saúde, E. A. Carlini
Indústria Farmacêutica, Estado e Sociedade, Jorge Antonio Zepeda Bermudez
Propaganda de Medicamentos: Atentado à Saúde? José Augusto Cabral de Barros
Relação Ensino/Serviços: Dez Anos de Integração Docente Assistencial (IDA) no Brasil, Regina Giffoni Marsiglia
Velhos e Novos Males da Saúde no Brasil, Carlos Augusto Monteiro (org.)
Dilemas e Desafios das Ciências Sociais na Saúde Coletiva, Ana Maria Canesqui
O "Mito" da Atividade Física e Saúde, Yara Maria de Carvalho
Saúde & Comunicação: Visibilidades e Silêncios, Aurea M. da Rocha Pitta
Profissionalização e Conhecimento: a Nutrição em Questão, Maria Lúcia Magalhães Bosi
Saúde do Adulto: Programas e Ações na Unidade Básica, Lilia Blima Schraiber, Maria Ines Baptistela Nemes & Ricardo Bruno Mendes-Gonçalves (orgs.)
Nutrição, Trabalho e Sociedade, Solange Veloso Viana
Uma Agenda para a Saúde, Eugênio Vilaça Mendes
A Construção da Política Nacional de Medicamentos, José Ruben de Alcântara Bonfim & Vera Lúcia Mercucci (orgs.)
Ética da Saúde, Giovanni Berlinguer
A Construção do SUS a Partir do Município: Etapas para a Municipalização Plena da Saúde, Silvio Fernandes da Silva
Reabilitação Psicossocial no Brasil, Ana Pitta (org.)
SaúdeLoucura 5, Gregorio Baremblitt (org.)
SaúdeLoucura 6, Eduardo Passos Guimarães (org.)
Assistência Social e Cidadania, Antonio Lancetti (org.)
Sobre o Risco: Para Compreender a Epidemiologia, José Ricardo de Mesquita Aires
Ciências Sociais e Saúde, Ana Maria Canesqui (org.)
Agir em Saúde, Emerson Elias Merhy & Rosana Onocko (orgs.)
Contra a Maré à Beira-Mar, Florianita Braga Campos & Cláudio Maiero-vitch
Princípios Para Uma Clínica Antimanicomial, Ana Marta Lobosque
Modelos Tecnoassistenciais em Saúde: o Debate no Campo da Saúde Coletiva, Aluísio G. da Silva Junior
Políticas Públicas, Justiça Distributiva e Inovação: Saúde e Saneamento na Agenda Social, Nilson do Rosário Costa

A Era do Saneamento: as Bases da Política de Saúde Pública no Brasil, Gilberto Hochman
O Adulto Brasileiro e as Doenças da Modernidade: Epidemiologia das Doenças Crônicas Não-Transmissíveis, Ines Lessa (org.)
Malária e Seu Controle, Rita Barradas Barata
O Dengue no Espaço Habitado, Maria Rita de Camargo Donalisio
A Organização da Saúde no Nível Local, Eugênio Vilaça Mendes (org.)
Trabalho e Saúde na Aviação: a Experiência entre o Invisível e o Risco, Alice Itani
Mudanças na Educação Médica e Residência Médica no Brasil, Laura Feuerwerker
A Evolução da Doença de Chagas no Estado de São Paulo, Luis Jacintho da Silva
Malária em São Paulo: Epidemiologia e História, Marina Ruiz de Matos
Civilização e Doença, Henry Sigerist
Medicamentos e a Reforma do Setor Saúde, Jorge Antonio Zepeda Bermudez & José Ruben de Alcântara Bonfim (orgs.)
A Mulher, a Sexualidade e o Trabalho, Eleonora Menicucci de Oliveira
Saúde Sexual e Reprodutiva no Brasil, Loren Galvão & Juan Díaz (orgs.)
A Educação dos Profissionais de Saúde da América Latina (Teoria e Prática de um Movimento de Mudança) — Tomo 1 "Um Olhar Analítico" — Tomo 2 "As Vozes dos Protagonistas", Marcio Almeida, Laura Feuerwerker & Manuel Llanos C. (orgs.)
Vigilância Sanitária: Proteção e Defesa da Saúde, Ediná Alves Costa
Sobre a Sociologia da Saúde. Origens e Desenvolvimento, Everardo Duarte Nunes
Ciências Sociais e Saúde para o Ensino Médico, Ana Maria Canesqui (org.)
Educação Popular e a Atenção à Saúde da Família, Eymard Mourão Vasconcelos
Um Método Para Análise e Co-Gestão de Coletivos, Gastão Wagner de Sousa Campos
A Ciência da Saúde, Naomar de Almeida Filho
A Voz do Dono e o Dono da Voz: Saúde e Cidadania no Cotidiano Fabril, José Carlos "Cacau" Lopes
Da Arte Dentária, Carlos Botazzo
Saúde e Humanização: a Experiência de Chapecó, Aparecida Linhares Pimenta (org.)
Consumo de Drogas: Desafios e Perspectivas, Fábio Mesquita & Sérgio Seibel
SaúdeLoucura 7, Antonio Lancetti (org.)
Ampliar o Possível: a Política de Saúde do Brasil, José Serra
SUS Passo a Passo: Normas, Gestão e Financiamento, Luiz Odorico Monteiro de Andrade
A Saúde nas Palavras e nos Gestos: Reflexões da Rede Educação Popular e Saúde, Eymard Mourão Vasconcelos (org.)
Municipalização da Saúde e Poder Local: Sujeitos, Atores e Políticas, Silvio Fernandes da Silva
A Cor-Agem do PSF, Maria Fátima de Souza
Agentes Comunitários de Saúde: Choque de Povo, Maria Fátima de Souza
A Reforma Psiquiátrica no Cotidiano, Angelina Harari & Willians Valentini (orgs.)
Saúde: Cartografia do Trabalho Vivo, Emerson Elias Merhy
Além do Discurso de Mudança na Educação Médica: Processos e Resultados, Laura Feuerwerker
Tendências de Mudanças na Formação Médica no Brasil: Tipologia das Escolas, Jadete Barbosa Lampert
Os Sinais Vermelhos do PSF, Maria Fátima de Sousa (org.)
O Planejamento no Labirinto: Uma Viagem Hermenêutica, Rosana Onocko Campos
Saúde Paidéia, Gastão Wagner de Sousa Campos
Biomedicina, Saber & Ciência: Uma Abordagem Crítica, Kenneth R. de Camargo Jr.
Epidemiologia nos Municípios: Muito Além das Normas, Marcos Drumond Júnior
A Psicoterapia Institucional e o Clube dos Saberes, Arthur Hyppólito de Moura
Epidemiologia Social: Compreensão e Crítica, Djalma Agripino de Melo Filho
O Trabalho em Saúde: Olhando e Experienciando o SUS no Cotidiano, Emerson Elias Merhy et al.
Natural, Racional Social: Razão Médica e Racionalidade Científica, Madel T. Luz
Acolher Chapecó: Uma Experiência de Mudança do Modelo Assistencial, com Base no Processo de Trabalho, Túlio Batista Franco et al.
Educação Médica em Transformação: Instrumentos para a Construção de Novas Realidades, João José Neves Marins
Proteção Social. Dilemas e Desafios, Ana Luiza d'Ávila Viana, Paulo Eduardo M. Elias & Nelson Ibañez (orgs.)
O Público e o Privado na Saúde, Luiza Sterman Heimann, Lauro Cesar Ibanhes & Renato Barbosa (orgs.)
O Currículo Integrado do Curso de Enfermagem da Universidade Estadual de Londrina: do Sonho à Realidade, Maria Solange Gomes Dellaroza & Marli Terezinha Oliveira Vanucchi (orgs.)
A Construção da Clínica Ampliada na Atenção Básica, Gustavo Tenório Cunha
Saúde Coletiva e Promoção da Saúde: Sujeito e Mudança, Sérgio Resende Carvalho
Saúde e Desenvolvimento Local, Marco Akerman

Saúde do Trabalhador no SUS: Aprender com o Passado, Trabalhar o Presente e Construir o Futuro, Maria Maeno & José Carlos do Carmo
A Espiritualidade do Trabalho em Saúde, Eymard Mourão Vasconcelos (org.)
Saúde Todo Dia: Uma Construção Coletiva, Rogério Carvalho Santos
As Duas Faces da Montanha: Estudos sobre Medicina Chinesa e Acupuntura, Marilene Cabral do Nascimento
Perplexidade na Universidade: Vivências nos Cursos de Saúde, Eymard Mourão Vasconcelos, Lia Haikal Frota & Eduardo Simon
Tratado de Saúde Coletiva, Gastão Wagner de Sousa Campos, Maria Cecília de Souza Minayo, Marco Akerman, Marcos Drumond Jr. & Yara Maria de Carvalho (orgs.)
Entre Arte e Ciência: Fundamentos Hermenêuticos da Medicina Homeopática, Paulo Rosenbaum
A Saúde e o Dilema da Intersetorialidade, Luiz Odorico Monteiro de Andrade
Olhares Socioantropológicos Sobre os Adoecidos Crônicos, Ana Maria Canesqui (org.)
Na Boca do Rádio: o Radialista e as Políticas Públicas, Ana Luísa Zaniboni Gomes
SUS: Ressignificando a Promoção da Saúde, Adriana Castro & Miguel Malo (orgs.)
SUS: Pacto Federativo e Gestão Pública, Vânia Barbosa do Nascimento
Memórias de um Médico Sanitarista que Virou Professor Enquanto Escrevia Sobre. . ., Gastão Wagner de Sousa Campos
Saúde da Família, Saúde da Criança: a Resposta de Sobral, Anamaria Cavalcante Silva
A Construção da Medicina Integrativa: um Desafio para o Campo da Saúde, Nelson Filice de Barros
O Projeto Terapêutico e a Mudança nos Modos de Produzir Saúde, Gustavo Nunes de Oliveira
As Dimensões da Saúde: Inquérito Populacional em Campinas, SP, Marilisa Berti de Azevedo Barros, Chester Luiz Galvão César, Luana Carandina & Moisés Goldbaum (orgs.)
Avaliar para Compreender: Uma Experiência na Gestão de Programa Social com Jovens em Osasco, SP, Juan Carlos Aneiros Fernandez, Marisa Campos & Dulce Helena Cazzuni (orgs.)
O Médico e Suas Interações: Confiança em Crise, Lília Blima Schraiber
Ética nas Pesquisas em Ciências Humanas e Sociais na Saúde, Iara Coelho Zito Guerriero, Maria Luisa Sandoval Schmidt & Fabio Zicker (orgs.)
Homeopatia, Universidade e SUS: Resistências e Aproximações, Sandra Abrahão Chaim Salles
Manual de Práticas de Atenção Básica: Saúde Ampliada e Compartilhada, Gastão Wagner de Sousa Campos & André Vinicius Pires Guerrero (orgs.)
Saúde Comunitária: Pensar e Fazer, Cezar Wagner de Lima Góis
Pesquisa Avaliativa em Saúde Mental: Desenho Participativo e Efeitos da Narratividade, Rosana Onocko Campos, Juarez Pereira Furtado, Eduardo Passos & Regina Benevides
Saúde, Desenvolvimento e Território, Ana Luiza d'Ávila Viana, Nelson Ibañez & Paulo Eduardo Mangeon Elias (orgs.)
Educação e Saúde, Ana Luiza d'Ávila Viana & Célia Regina Pierantoni (orgs.)
Direito à Saúde: Discursos e Práticas na Construção do SUS, Solange L'Abbate
Infância e Saúde: Perspectivas Históricas, André Mota e Lilia Blima Schraiber (orgs.)
Conexões: Saúde Coletiva e Políticas de Subjetividade, Sérgio Resende Carvalho, Sabrina Ferigato, Maria Elisabeth Barros (orgs.)
Medicina e Sociedade, Cecília Donnangelo
Sujeitos, Saberes e Estruturas: uma Introdução ao Enfoque Relacional no Estudo da Saúde Coletiva, Eduardo L. Menéndez
Saúde e Sociedade: o Médico e seu Mercado de Trabalho, Cecília Donnangelo & Luiz Pereira
A Produção Subjetiva do Cuidado: Cartografias da Estratégia Saúde da Família, Tulio Batista Franco, Cristina Setenta Andrade & Vitória Solange Coelho Ferreira (orgs.)
Medicalização Social e Atenção à Saúde no SUS, Charles D. Tesser (org.)
Saúde e História, Luiz Antonio de Castro Santos & Lina Faria
Violência e Juventude, Marcia Faria Westphal & Cynthia Rachid Bydlowski
Walter Sidney Pereira Leser: das Análises Clínicas à Medicina Preventiva e à Saúde Pública, José Ruben de Alcântara Bonfim & Silvia Bastos (orgs.)

SÉRIE "LINHA DE FRENTE"
Ciências Sociais e Saúde no Brasil, Ana Maria Canesqui
Avaliação Econômica em Saúde, Leila Sancho
Promoção da Saúde e Gestão Local, Juan Carlos Aneiros Fernandez & Rosilda Mendes (orgs.)
Ciências Sociais e Saúde: Crônicas do Conhecimento, Everardo Duarte Nunes & Nelson Filice de Barros